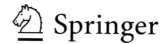

Editors: Adrian Covic

David Goldsmith

Pablo A. Ureña Torres

AME 学术盛宴系列图书 3A003

甲状旁腺与慢性肾脏病

U0332135

主　译：李新营　张超杰　吴　唯　戴　斌
副主译：宫　毅　刘国文　尹　军　王慧玲　许　辉

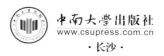
中南大学出版社
www.csupress.com.cn
·长沙·

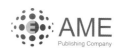
AME
Publishing Company

图书在版编目（CIP）数据

甲状旁腺与慢性肾脏病/（罗）阿德里安·科维奇（Adrian Covic）
等主编；李新营等主译. —长沙：中南大学出版社，2024.3
书名原文：Parathyroid Glands in Chronic Kidney Disease
  ISBN 978 - 7 - 5487 - 5531 - 9

  Ⅰ.①甲… Ⅱ.①阿… ②李… Ⅲ.①慢性病—肾疾病—继发性疾
病—甲状旁腺疾病—诊疗 Ⅳ.①R692 ②R582

中国国家版本馆CIP数据核字(2023)第164028号

AME 学术盛宴系列图书 3A003

甲状旁腺与慢性肾脏病
JIAZHUANGPANGXIAN YU MANXING SHENZANGBING

主　编：阿德里安·科维奇（Adrian Covic）
　　　　戴维·戈德史密斯（David Goldsmith）
　　　　巴勃罗·A. 乌雷尼亚·托雷斯（Pablo A. Ureña Torres）

主　译：李新营　张超杰　吴　唯　戴　斌

□出 版 人　林绵优
□丛书策划　汪道远　陈海波
□项目编辑　陈海波　廖莉莉
□责任编辑　王雁芳　李欣燃　董　杰
□责任印制　李月腾　潘飘飘
□版式设计　汤月飞　林子钰
□出版发行　中南大学出版社
　　　　　　社址：长沙市麓山南路　　　　　　邮编：410083
　　　　　　发行科电话：0731-88876770　　　　传真：0731-88710482
□策 划 方　AME Publishing Company
　　　　　　地址：香港沙田石门京瑞广场一期，16 楼 C
　　　　　　网址：www.amegroups.com
□印　　装　天意有福科技股份有限公司

□开　　本　710×1000　1/16　□印张 12.25　□字数 246 千字　□插页
□版　　次　2024 年 3 月第 1 版　□2024 年 3 月第 1 次印刷
□书　　号　ISBN 978 - 7 - 5487 - 5531 - 9
□定　　价　60.00 元

主编

[罗] 阿德里安·科维奇（Adrian Covic）

Internal Medicine-Nephrology

Grigore T. Popa University of Medicine

and Pharmacy

Iași, Romania

[英] 戴维·戈德史密斯（David Goldsmith）

Renal Unit

Guy's and St Thomas' NHS Foundation

Hospital

London, UK

[法] 巴勃罗·A. 乌雷尼亚·托雷斯（Pablo A. Ureña Torres）

Nephrology-Dialysis Service

AURA Nord Saint Ouen

Saint Ouen, France

译者风采

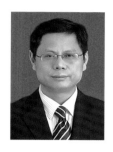

主译：李新营

中南大学湘雅医院

主任医师，教授，博士研究生导师，中南大学湘雅医院甲状腺外科主任，中南大学湘雅医院甲状腺外科诊疗中心负责人。中国抗癌协会甲状腺癌专业委员会委员，国家肿瘤质控中心甲状腺癌质控专家委员会委员，中国抗癌协会肿瘤微创治疗专业委员会甲状腺分会青年委员会副主任委员，中国研究型医院学会甲状腺疾病专业委员会委员，湖南省预防医学会甲状腺疾病防治专业委员会主任委员，湖南省医学会肿瘤学专业委员会甲状腺肿瘤学组组长，湖南省医学会普通外科专业委员会乳腺甲状腺学组候任组长，湖南省健康管理学会乳腺甲状腺健康管理专业委员会副主任委员，《中国普通外科杂志》副主编、执行主编。主持国家自然科学基金项目（5项）、科技厅项目（2项）等多项国家级和省部级课题。以第一作者或通讯作者发表论文90余篇，其中SCI收录60余篇。

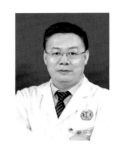

主译：张超杰

湖南省人民医院（湖南师范大学附属第一医院）

中共党员，教授，硕士研究生导师，主任医师，湖南省人民医院（湖南师范大学附属第一医院）乳甲外科主任，湖南省人民医院马王堆院区执行院长，湖南省老年医学研究所副所长，老年医学中心副主任。湖南省卫生健康委"225"工程学科带头人，湖南省人民医院"131人才工程"领军人才。《中国普通外科杂志》中青年编委，《大连医科大学学报》《医学与哲学》编委。《中华实验外科杂志》《中华普通外科学文献（电子版）》等杂志审稿专家。中国抗癌协会甲状腺肿瘤整合康复专业委员会主任委员，中国抗癌协会乳腺肿瘤整合康复专业委员会常务委员，中国医疗保健国际交流促进会普通外科学分会常务委员，中国初级卫生保健基金会乳腺肿瘤专业委员会常务委员，中国抗癌协会理事，中国研究型医院学会甲状腺疾病专业委员会委员，中国医师协会甲状腺外科医师委员会青年委员，中国医药教育学会乳腺疾病专业委员会委员，湖南省康复医学会乳腺疾病康复专业委员会主任委员，湖南省健康管理学会乳腺甲状腺健康管理专业委员会主任委员，湖南省医学会肿瘤学专业委员会甲状腺肿瘤学组副组长。曾立三等功及记功5次。发表学术论文110余篇，主持及参与科研课题30余项，发明专利10余项。尤其擅长经腋窝无充气腔镜甲状腺乳腺手术。在临床实践中，遵循"以循证医学为依据，以指南为方向，把患者的意愿和自己的临床经验结合起来，为患者制订符合其自身需要的个体化诊治方案"的指导思想。

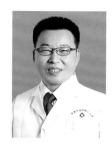

主译：吴唯

中南大学湘雅三医院

医学博士，中南大学湘雅三医院乳甲外科主任医师，副教授，硕士研究生导师，中国医师协会微无创医学专业委员会委员，湖南省健康管理学会乳腺甲状腺健康管理专业委员会副主任委员，湖南省健康服务业协会乳腺健康分会副理事长，湖南省预防医学会乳腺疾病防治专业委员会常务委员，湖南省预防医学会甲状腺疾病防治专业委员会常务委员，湖南省医学会乳腺甲状腺专业委员会委员，《中国医师杂志》通讯编委。主要从事乳腺、甲状腺、甲状旁腺疾病临床和基础研究。已从事普外科临床、科研、教学工作20余年。2004年率先在中南大学湘雅三医院开展乳管镜下定位对乳管内病变进行切除手术，并于2007年度获中南大学医疗新技术二等奖，2013年率先在湖南省开展外科手术治疗继发性甲状旁腺功能亢进症研究，并取得良好的社会效益。目前在研课题2项，湖南省发改委课题1项（乳腺癌相关LncRNA功能研究），湖南省自然科学基金课题1项（CXCL12及其受体在三阴性乳腺癌转移中作用研究）。

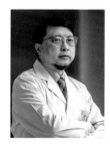

主译：戴斌

邵阳市中心医院

邵阳市中心医院外科教研室主任，乳腺甲状腺外科主任，主任医师。曾在北京协和医院、复旦大学附属肿瘤医院、中山大学附属第六医院等多家医院进修学习，长期从事甲状腺、甲状旁腺、乳腺疾病的临床工作。承担省市级课题8项，以第一作者或通讯作者在核心期刊发表论文8篇，其中SCI收录1篇。

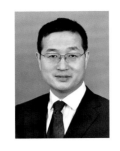

副主译：宫毅

中南大学湘雅二医院

外科学博士，中南大学湘雅二医院甲状腺外科副主任医师。长期从事普通外科临床工作，在腔镜手术治疗甲状腺及甲状旁腺良恶性肿瘤方面具有丰富的临床经验，年主刀甲状腺手术700余台。截至2021年，完成腔镜甲状腺及甲状旁腺手术2 000余台，参与国家级和省级课题多项，参编专著4部，发表论文10余篇，以第一完成人持有发明专利2项。主编《甲状腺及甲状旁腺疾病患者身心保健》。

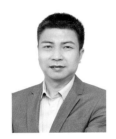

副主译：刘国文

深圳大学第一附属医院（深圳市第二人民医院）

博士，主任医师，研究生导师，深圳大学第一附属医院（深圳市第二人民医院）甲状腺乳腺外科主任。中国抗癌协会肿瘤微创治疗专业委员会乳腺学组常务委员，中国抗癌协会康复分会学术指导委员会委员，中国医师协会微无创分会乳腺专家委员会委员，中国抗癌协会康复分会乳腺微创整形与修复重建学组委员，中国妇女发展基金会女性肿瘤预防基金预防大使，广东省医学会乳腺病学分会常务委员，广东省健康管理学会乳腺病学专业委员会常务委员，广东省医师协会甲状腺专业医师分会委员，深圳市医学会乳腺病专业委员会副主任委员，深圳市医师协会乳腺专科医师分会副会长，深圳市医师协会甲状腺专科医师分会副会长。

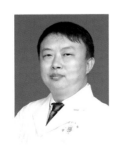

副主译：尹军

衡阳市中心医院

主任医师，湖南省政府津贴获得者，衡阳市中心医院院长、乳甲外科学科带头人。湖南省医学会肿瘤学专业委员会甲状腺肿瘤学组副组长，湖南省抗癌协会甲状腺癌专业委员会副主任委员，衡阳市医学会乳甲学组主任委员，衡阳市乳腺甲状腺质量控制中心主任。全国卫生健康系统先进个人、湖南省"雷锋式健康卫士"。主持湖南省自然科学基金项目和科研课题各1项，参与省部级、厅局级课题多项。编写专著1部，发表学术论文20余篇，其中SCI收录3篇，申报实用新型专利1项、软件著作权2项。

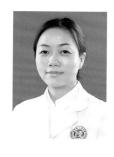

副主译：王慧玲

湖南省人民医院（湖南师范大学附属第一医院）

主任医师，湖南省人民医院（湖南师范大学附属第一医院）乳甲外科二病区主任。中国抗癌协会甲状腺肿瘤整合康复专业委员会常务委员，中国抗癌协会乳腺肿瘤整合康复专业委员会委员，湖南省医学会肿瘤专业委员会甲状腺肿瘤学组委员，湖南省康复医学会乳腺疾病康复专业委员会副主任委员，湖南省腹腔镜联盟理事会理事，湖南省预防医学会乳腺疾病防治专业委员会常务委员，湖南省健康管理学会乳腺甲状腺健康管理专业委员会常务委员兼秘书，湖南省抗癌协会乳腺癌专业委员会常务委员，湖南省抗癌协会甲状腺专业委员会委员，湖南省抗癌协会肿瘤整形外科专业委员会委员，湖南省预防医学会甲状腺疾病防治专业委员会委员，湖南省女医师协会健康管理专业委员会副主任委员，《医学与哲学》青年编委。以第一作者或通讯作者发表SCI论文7篇，参与课题多项，申报国家新型实用型及外观型使用专利10余项。

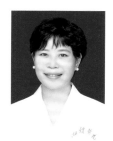

副主译：许辉

中南大学湘雅医院

医学博士，主任医师，博士研究生导师。中南大学湘雅医院肾脏内科主任，从事肾脏疾病临床、科研及教学工作近30年，主要研究方向：慢性肾脏病血管钙化，继发性甲状旁腺功能亢进症的基础与临床研究。在肾脏疾病的诊断和治疗方面有丰富的临床工作经验。曾在加拿大有3年博士后研究工作经验，对发达国家的医学教育和临床有一定的了解。主持国家自然科学基金及省部级课题多项，发表SCI论文30余篇。

译者（以姓氏拼音首字母为序）

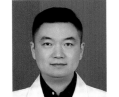

白宁

中南大学湘雅医院

医学博士，硕士研究生导师，中南大学湘雅医院甲状腺外科副主任医师。湖南省预防医学会甲状腺疾病防治专业委员会常务委员兼学会秘书。主持国家自然科学基金面上项目1项、省部级课题3项；发表甲状腺癌相关SCI论文及中文核心期刊论文20余篇。长期从事甲状腺外科疾病的临床与基础研究。精通甲状腺结节细针穿刺及射频消融、常规开放甲状腺手术、经口腔前庭入路、经腋入路及经胸入路腔镜甲状腺手术等，拥有丰富的甲状腺外科诊疗经验。

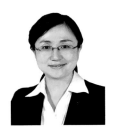

卜锐

昆明医科大学第二附属医院

医学博士，硕士研究生导师，主任医师，昆明医科大学第二附属医院超声医学科主任。从事影像医学与核医学（超声医学方向）的医疗、教学、科研工作22年余，专业方向为外周血管、浅表器官、腹部的超声影像及介入性超声。中国超声医学工程学会腹部超声专业委员会青年委员，中国女医师协会超声专业委员会委员，中国超声医学工程学会超声生物效应专业委员会委员，云南省医学会超声医学分会副主任委员，云南省医师协会超声分会副主任委员。以项目负责人承担云南省科技厅—昆明医科大学应用基础研究联合专项基金2项，主编及参编超声专著2部，发表超声影像专业的中英文论著20余篇。博士学位论文曾获得校级优秀博士学位论文奖。

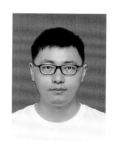

陈勇

中南大学湘雅医院

医学博士,中南大学湘雅医院普外科医师,主要从事甲状腺及甲状旁腺相关疾病的临床诊疗和基础研究,近5年来,发表相关SCI论文数篇。

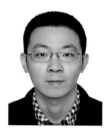

刁宗礼

首都医科大学附属北京友谊医院

医学博士,首都医科大学附属北京友谊医院肾内科主任医师。中国医院协会血液净化中心分会委员,中国老年肾脏病联盟委员,北京医师协会血液透析通路专业委员会常务委员。长期从事慢性肾脏病的临床和基础工作,专业方向包括慢性肾脏病矿物质和骨代谢异常的诊治、糖尿病肾病的基础研究。主持国家自然科学基金项目1项、北京市自然科学基金项目1项。作为副主编编写专著2部,以第一作者或通讯作者发表SCI论文20余篇。

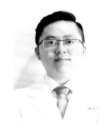

吕俊远

遵义医科大学附属医院

医学博士,硕士研究生导师,遵义医科大学附属医院甲状腺乳腺外科副主任医师。中国医药教育协会头颈肿瘤专业委员会委员,教育部研究生教育评估监测专家,贵州省抗癌协会乳腺癌专业委员会青年委员会委员,贵州省医学会外科学分会乳腺外科学组委员,贵州省药学会药物临床试验专业委员会委员,遵义市医学会外科学分会委员,《遵义医科大学学报》青年编委。从事乳腺、甲状腺疾病临床诊疗和科研工作,擅长乳腺肿瘤、甲状腺肿瘤精准诊断与微创治疗。主持国家自然科学基金项目2项,获批专利4项,参与全球/全国多中心临床试验研究10余项,发表中英文学术论文50余篇,参编学术专著3部,获贵州省药学科学技术奖1项。

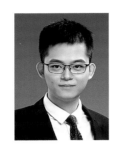

倪烨钦

西湖大学医学院附属杭州市第一人民医院

硕士，西湖大学医学院附属杭州市第一人民医院肿瘤外科主治医师。中国抗癌协会甲状腺癌专业委员会委员，浙江省抗癌协会委员。长期从事甲状腺肿瘤、乳腺肿瘤等分子机制和医学转化，参与多项省市级科研课题，发表SCI论文及中文核心期刊论文5篇。参与 *Precision Cancer Medicine*、*Annals of Translational Medicine* 等多本期刊的翻译工作。

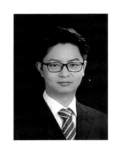

欧阳锡武

中南大学湘雅医院

博士后，2018—2020年中美联合培养博士，中南大学湘雅医院主治医师。《中国普通外科杂志》中青年编委。主要从事甲状腺和甲状旁腺肿瘤临床和基础研究，擅长甲状腺和甲状旁腺肿瘤的诊疗。主持国家自然科学基金青年项目和中国博士后科学基金面上项目各1项。在 *Cell Death Differ* 等杂志发表SCI论文13篇。

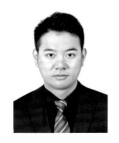

余键涛

邵阳市中心医院

硕士研究生，邵阳市中心医院副主任医师。湖南省预防医学会甲状腺疾病防治专业委员会委员，湖南省健康服务业协会乳腺健康分会理事，湖南省国际医学交流促进会乳腺癌专业委员会委员，邵阳市抗癌协会乳腺甲状腺专业委员会秘书，擅长甲状旁腺、甲状腺、乳腺疾病的诊疗。

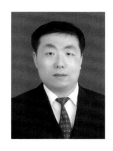

王松

广州医科大学附属第五医院

硕士，硕士研究生导师，广州医科大学附属第五医院甲状腺乳腺外科副主任医师/副教授，外科规范化培训教学主任。完成省、市各级甲状腺和乳腺课题共7项，参与国家自然科学基金项目2项，发表核心期刊论文10余篇，其中SCI收录7篇，获得实用新型专利2项。主要从事甲状腺和甲状旁腺肿瘤生物医学工程研究，甲状旁腺光学成像等。临床擅长甲状腺和甲状旁腺肿瘤的早诊早治，甲状腺结节超声引导下穿刺活检、消融术，腔镜下甲状腺手术，原发性和继发性甲状旁腺功能亢进的诊断和手术治疗。

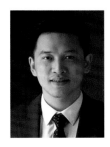

肖瑜

深圳大学第一附属医院（深圳市第二人民医院）

肿瘤学博士，深圳大学第一附属医院（深圳市第二人民医院）甲状腺乳腺外科副主任医师。广东省医师协会乳腺专科医师分会外科学组秘书，深圳市医师协会甲状腺专科医师分会理事，亚洲临床肿瘤研究协会（AICO）专家团成员，*International Journal of Surgery*、*Frontiers of Oncology*、*Oncologie*等学术期刊审稿人。以第一作者/共同第一作者在 *Cancer Cell International*、*Appl Biochem Biotechnol*、*Chem Res Chin Univ*、*Hereditas*等期刊发表SCI论文7篇。

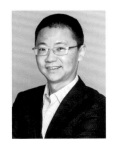

徐波

华南理工大学附属第二医院（广州市第一人民医院总院）

医学博士，主任医师，华南理工大学、暨南大学博士研究生导师，华南理工大学附属第二医院（广州市第一人民医院总院）甲状腺外科主任、甲状腺疾病中心主任、南沙院区甲状腺乳腺外科主任。《中华内分泌外科杂志》《中国普外基础与临床杂志》编委，中国研究型医院学会甲状腺疾病专业委员会常务委员、副秘书长兼青年委员会副主任委员，中国研究型医院学会甲状旁腺和骨代谢专业委员会常务委员，广州市医学会甲状腺疾病分会主任委员。

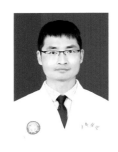

杨平

空军军医大学唐都医院

主治医师，硕士，空军军医大学唐都医院甲状腺乳腺外科，2009—2012年就读于空军军医大学，毕业后一直在空军军医大学唐都医院普通外科工作至今，从事甲状腺外科工作8年。

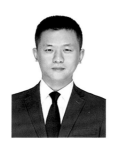

郑焱华

空军军医大学唐都医院

医学博士，空军军医大学唐都医院血液内科。本科毕业于第二军医大学，硕士及博士毕业于空军军医大学。研究方向为淋巴造血系统疾病，特别是多发性骨髓瘤、淋巴瘤及其他浆细胞疾病和罕见血液病的基础及临床研究。以第一作者或通讯作者发表SCI论文10篇，以共同第一及共同通讯作者发表SCI论文4篇，累计影响因子80分。

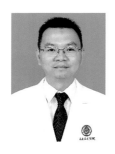

周翔宇

西南医科大学附属医院

医学博士，芝加哥RUSH大学博士后，博士研究生导师，博士后导师，二级教授，西南医科大学附属医院甲状腺外科主任医师。四川省学术和技术带头人。中国医师协会外科医师分会甲状腺外科专家工作组专家委员，中国医药教育协会智能心血管病学专业委员会常务委员，中国生物工程学会转化医学委员会委员，中国抗癌协会康复会乳腺甲状腺肿瘤分会常务委员，四川省医师协会甲状腺外科医师分会副会长，四川省医学会外科学专业委员会第五届甲状腺外科学组副组长。

审校者（以姓氏拼音首字母为序）

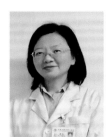

樊敏

中南大学湘雅二医院

医学博士，中南大学湘雅二医院老年肾内科副教授，美国杜兰大学肾脏病中心访问学者，中华医学会健康管理学分会功能医学与抗衰老学组委员，湖南省医师协会健康管理分会委员。主攻方向为慢性肾脏病的诊疗和基础研究，有丰富的临床经验，参加国家自然科学基金项目2项，主持省部级课题多项。

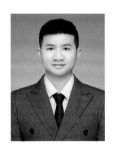

黄鹏

中南大学湘雅医院

中南大学湘雅医院普通外科副研究员，硕士研究生导师，湖南省甲状腺疾病临床医学研究中心副主任、甲状腺及相关疾病诊疗技术湖南省工程研究中心副主任，湖南省抗癌协会会员、中国生物医学工程学会会员、*Military Medical Research*杂志青年科学编辑、*Neural Regeneration Research*杂志中国区外审专家。长期从事甲状腺及甲状旁腺相关疾病的病因学研究，主持国家及省部级各类科研项目6项，以第一作者或通讯作者身份发表SCI论文22篇，获评湖南省优秀博士学位论文，申报国家专利21项，软件著作权2项。

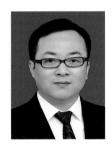

夏发达

中南大学湘雅医院

中南大学湘雅医院甲状腺外科，主治医师，擅长甲状腺和甲状旁腺外科各类疾病的诊疗，科研方向为甲状腺临床和基础研究。参与多项国家自然科学基金和省部级课题。以第一作者或通讯作者身份发表SCI论文20余篇。

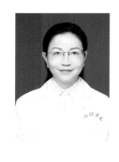

周敏

中南大学湘雅医院

医学博士，硕士研究生导师，中南大学湘雅医院内分泌科主任医师、教授。美国哥伦比亚大学Naomi Berrie糖尿病中心访问学者，湖南省预防医学会糖尿病预防与控制专业委员会常务委员，湖南省预防医学会甲状腺疾病防治专业委员会常务委员，湖南省预防医学会肥胖防治专业委员会常务委员，湖南省预防医学会骨质疏松防治专业委员会常务委员，湖南省内分泌学会高尿酸学组（筹）副组长，湖南省健康管理学会功能医学专业委员会委员。主要研究方向为糖尿病及慢性并发症，在甲状腺疾病等代谢内分泌疾病的诊疗方面有丰富的临床经验。参加国家自然科学基金项目2项，主持及参加省部级课题多项，发表论文20余篇，获省级科技奖2项。

AME 学术盛宴系列图书序言

这个系列图书具有几大特色：其一，这个系列图书来自Springer，Elsevier，Wolters Kluwer，OUP，CUP，JBL，TFG等各大出版社，既有一些"经典图书"，也有一些实用性较强的"流行图书"，覆盖面甚广；其二，这个系列图书的翻译工作，都是基于"AME认领系统"，我们花费近1年时间，开发了这套"认领系统"，类似出版界的"Uber/滴滴"，成功地对接了图书编辑、译者和审校者之间的需求。一般情况下，我们发布一本书的目录等信息之后，48小时内该书的翻译任务就会被AME注册会员一抢而空——在线完成译者招募和审校等工作，参与翻译和校对工作的人员来自国内众多单位，可谓"智力众筹"；其三，整个翻译、审校、编辑和出版过程，坚持"品书"与"评书"相结合，在翻译的同时，我们邀请国内外专家对图书进行"点评"，撰写"Book Review"，一方面刊登在我们旗下的杂志上，另一方面将其翻译成中文，纳入本书中文版，试图从多个角度去解读某本图书，给读者以启迪。所以，将这个系列图书取名为"学术盛宴"，应该不足为过。

虽然鲍鱼、鱼翅等营养价值较高，但是并非适合所有人，犹如餐宴一样，享受学术之宴也很有一番讲究。

与大家分享一个真实的故事。有一天，南京一家知名上市公司的总裁盛情邀请我参加一个晚宴。

席间，他问了我一个问题："国外的医术是不是比中国先进？瑞士的干细胞疗法是不是很神奇？"

因为我没有接受过瑞士的干细胞治疗，所以，对此没有话语权，我个人对这个疗法的认识仅限于"一纸"——只是有几次在航空杂志上看到过相关的"一纸"广告。

正当我准备回答他的时候，他进一步解释："上个月，我的一位好朋友就坐在你今天这个座位，他已超过50岁，但是，看起来很年轻，因为他去瑞士接受过干细胞治疗……"

"您的这位朋友，他的心态是不是很平和？他的家庭是不是很幸福？他的爱情是不是很美满？"我反问了几个问题。

他毫不犹豫地回答："是的。"

"他的外表看起来很年轻，可能是接受干细胞治疗这个因素导致的，更可能是干细胞治疗、家庭、爱情、事业等多个因素共同作用所造成的。"听完我的回答，这位优秀的总裁先生好像有所感悟，沉默了片刻。

虽然这个系列图书，从筛选图书，到翻译和校对，再到出版，所有环节层层把关，但是，我们仍无法保证其内容一定就适合您。希望您在阅读这个系列图书的过程中，能够时刻保持清醒的头脑、敏捷的思维和独立的思考，去其糟粕，取其精华，通过不断学习消化和吸收合适的营养，从而提高和超越自我的知识结构。

开卷有益，思考无价，是为序。

汪道远
AME出版社社长

中文版序（一）

　　人类社会经济的进步带来了环境污染和不良生活习惯等问题，这些问题不仅影响了人们的健康，也导致了许多危及生命的疾病出现，比如慢性肾脏病。这种病在全球范围内十分普遍，大约有10%的人口受到其困扰。慢性肾脏病不仅会损害肾功能，还会增加其他疾病的风险，例如钙磷代谢紊乱会刺激甲状旁腺分泌过多的甲状旁腺激素，引发继发性甲状旁腺功能亢进症。这也是甲状腺/甲状旁腺外科医生和肾内科、内分泌科医生在临床上所面临的一个巨大挑战。

　　慢性肾脏病合并继发性甲状旁腺功能亢进症是一种复杂的临床问题，其治疗亦存在很多难点和困惑。首先，慢性肾脏疾病所致的甲状旁腺功能亢进症涉及诸多因素且相互影响，难以找到单一的致病机制和靶点；其次，这种病情的治疗需要综合考虑药物治疗、透析治疗、手术治疗等多种方式，但每种方式都有其优缺点和适应证，需要根据患者的具体情况进行个体化选择；最后，治疗效果往往难以评估和预测，因为不同的患者对不同的治疗方式的反应和耐受性可能有很大差异，而且可能出现各种并发症和不良反应。因此，在面对这种临床问题时，医生需要有足够的知识、经验和判断力，才能作出最佳的治疗决策。为帮助青年医生提高诊断水平，积累治疗经验，解决相关临床问题，这本《甲状旁腺与慢性肾脏病》被引进国内并翻译成中文，文章的每位译者皆为相关领域造诣颇深的专家学者，他们在翻译中字斟句酌，力求准确传达原意，我们有幸带领大家一同见证它的诞生。

　　本书围绕解剖学、生理学、分子生物学等基础知识展开讨论，重点阐述了有关继发性甲状旁腺功能亢进症的各种治疗方法，并批判性地分析了该领域的最新研究。与此同时，本文也涵盖了对当前文献的最新回顾，包括内科和外科治疗中的创新以及甲状旁腺切除术目前的适应证，具有很强的临床指导意义。

　　我真心希望读者们可以享受这段阅读旅程，并通过本书加深对甲状旁腺与慢性肾脏病的理解，也希望本书能成为众多外科医生、肾内科医生以及内分泌科医生开展诊疗工作的参考，对临床工作有所裨益！

王志明

中南大学湘雅医院

中文版序（二）

作为一名从事肾内科工作多年的医生，我深切地感受到慢性肾脏病给患者和医生带来的巨大挑战。慢性肾脏病不仅会导致肾功能逐渐衰竭，还会引发多种并发症，其中最常见也最严重的就是继发性甲状旁腺功能亢进症。继发性甲状旁腺功能亢进症是由慢性肾脏病导致的钙磷代谢紊乱和维生素D缺乏所致的甲状旁腺激素水平升高。继发性甲状旁腺功能亢进症会造成骨质疏松、骨折、心血管疾病、软组织钙化等一系列严重后果，影响患者的生活质量和预后。

因此，对于继发性甲状旁腺功能亢进症的诊断和治疗是慢性肾脏病管理中非常重要的一环。然而，在实际临床工作中，我发现许多医生对该病的认识还不够深入和全面，对于其治疗方案也存在一些困惑和难题。例如，如何准确评估继发性甲状旁腺功能亢进症的严重程度？如何选择合适的药物治疗？何时考虑外科手术？如何监测治疗效果和预防并发症？这些都是需要我们不断探索和更新知识的问题。

在这样的背景下，我非常高兴地看到了本书《甲状旁腺与慢性肾脏病》（原书名：*Parathyroid Glands in Chronic Kidney Disease*）出版了中文版。本书由国际知名的专家Adrian Covic、David Goldsmith和Pablo A. Ureña Torres教授担任主编，并邀请了多位在该领域中有着丰富经验和权威见解的专家参与撰写。本书系统地介绍了继发性甲状旁腺功能亢进症在慢性肾脏病中所起到的作用、诊断标准、各种治疗方法以及相关优缺点、手术指征和技术等内容，并配以大量精美清晰的图片、表格等辅助说明。本书不仅具有很强的理论指导意义，也能够为实践操作提供很多有用的建议和技巧。

我希望本书能够为提高我国慢性肾脏病患者继发性甲状旁腺功能亢进症的诊疗水平和改善其生活质量作出积极的推动作用。

周巧玲

中南大学湘雅医院

中文版序（三）

作为一名甲状腺/甲状旁腺外科医生，我深感慢性肾脏病合并继发性甲状旁腺功能亢进症是一个极具挑战性的临床问题。这种情况不仅给患者带来了巨大的身体和心理负担，也给医生提出了很高的要求。在实际工作中，我经常遇到一些困惑和难题：如何判断患者是否需要手术治疗？如何选择最合适的手术方式？如何评估手术疗效和预防并发症？如何与其他专科医生协作和沟通？

为了解决这些问题，我一直在寻找这方面的专业书籍和文献。然而，我发现市面上关于这个主题的书籍非常少，尤其对外科治疗的介绍较少。因此，当我看到*Parathyroid Glands in Chronic Kidney Disease*这本书时，我感到非常惊喜和兴奋。本书从基础理论到临床实践，从内科治疗到外科治疗，涵盖了该领域的各个方面，并提供了前沿、全面、系统、权威、实用的信息和指导。

为了让更多国内的医生和学者能够分享这本书的精华内容，并借鉴国际上先进的经验和观点，我决定将这本书引进国内并译成中文。在翻译的过程中，我得到了其他几位同样从事甲状腺/甲状旁腺外科、肾内科和内分泌科的医生和学者的帮助和支持。他们都是在该领域有着丰富的临床经验和学术造诣的专家，他们分别负责了不同章节的翻译工作，并对整本书进行了仔细的校对和审阅。我们在翻译中尽量保持原文的风格和精神，同时也注意适应国内读者的习惯和水平，力求做到准确、通顺、易懂。我们也参考了一些国内外相关的文献和资料，以便于读者更好地理解和掌握一些专业术语和概念。

我们希望这本书能够为国内的甲状腺/甲状旁腺外科医生、肾内科医生、内分泌科医生以及其他相关专业人员提供有价值的参考资料，帮助他们更好地认识、诊断、治疗和预防慢性肾脏病合并继发性甲状旁腺功能亢进症这一常见而又复杂的临床问题。我们也期待这本书能够促进国内外该领域的交流与合作，推动该领域的发展与进步。

最后，我们要感谢原书作者和编辑对我们翻译工作的支持与信任，感谢AME出版社对我们翻译工作的指导与协助，感谢所有参与本书制作过程的工作人员的辛勤付出。同时，我们也要向所有读者表示敬意与期待，希望你们能够从这本书中受益，并给予我们宝贵的意见与反馈。

李新营

中南大学湘雅医院

目　录

I

第一章　甲状旁腺与慢性肾脏病：解剖学、组织学、生理学和分子生物学

Mario Cozzolino, Paola Monciino, Michela Frittoli, Francesco Perna,
Eliana Fasulo, Roberta Casazza, Masafumi Fugakawa

一、甲状旁腺的解剖

甲状旁腺与胸腺都是由内胚层上皮细胞发育而来。上甲状旁腺起源于第四咽囊，这些腺体与甲状腺侧叶密切相关，并且具有很短的胚胎下降线[1]。下甲状旁腺起源于第三咽囊，这些腺体与胸腺密切相关，具有较长的胚胎下降线，导致其解剖位置的多变性[1]。下甲状旁腺可在颈部上部发现，如颈动脉鞘内，也可在前纵隔甚至心包内发现。然而，大多数下甲状旁腺位于甲状腺下极附近。异位甲状旁腺的位置与甲状旁腺、甲状腺和胸腺组织的共同起源有关。第三咽囊有助于胸腺、甲状旁腺和甲状腺的发育，而第三咽囊和第四咽囊都有助于甲状腺的发育。

正常的甲状旁腺通常大小约5 mm×4 mm×2 mm，质量35~50 mg。肿大的甲状旁腺的质量可在0.05~20 g，常见质量约为1 g，大小约1 cm。当甲状旁腺为正常大小时，在大多数影像学检查中通常不会被发现。相比之下，甲状旁腺腺瘤和腺体增生较大时在影像学检查中更容易被识别。

甲状旁腺的外观差异很大[2-3]。颜色从浅黄色到红棕色，大多数情况下形状为椭圆形或球形（83%），但也可以是细长形（11%）。腺体也可是双叶的（5%）或多叶的（1%）。

84%的患者有4个甲状旁腺，两个上位旁腺和两个下位旁腺[2]。只有极少数患者（≤3%）有3个腺体，13%的患者有额外的甲状旁腺[2]。所谓"上位"和"下位"是指腺体的胚胎学起源，而不是指腺体在颈部的位置。

多数情况下，甲状旁腺位于甲状腺叶的后外侧表面，但可以在沿舌骨向下至上纵隔的任何位置[4]。在某些情况下，甲状旁腺可能包括在甲状腺实质内，属于甲状腺内甲状旁腺[4-5]。虽然这些腺体的位置有很大差异，但通常是对称的。80%的病例中上位旁腺体是对称的，70%的病例中下位旁腺体是对称的[2]。

（1）上甲状旁腺。上甲状旁腺与甲状腺关系密切，解剖位置相对固定。起源于第四咽囊，与甲状腺的侧叶一起下降，最常见于甲状腺中上1/3的后边缘接触甲状腺包膜[6]。位于甲状腺浅筋膜下，在喉返神经的后方，可以通过精确解剖该区域的甲状腺包膜直视下找到。这些腺体也可能位于甲状腺包膜内，就在甲状腺Zuckerkandl结节后部的上内侧。喉返神经总是在上甲状旁腺的前方。

根据解剖学研究，大多数（80%）正常的上甲状旁腺位于喉返神经和甲状腺下动脉交界处上方1~2 cm处，距离喉返神经进入甲状腺悬韧带和环状软骨的入口处1 cm以内[2]。不到1%的人位于甲状腺上极以上，仅1%的人位于下咽部。颈动脉分叉水平上还未见报道[7-8]。

上甲状旁腺可不降，也可位于中颈/纵隔腔内的咽旁、咽后或气管后。肥大的甲状旁腺可以直接沿着气管食管沟或咽后间隙进入胸部。

（2）下甲状旁腺。由于下甲状旁腺与胸腺的胚胎学关系，其位置更加多变。下甲状旁腺通常位于喉返神经前面的前纵隔腔室。50%的下甲状旁腺位于甲状腺叶的外侧下极；15%的下甲状旁腺位于甲状腺下极下方1 cm处。还可处于下颌角和上纵隔之间的任何位置。但最常见的位于甲状腺胸腺道内，或位于甲状腺叶下部的甲状腺包膜内。甲状腺内的甲状旁腺组织发生率很低，约为2%[9]。

（3）异位甲状旁腺。异位甲状旁腺的发生是因为甲状旁腺组织可能与胚胎发育相似的组织处于同一位置。在正常发育期间未能完全迁移的异位甲状旁腺被称为"未下降"。异位腺体可能是4个甲状旁腺中的1个，也可能是一个额外的腺体。在102例需要再次手术的持续或复发性甲状旁腺功能亢进症（hyperparathyroidism，HPT）患者中，异位腺体被发现在食管旁位置（28%）、纵隔（26%）、胸腺内（24%）、甲状腺内（11%）、颈动脉鞘（9%）和高颈椎位置（2%）[10]。这些占比会因异位腺体是来源于上位还是下位甲状旁腺而有所不同。

①异位上甲状旁腺。在中纵隔、主支气管前或主肺动脉窗内的异位甲状旁腺被认为是上甲状旁腺胚胎性错位的结果[11]。据推测，这些腺体在这些位置发育是因为甲状旁腺原基在发育过程中因颈动脉干的通过而被分割或推到侧面[12]。这类腺体往往是额外的。其他报道的上甲状旁腺可能的罕见位置包括颈动脉鞘内[13-14]、颈部外侧三角区[15-16]、食管壁内[17]，或者甲状腺内（比下甲

状旁腺更少见）[14,18]。

②异位下甲状旁腺。虽然下甲状旁腺未下降相对少见，但也是一种公认的胚胎学异常现象。下甲状旁腺由第三咽囊发育而来，与胸腺的主要部分一起，在下降过程中倾向于随着胸腺向前移动，通常在甲状腺的下极处停止。有相当数量的下甲状旁腺（10%~40%）进一步下降，并在甲状腺胸腺道内或胸腺舌上部发现。只有不到2%的人在低于主动脉弓的位置被拉入深纵隔。如果下甲状旁腺未能与胸腺一起下降，它可能停留在其胚胎起源处，即颈动脉分叉处或以上。尽管解剖学研究表明，其发生率为1%~2%，但在大多数原发性甲状旁腺功能亢进症（primary hyperparathyroidism，PHPT）的临床系列颈椎探查中，下甲状旁腺下降异常的发生率低于1%[19]。它们可能位于甲状腺包膜下或完全位于甲状腺内（约1%），也可能位于颈部或前纵隔的胸腺内及附近区域。

（4）额外甲状旁腺。个体中额外甲状旁腺的发生率为2.5%~15%[2,20]。大多数的额外腺体都很小、不发育，或者是分裂的。然而，这些额外的腺体增生可能是甲状旁腺探查失败后持续的甲状旁腺功能亢进的原因，特别是继发性甲状旁腺功能亢进症（secondary hyperparathyroidism，SHPT）或与家族性综合征相关的HPT患者[2,21-22]。在137例甲状旁腺切除术后持续存在的HPT患者中，15%的病例发现有额外的腺体[20]。额外甲状旁腺的数量为5~8个[3]。额外腺体可处于从甲状腺后方到胸腺内的任何位置，其代表了胚胎发育过程中胸腺组织的下降线。最常见的位置是在胸腺内或胸甲韧带处（约占2/3的病例）[3,22]。其余的额外腺体通常发现在甲状腺侧叶中部附近，位于其他两个腺体之间。

终末期肾病（end-stage renal disease，ESRD）中的甲状旁腺解剖结构

甲状旁腺的活性过度被称为SHPT，是慢性肾衰竭的特征。这是一个适应性过程，其特点是甲状旁腺激素（parathyroid hormone，PTH）的合成和分泌增加，主要是钙、磷酸盐和维生素D的代谢紊乱所导致的。PTH长期分泌的增加伴随着甲状旁腺体积的增加[23-25]，这是由于细胞增殖导致细胞数量增加[24,26]。

大多数患有HPT的ESRD患者4个腺体都增大。这些腺体可明显增大，每个腺体可达到500~1 000 mg，在组织学上表现为细胞过多[27-28]。然而，一些腺体可能下降到食管后或气管旁的深部间隙，使其难以辨别[29]。ESRD患者也可能在颈部胸腺中出现异位增大的甲状旁腺[30]。单一或双腺瘤在ESRD患者中很少见，但有报道称高达24%的肾移植术后患者发现有腺瘤[31]。

二、血液供应

在76%~86%的病例中，上甲状旁腺和下甲状旁腺的动脉供应都是由甲状腺下动脉提供[32]。每个甲状旁腺通常都有自己的终末动脉。大多数甲状旁腺有一条动脉供应（80%），一些有两条动脉供应（15%），少数有多条动脉供应（5%）[33]。甲状旁腺的静脉引流由上、中、下甲状腺静脉组成，这些静脉流入颈内静脉或无名静脉。

在甲状腺手术中，外科医生应尽可能在原位保留所有的甲状旁腺，并保证充足的血供。然而，在解剖甲状腺后，甲状旁腺的血供可能并不充足，而且甲状旁腺并不总是能被清楚地识别出来。尽管保留了所有甲状旁腺（4个），但很难在术中对单个甲状旁腺功能进行可靠的判断，患者术后可能会出现短暂的甲状旁腺功能减退。

（1）上甲状旁腺。上甲状旁腺的大部分血液供应来自甲状腺下动脉，15%~20%的患者血液供应来自甲状腺上动脉的分支。由甲状腺上动脉供应的甲状旁腺通常在靠近甲状腺上极的地方。在后外侧表面进行包膜下剥离可以识别甲状旁腺。

（2）下甲状旁腺。下甲状旁腺从甲状腺下动脉接受其终末动脉供血。因此，将甲状旁腺边缘从甲状腺包膜中轻轻向内移开并保留通往甲状旁腺的外侧动脉，对于保存功能正常的下甲状旁腺非常重要。在靠近甲状腺实质和喉返神经内侧结扎甲状腺下动脉的分支，可能有助于保留完整的甲状旁腺血管。

三、神经分布

甲状旁腺的激素分泌是由交感神经支配的，由广泛的神经供应组成，直接来自颈部、中部和上部交感神经节，或来自位于后叶一侧的筋膜内神经丛。

值得注意的是，这些神经是血管运动性的，而不是分泌运动性的。甲状旁腺激素的内分泌受钙水平变化控制：钙水平的升高使其受到抑制，钙水平的下降使其受到刺激。

四、淋巴引流

甲状旁腺的淋巴引流是由许多淋巴管进行的，这些淋巴管往往与甲状腺和胸腺的淋巴管相关联。来自甲状旁腺的淋巴管最终流入颈部深层淋巴结和气管旁淋巴结。

五、甲状旁腺的组织学

在组织学上，甲状旁腺很容易与甲状腺区分。与甲状腺的滤泡结构不同，甲状旁腺以密集排列的呈巢状和束状的细胞组织为特征（图1-1）。每个腺体被薄薄的结缔组织囊包围，但没有被分成小叶。甲状旁腺细胞被网状结缔组织框架包围和支撑，其中富含脂肪细胞，青春期后脂肪细胞数量开始增加。因此，束状结构被分为细胞簇和细胞巢。

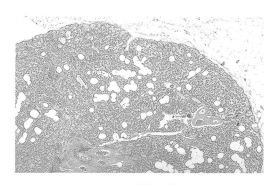

图1-1　正常的甲状旁腺

　　甲状旁腺中有两种主要的细胞类型：主细胞和嗜酸性细胞（图1-2）。
　　主细胞比嗜酸性细胞更多见。其功能是合成和释放PTH，呈多边形，拥有一个圆形的细胞核（图1-3），其结构根据其功能阶段不同而异：非活性状态时，它们含有较少的糙面内质网（rough endoplasmic reticulum，RER）和高尔基体，充满了糖原和脂褐质；活性状态时，呈现大量的RER、高尔基体和分泌囊泡。这些细胞呈现小而浅的嗜酸性染色。当细胞甲状旁腺激素含量高时，它们呈深色，而当激素被分泌后或处于静止状态时颜色会变浅。在成人中约80%的细胞处于静止状态，而在儿童中更多的细胞处于活跃状态。在甲状腺中，相邻细胞的活动是相互协调的，而在甲状旁腺中，主细胞根据血清钙水平独立地经历激活和失活的循环。

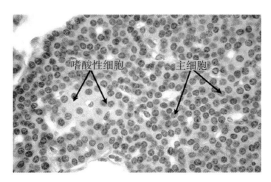

主细胞：以相当少的、浅染色的细胞质为特征；嗜酸性细胞：更大的、嗜酸性细胞，通常以小簇的形式被发现。主细胞负责产生甲状旁腺激素，而嗜酸性细胞的功能尚不清楚。

图1-2　高倍镜下显示的甲状旁腺两种主要细胞类型

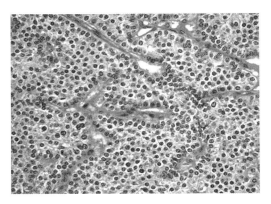

直径6~8 μm，呈多边形，中央圆形核，含有甲状
旁腺激素颗粒；基本细胞类型和其他细胞类型是
由生理活性的差异所导致；80%的主细胞内含有脂
肪；主细胞对离子钙水平的变化最敏感。

图1-3　主细胞

嗜酸性细胞在外观上比主细胞更大和更亮。它们含有一个小的异色核，
胞浆呈嗜酸性，富含线粒体和糖原，出现在青春期后的甲状旁腺中，并随着年
龄增长而增加（图1-4）。它们的功能尚不清楚，但嗜酸性细胞已被证明能表
达主细胞中的甲状旁腺相关基因，并有可能产生额外的自分泌/旁分泌因子，
如甲状旁腺激素相关蛋白（parathyroid hormone-related protein，PTHrP）和骨化
三醇。

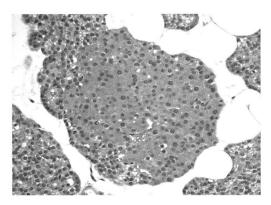

比主细胞稍大（12 μm），线粒体细胞质呈嗜酸
性；没有分泌颗粒；起初在青春期以单细胞出
现，随后成对出现，在40岁时出现结节状。

图1-4　嗜酸性细胞

ESRD中的甲状旁腺组织学

SHPT是指在已知的甲状旁腺激素分泌刺激因素作用下，甲状旁腺中的主细胞和嗜酸性细胞增殖导致甲状旁腺实质质量的适应性增加。慢性肾衰竭是导致SHPT的常见原因，是长期血液透析患者极为严重的并发症之一[34]。这种情况下，通常的组织病理学结果是弥漫性或结节性增生。在慢性肾衰竭的初始阶段，甲状旁腺细胞增生似乎是弥漫性的、均匀的，而在肾衰竭的晚期，增大的甲状旁腺内逐渐形成结节性增生，这主要发生于患有严重SHPT的慢性透析患者。

与正常腺体相比，ESRD患者的甲状旁腺中嗜酸性细胞占多数，这在结节性增生中更为常见，有更多的纤维化与硬化结构以及更多的营养不良性钙化[27-28]。这种形状和质地的变化掩盖了清晰的血管蒂，使得甲状旁腺残体的塑形更加困难。

对慢性肾衰竭导致的难治性HPT而接受甲状旁腺切除术的患者进行组织病理学研究，结果显示不对称性肿大、结节和嗜酸性细胞数量增加。结节性增生是尿毒症患者难治性HPT的最常见原因；同时表明增生更具侵略性。因为在DNA分析中，处于DNA合成阶段的分散细胞的相对数量在结节性增生中明显多于弥漫性增生。此外，在结节性增生的细胞中，钙抑制PTH分泌的设定点高于弥漫性增生的细胞。虽然结节性增生和弥漫性增生中PTH基因的表达没有差异，但这些数据表明结节性增生的增生性更强、增殖活动更积极，对PTH分泌的调节也更不正常（图1-5）。

这些研究还显示，甲状旁腺质量越大、肾病时间越长，接受血液透析治疗的患者越常出现结节状增生，嗜酸性细胞和腺泡细胞排列是这种增生模式的明显特征[35]。

六、甲状旁腺的生理学

甲状旁腺的主要功能是产生PTH。PTH是调节钙和磷酸盐平衡的3种关键激素之一；另外两种是骨化三醇（1,25-二羟基维生素D_3）和成纤维细胞生长因子23（fibroblast growth factor 23，FGF23）。

PTH是一种由115个氨基酸组成的多肽，称为前甲状旁腺激素原（pre-pro-PTH），它在甲状旁腺细胞的氨基（N）末端被裂解，首先生成甲状旁腺激素原（pro-PTH，90个氨基酸），然后生成PTH（84个氨基酸）。84个氨基酸的形式是储存、分泌和具有生物活性的激素。据估计，生物合成过程需要不到1 h，而在低钙血症诱导后数秒内细胞外分泌就会发生。PTH分泌后，主要通过肝脏和肾脏的吸收迅速从血浆中清除：PTH（1-84）被裂解为活性N末端片段和非活性羧基（C）末端片段，然后由肾脏清除。完整的PTH在血浆中的半衰期为2~4 min，而C末端片段的半衰期为其5~10倍。

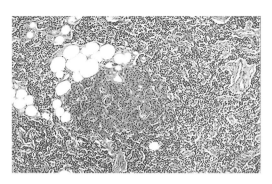

在甲状旁腺增生中，脂肪组织很少或没有，但在甲状旁腺中发现的所有细胞类型通常都是存在的。注意图上可见结节中的粉红色嗜酸性细胞。该病例是伴有所有甲状旁腺都增大的继发性甲状旁腺功能亢进症患者，由慢性肾衰竭和磷酸盐排泄障碍导致。血清磷酸盐的增加往往使血清钙水平下降，反过来又促使甲状旁腺分泌更多的甲状旁腺激素。

图1-5　1例继发性甲状旁腺功能亢进症患者组织

七、PTH的功能

PTH的主要功能是将细胞外液中的钙浓度维持在一个狭窄的正常范围内。该激素直接作用于骨骼和肾脏，并通过影响$1,25（OH）_2D_3$的合成间接作用于肠道，以提高血清钙浓度；反过来，PTH的产生与血清离子钙浓度密切相关（图1-6）。

PTH的释放增加通过3种方式增加血清钙浓度并维持血钙在正常范围内。

（1）增加骨质重吸收，在PTH分泌增加后数分钟内发生。

（2）通过增加骨化三醇（维生素D最具活性的形式）的产生来促进肠道钙的吸收，这在PTH分泌增加至少一天后发生。

（3）通过刺激远端肾小管的钙离子重吸收，减少尿钙的排出，这发生在PTH分泌增加后的几分钟内。

在更长期的基础上，PTH还能刺激肾小管细胞中骨化二醇（25-羟基维生素D_3）向骨化三醇转化，从而刺激肠道钙的吸收和骨转化。骨化三醇通过间接负反馈抑制PTH的分泌，其作用表现为对钙水平的正向调节；对PTH的生物合成和甲状旁腺细胞的增殖有直接抑制作用。

（一）PTH对骨骼的作用

PTH作用于骨骼，可在两个不同阶段释放钙[36]。PTH的直接作用是从骨骼

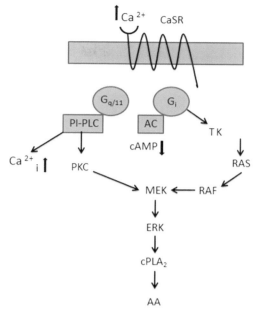

Ca^{2+}，钙离子；CaSR，钙敏感受体；G$_{q/11}$，G$_{q/11}$蛋白；
G$_i$，G$_i$蛋白；PI-PLC，磷脂酰肌醇-磷脂酶C；AC，
腺苷酸环化酶；TK，酪氨酸激酶；i，胞内；PKC，
蛋白激酶C；cAMP，环腺苷酸；MEK，促分裂原活化
的蛋白激酶激酶；RAF，RAF蛋白；RAS，RAS蛋白；
ERK，细胞外调节蛋白激酶；cPLA$_2$，胞浆型磷脂酶
A$_2$；AA，花生四烯酸。

图1-6 PTH调节作用

储存中调动钙，这些储存很容易获得并与细胞外液平衡。其次，PTH通过激活
骨重吸收来刺激钙和磷酸盐的释放。

　　众所周知，成骨细胞而非破骨细胞表达PTH受体，所以成骨细胞是骨重塑
的主要靶标。然而，破骨细胞在此过程中被间接激活。

　　在PTH的刺激下，前成骨细胞成熟为骨形成的成骨细胞，后者产生胶原蛋
白和随后的基质矿化[37]。由于重塑单元始终是耦合的，一旦前成骨细胞受到刺
激，它们释放的细胞因子可以激活破骨细胞，导致骨吸收。

　　因此，破骨细胞的形成需要与成骨细胞相互作用，这可能取决于细胞间的
接触或破骨细胞形成的调节因子，如RANK（NF-κB受体激活剂）、护骨因子
（osteoprotegerin，OPG）和RANK配体（NF-κB受体激活蛋白配体，RANKL）[38]。
因此，PTH可以通过影响RANKL和护骨因子的活性间接地增加破骨细胞的数
量和活性[39]。

有证据表明，PTH可以通过某种未知的PTH受体与破骨细胞结合，该受体对PTH的C末端具有特异性。

PTH对骨的净影响可根据PTH过量的严重程度和持续程度而变化。PHPT或SHPT患者长期暴露于高浓度的血清PTH中会导致骨的净重吸收，而重组人PTH（全长1-84或1-34氨基酸片段）的间歇性给药对骨形成的刺激大于吸收。

此外，PTH分子中的特定片段似乎对骨合成代谢至关重要。PTH片段1-31和1-34保留了完整多肽的所有生物活性；而PTH前两个氨基酸的N末端截断消除了大部分环腺苷酸（cyclic adenosine monophosphate，cAMP）信号传导，这一途径似乎对PTH对骨的合成作用很重要[40-41]。

（二）ESRD中的继发性甲状旁腺功能亢进症

SHPT是在肾脏功能下降、磷酸盐排泄障碍和维生素D不能正常生物活化的情况下发生的一个适应性过程，大多数为逐渐发展。钙磷平衡失调导致肾脏磷酸盐排泄减少，血清磷含量增加，磷脂成纤维细胞生长因子23（FGF23）水平升高，骨化三醇的合成减少。这些变化导致PTH的合成和分泌增加以及甲状旁腺增生，促进恶性循环的发展。

（三）SHPT的发病机制

由于细胞外磷酸盐浓度升高、钙离子浓度降低和血清骨化三醇明显减少，对甲状旁腺的持续刺激导致PTH的合成和释放增加。同时，FGF23的过度表达抑制了残留的肾脏25（OH）-1-羟化酶，导致骨化三醇的有效缺乏更加严重，成为SHPT的另一个驱动因素。即使在SHPT的早期阶段，这些变化也因钙敏感受体（calcium sensing receptor，CaSR）和维生素D受体（vitamin D receptor，VDR）的表达不足而加剧，使甲状旁腺细胞无法对周围环境中的钙和/或骨化三醇作出适当的反应。由此导致甲状旁腺增殖活动增加，最终导致甲状旁腺增生。

最近对磷平衡的分子机制的理解表明，FGF23及其受体成纤维细胞生长因子受体1（FGFR1）在其中扮演着重要的角色[42]。在慢性肾脏病患者中，血清FGF23和PTH的增加会减少近端肾小管对磷酸盐的重吸收，并在大多数患者中维持正常磷酸盐水平直到肾小球滤过率（glomerular filtration rate，GFR）低于20 mL/min。随着慢性肾脏病的发展，这些负反馈回路不可避免地被逐渐破坏，最终无法维持磷酸盐的平衡。

八、甲状旁腺的分子生物学（单克隆性）

PTH是以pre-pro-PTH的形式合成的，然后通过2次蛋白裂解产生pro-PTH

和分泌形式的PTH。前肽由中央疏水核心组成，通常在N末端和C末端带有带电氨基酸。前肽的去除产生pro-PTH是由一种与微粒体相关的酶介导的。裂解后，前肽被迅速降解，因此在生物合成细胞中检测不到标记的前肽。前肽的蛋白水解可能发生在pro-PTH新生链完成之前，因为pre-pro-PTH在完整的细胞中很难检测到。

对PTH的氨基酸序列比较表明，不同物种之间的PTH序列具有高度保守性。特别是有3个相对保守的区域：前2个区域包含生物活性位点，其中增加或减少一个氨基酸会大大降低其生物活性。这个区域参与PTH与受体的结合。第3个区域位于C端，它可能对破骨细胞有生物学作用。

*PTH*基因包含2个内含子，将基因分隔成3个外显子，分别编码5'非翻译区（信号肽）、PTH和3'非翻译区。

作为一个84个氨基酸的多肽PTH和PTHrP，通过一个共同的G蛋白偶联的七跨膜螺旋体受体作用于细胞。被激活的PTH1受体可刺激腺苷酸环化酶和磷脂酶C途径。

自然产生的PTH（1-37）片段及PTH（1-34）片段保持了完整的PTH（1-84）的所有活性，因为它具有结合和激活PTH1受体的所有必要元件。特别是肽的N端区域对充分激活受体至关重要；N端截断的肽PTH（3-34）是一种部分激动剂，而进一步缩短的肽PTH（7-34）是一种低亲和力的拮抗剂。另外，靠近PTH（1-34）C端的17~31个残基是高亲和力受体结合的必要条件。

PTHrP，生理上在多个组织中产生，前13个氨基酸的序列与PTH相同，因此它们与相同的G蛋白偶联受体结合，其N端片段具有许多类似全长、PTH（1-34）和PTH（1-84）的功能。

除PTH1受体外，另一个名为PTH2的受体也已被确认。其天然配体结节漏斗部肽39（TIP39）是一种结构性PTH同源物。PTH2受体与PTH1受体70%的序列具有相似性，但PTH1受体不能被TIP39激活，PTH2受体也不能对PTHrP作出正常反应。TIP39与PTH1受体结合，但其N端结构域无法刺激cAMP的积累，因此，它可以作为PTH1受体的拮抗剂发挥作用。

人PTH（1-34）是一个略微弯曲的螺旋结构，而PTH-PTHr复合物的结构还没有完全确定。

PTH的分泌受细胞外钙离子浓度的调节，作用于CaSR，这是一种G蛋白偶联的跨膜受体，主要表达于甲状旁腺主细胞、肾远端小管和甲状腺C细胞。CaSR信号传导涉及磷脂酶C（PLC）、腺苷酸环化酶和促分裂原活化的蛋白激酶（mitogen-activated protein kinase，MAPK）途径（ERK1-2）。当细胞外钙离子浓度降低时，急性分泌性PTH反应在几秒钟内开始，可持续60~90 min，通过增加肾小管对钙离子的重吸收，从骨中释放钙离子，促进肾近端小管中

1,25-二羟基维生素D₃[1,25（OH）₂D₃]的合成，同时促进肠道对钙离子的吸收。

CaSR由3号染色体（3q13.3-21）上的CaSR基因编码，有4个主要的结构域：一个大的NH2-端胞外结构域，一个连接ECD和第一个跨膜螺旋的富含半胱氨酸结构域，七个跨膜结构域和一个胞内COOH-端尾结构域[43]。作为单体合成后，在内质网中，CaSR通过每个单体内半胱氨酸129和131之间的分子间二硫键实现二聚；非共价疏水相互作用也有助于CaSR的二聚。在到达细胞表面之前，该受体在高尔基体中被糖基化。这种糖基化似乎是正确的细胞表面表达所必需的。细胞外结构域有一个双叶结构，两叶之间有一个槽，包含钙离子的结合位点，称为VFT样基序。VFT在没有激动剂的情况下是开放的，在结合钙离子时关闭，这是随着TMD和启动信号转导的细胞内结构域的构象变化而发生的。当钙离子与CaSR结合时，G蛋白Gq/11、Gi和G12/13被激活，并分别刺激磷脂酶C（PLC）、抑制腺苷酸环化酶和激活Rho激酶（图1-7）。CaSR还可以通过增加细胞内的钙离子间接地降低cAMP，从而降低钙离子抑制的腺苷酸

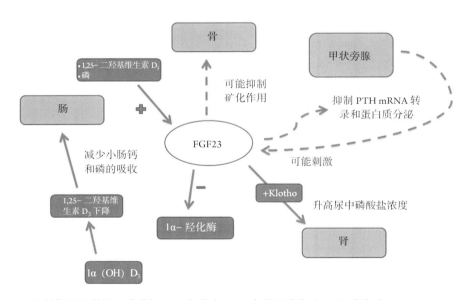

细胞外钙离子激活七跨膜的CaSR会导致Gq/11介导的磷脂酰肌醇-磷脂酶C（PI-PLC）的激活，从而导致细胞内钙离子（Ca²⁺i）动员，蛋白激酶C（PKC）激活，并由此刺激促分裂原活化的蛋白激酶（MAPK）级联反应。CaSR还可以通过Gi蛋白的一种亚型激活MAPK信号通路，以及随后激活下游的酪氨酸激酶依赖性过程，涉及RAS和RAF依赖的一系列步骤。被激活的MAPK随后磷酸化和激活cPLA₂，释放出游离的花生四烯酸（AA），可以被代谢成具有生物活性的介质。

图1-7 钙敏感受体（CaSR）诱导的甲状旁腺细胞活化机制模型

环化酶的活性或激活磷酸二酯酶[44]。其他细胞内信号系统也参与CaSR信号传导，如ERK 1/2、磷脂酶A2和D，以及表皮生长因子（EGF）受体。

PTH的分泌受钙和磷酸盐水平的调控，这些物质也调控PTH基因的表达和甲状旁腺的增殖。钙离子和磷离子对PTH的调节作用是通过转录后机制，将具有反式作用的保护性甲状旁腺胞质蛋白与3'UTR中的顺式不稳定区域结合，从而影响PTH mRNA的稳定性。当血清钙离子浓度降低时，增加的结合可保护PTH mRNA不被细胞核糖核酸酶降解，从而增加PTH的分泌量。当血清磷浓度降低时，减少的结合会刺激PTH mRNA降解增加，从而影响PTH的分泌及其磷酸化作用。通过PTH RNA 3'UTR亲和层析法纯化了PTH结合蛋白；其中一个结合蛋白与富含AU的结合因子（AUF1）相同，涉及其他编码细胞因子、肿瘤蛋白和G蛋白偶联受体的mRNA的稳定性。AUF1的稳定机制还不清楚（可能是翻译后的）。其他PTH mRNA结合蛋白有hnRNPK和UNR。另一种蛋白质，称为动力蛋白轻链或LC8，可能在甲状旁腺细胞中PTH mRNA的胞内定位中起作用，而不是在PTH mRNA的稳定性中起作用。

PTH的分泌也受1,25（OH）$_2$D$_3$的调节，它能够与一个特定的PTH基因启动子序列结合，称为维生素D反应元件（VDRE），从而抑制PTH基因的转录。VDR-RXR异二聚体能与VDRE结合，进一步抑制PTH基因的转录。1,25（OH）$_2$D$_3$还可以通过增加甲状旁腺VDR和CaSR的浓度来减少PTH的分泌。钙结合蛋白Calreticulin可以保护VDR-RXR不与VDRE结合。

正常情况下，甲状旁腺处于低周转状态。尿毒症、低钙血症、高磷酸盐血症和骨化三醇缺乏症通过增加细胞周期蛋白/CDK（细胞周期蛋白依赖性激酶）复合物和减少调节有丝分裂的CDK抑制剂，诱导甲状旁腺细胞分裂。细胞周期调节因子含量的变化如细胞周期蛋白D1的过度表达（也与人类甲状旁腺腺瘤有关）导致了甲状旁腺增生。

在SHPT中，最初腺体的生长是多克隆和弥漫性的，可能由于细胞周期蛋白D1的过度表达，然后可能变成单克隆性的，并呈侵袭性增殖。单克隆性增殖和肿瘤发生也与许多遗传因素有关，如原癌基因扩增（PRAD1/cyclin D1）和肿瘤抑制因子减少（p27Kip1）等。

尿毒症诱导的甲状旁腺有丝分裂与高磷饮食有关，并且后者有进一步增强前者的作用。同时限磷能抑制甲状旁腺细胞复制、对抗尿毒症诱导的增殖信号，但不能诱导细胞凋亡。在尿毒症中，甲状旁腺的增大是由于组织增生而不是肥大。

对大鼠的研究表明，限磷会增加血清中的骨化三醇，直接激活肿瘤抑制因子p21基因的转录，这解释了限磷的抗增殖作用。还有一些其他未知因素可能引起p21蛋白表达的转录后增强，有助于其抗增殖作用。p21与p27和p57共同抑制G1细胞周期蛋白/CDK复合物，阻止G1细胞生长，并与PCNA（增殖细胞核抗原——有丝分裂活动标志物）三聚体结合，从而使DNase-聚合物失去持续合成能力。

高磷膳食对p21的减少没有影响。其他一些因素，如TGFα与高磷膳食诱导的尿毒症甲状旁腺增生有关，在其作用下较低磷膳食增生的腺体更多。TGFα诱导甲状旁腺细胞生长，是通过成熟可溶性TGFα异构体激活表皮生长因子受体（EGFR）的自分泌和旁分泌机制，以及一个涉及来自邻近甲状旁腺细胞的跨膜TGFα异构体的并列途径完成。当EGFR信号被激活时，ras/MAPK通路会被启动，可诱导细胞周期蛋白D1表达，进而推动细胞周期从G1期进入S期。核内EGFR也可作为转录因子发挥作用，与细胞周期蛋白D1启动子中富含腺苷-胸苷的区域结合，这也许能解释其高增殖活性。在大鼠甲状旁腺中，高磷膳食能提高甲状旁腺EGFR的水平，而低磷膳食则会降低EGFR的水平。

骨化三醇能够通过VDR对甲状旁腺产生抗增殖作用，诱导p21和减少c-myc的表达（通常在细胞周期中调节从G1期到S期的进展）；它也能够限制甲状旁腺TGFα和EGFR的增加。因此，在尿毒症中，与高磷膳食一样，骨化三醇的缺乏和对维生素D作用的抵抗会增加甲状旁腺增生的风险。

单克隆性在甲状旁腺肿瘤的发生发展中起着重要作用。原发性甲状旁腺增生症、尿毒症甲状旁腺增生症、多发性内分泌腺瘤病1型（multiple endocrine neoplasia type 1，MEN1）相关的甲状旁腺肿瘤和甲状旁腺癌（罕见）都含有单克隆成分。它们都起源于一个单一的克隆，该克隆发生了体细胞基因突变，导致增殖优势；然后这种迅速增生和其他体细胞突变促进并维持这种不受控制的增殖。甲状旁腺肿瘤的发生涉及许多不同的因素，如致癌基因、肿瘤抑制基因和其他机制。

在参与的致癌基因中，可以发现甲状旁腺腺瘤基因1（parathyroid adenomatosis gene 1，PRAD1），又称细胞周期蛋白D1，通常位于11号染色体的长臂上（11q13）。在小部分的甲状旁腺肿瘤中（5%），已经证实了11号染色体的一个等位基因的环状倒置，导致PRAD1基因与PTH基因（11p15）的5'区域并列。结果，PRAD1蛋白在PTH基因增强子的刺激下被过度表达。其他致癌基因可能有FGF3、EGFR、KGFR（角质细胞生长因子受体）和RET原癌基因，其种系错义突变参与了MEN2A型（MEN2A）的发生（甲状腺髓样癌、嗜铬细胞瘤和甲状旁腺肿瘤的家族性聚集），但不参与散的甲状旁腺肿瘤[45]。

当肿瘤抑制基因发生双等位基因失活时，会引发增殖优势，使细胞以不受控制的方式增殖。在大多数情况下，一个等位基因发生了点突变失活，而另一个等位基因则会发生严重的体细胞缺失。这种体细胞缺失以等位基因丢失（LOH，杂合性丢失）为前兆。在甲状旁腺肿瘤中非随机显示LOH的染色体区域，它们可能承载着肿瘤抑制基因。其中一个区域是13q11，即MEN1位点，与MEN1和散发性甲状旁腺良性肿瘤相关。MEN1基因的失活突变导致基因产物menin的丢失，后者是一种细胞周期蛋白D1增殖信号的抑制剂；menin的减少涉及NF-κB与细胞周期蛋白D1启动子的结合，增加其增殖活性。另一个在散发性甲状旁腺肿瘤中显示LOH的区域是1p36，与MEN2A相关。其他可能参与甲状旁腺肿瘤发生的抑癌基因可能有p53、Rb。

其他分子途径也可能参与甲状旁腺肿瘤的发生，如微卫星不稳定性和端粒酶活性。

参考文献

[1]　Bliss R D，Gauger P G，Delbridge L W. Surgeon's approach to the thyroid gland: surgical anatomy and the importance of technique[J]. World J Surg,2000,24(8): 891-897.

[2]　Akerström G，Malmaeus J，Bergström R. Surgical anatomy of human parathyroid glands[J]. Surgery,1984,95(1): 14-21.

[3]　Wang C. The anatomic basis of parathyroid surgery[J]. Ann Surg,1976,183(3): 271-275.

[4]　Cernea C R，Brandão L G，Hojaij F C，et al. How to minimize complications in thyroid surgery?[J]. Auris Nasus Larynx,2010,37(1): 1-5.

[5]　Bliss R D，Gauger P G，Delbridge L W. Surgeon's approach to the thyroid gland: surgical anatomy and the importance of technique[J]. World J Surg,2000,24(8): 891-897.

[6]　Gilmour J R. The gross anatomy of the parathyroid glands[J]. J Pathol.1938,46(1): 133-149.

[7]　Akerström G，Malmaeus J，Bergström R. Surgical anatomy of human parathyroid glands[J]. Surgery,1984,95(1): 14-21.

[8]　Hojaij F，Vanderlei F，Plopper C，et al. Parathyroid gland anatomical distribution and relation to anthropometric and demographic parameters: a cadaveric study[J]. Anat Sci Int,2011,86(4): 204-212.

[9]　Som P M，Curtin H D. Head and Neck Imaging[M]. 4th ed. St Louis, MO: Mosby,2011.

[10]　Shen W，Düren M，Morita E，et al. Reoperation for persistent or recurrent primary hyperparathyroidism[J]. Arch Surg,1996,131(8): 861-867.

[11]　Curley I R，Wheeler M H，Thompson N W，et al. The challenge of the middle mediastinal parathyroid[J]. World J Surg,1988,12(6): 818-824.

[12]　Norris E H. The parathyroid glands and lateral thyroid in man: their morphogenesis, histogenesis, topographic anatomy and prenatal growth[J]. Contrib Embryol,1937,26: 247-294.

[13]　Grant C S，van Heerden J A，Charboneau J W，et al. Clinical management of persistent and/or recurrent primary hyperparathyroidism[J]. World J Surg,1986,10(4): 555-565.

[14]　Salti G I，Fedorak I，Yashiro T，et al. Continuing evolution in the operative management of primary hyperparathyroidism[J]. Arch Surg,1992,127(7): 831-836.

[15]　Udekwu A O，Kaplan E L，Wu T C，et al. Ectopic parathyroid adenoma of the lateral triangle of the neck: report of two cases[J]. Surgery,1987,101(1): 114-118.

[16]　Thompson N W，Eckhauser F E，Harness J K. The anatomy of primary hyperparathyroidism[J]. Surgery,1982,92(5): 814-821.

[17]　Cheung P S，Borgstrom A，Thompson N W. Strategy in reoperative surgery for hyperparathyroidism[J]. Arch Surg,1989,124(6): 676-680.

[18] Wheeler M H，Williams E D，Wade J S. The hyperfunctioning intrathyroidal parathyroid gland: a potential pitfall in parathyroid surgery[J]. World J Surg，1987，11(1)：110-114.

[19] Billingsley K G，Fraker D L，Doppman J L，et al. Localization and operative management of undescended parathyroid adenomas in patients with persistent primary hyperparathyroidism[J]. Surgery，1994，116(6)：982-989.

[20] Carter W B，Carter D L，Cohn H E. Cause and current management of reoperative hyperparathyroidism[J]. Am Surg，1993，59(2)：120-124.

[21] Arveschoug A K，Brøchner-Mortensen J，Bertelsen H，et al. Supernumerary parathyroid glands in recurrent secondary hyperparathyroidism[J]. Clin Nucl Med，2002，27(8)：599-601.

[22] Edis A J，Levitt M D. Supernumerary parathyroid glands: implications for the surgical treatment of secondary hyperparathyroidism[J]. World J Surg，1987，11(3)：398-401.

[23] Drüeke T B. The pathogenesis of parathyroid gland hyperplasia in chronic renal failure[J]. Kidney Int，1995，48(1)：259-272.

[24] Parfitt A M. The hyperparathyroidism of chronic renal failure: a disorder of growth[J]. Kidney Int，1997，52(1)：3-9.

[25] Silver J，Sela S B，Naveh-Many T. Regulation of parathyroid cell proliferation[J]. Curr Opin Nephrol Hypertens，1997，6(4)：321-326.

[26] Szabo A，Merke J，Beier E，et al. 1,25(OH)2 vitamin D3 inhibits parathyroid cell proliferation in experimental uremia[J]. Kidney Int，1989，35(4)：1049-1056.

[27] Tominaga Y，Tanaka Y，Sato K，et al. Histopathology, pathophysiology, and indications for surgical treatment of renal hyperparathyroidism[J]. Semin Surg Oncol，1997，13(2)：78-86.

[28] Matsuoka S，Tominaga Y，Sato T，et al. Relationship between the dimension of parathyroid glands estimated by ultrasonography and the hyperplastic pattern in patients with renal hyperparathyroidism[J]. Ther Apher Dial，2008，12(5)：391-395.

[29] Ritter H E，Milas M. Bilateral parathyroid exploration for hyperparathyroidism[J].Operative Techniques in Otolaryngology-Head and Neck Surgery，2009，20(1)：44-53.

[30] Pattou F N，Pellissier L C，Noël C，et al. Supernumerary parathyroid glands: frequency and surgical significance in treatment of renal hyperparathyroidism[J]. World J Surg，2000，24(11)：1330-1334.

[31] Nichol P F，Starling J R，Mack E，et al. Long-term follow-up of patients with tertiary hyperparathyroidism treated by resection of a single or double adenoma[J]. Ann Surg，2002，235(5)：673-678.

[32] Mohebati A，Shaha A R. Anatomy of thyroid and parathyroid glands and neurovascular relations[J]. Clin Anat，2012，25(1)：19-31.

[33] Flament J B，Delattre J F，Pluot M. Arterial blood supply to the parathyroid glands: Implications for thyroid surgery[J]. Surg Radiol Anat. 1982，3：279-287.

[34] Tominaga Y，Sato K，Tanaka Y，et al. Histopathology and pathophysiology of secondary hyperparathyroidism due to chronic renal failure[J]. Clin Nephrol，1995，44 Suppl 1：S42-S47.

[35] Martin L N，Kayath M J，Vieira J G，et al. Parathyroid glands in uraemic patients with refractory hyperparathyroidism: histopathology and p53 protein expression analysis[J].

Histopathology, 1998, 33(1): 46-51.

[36] Talmage R V, Mobley H T. Calcium homeostasis: reassessment of the actions of parathyroid hormone[J]. Gen Comp Endocrinol, 2008, 156(1): 1-8.

[37] Black D M, Greenspan S L, Ensrud K E, et al. The effects of parathyroid hormone and alendronate alone or in combination in postmenopausal osteoporosis[J]. N Engl J Med, 2003, 349(13): 1207-1215.

[38] Yasuda H, Shima N, Nakagawa N, et al. Osteoclast differentiation factor is a ligand for osteoprotegerin/osteoclastogenesis-inhibitory factor and is identical to TRANCE/RANKL[J]. Proc Natl Acad Sci USA, 1998, 95(7): 3597-3602.

[39] Lee S K, Lorenzo J A. Parathyroid hormone stimulates TRANCE and inhibits osteoprotegerin messenger ribonucleic acid expression in murine bone marrow cultures: correlation with osteoclast-like cell formation[J]. Endocrinology, 1999, 140(8): 3552-3561.

[40] Murrills R J, Matteo J J, Samuel R L, et al. In vitro and in vivo activities of C-terminally truncated PTH peptides reveal a disconnect between cAMP signaling and functional activity[J]. Bone, 2004, 35(6): 1263-1272.

[41] Mohan S, Kutilek S, Zhang C, et al. Comparison of bone formation responses to parathyroid hormone(1-34), (1-31), and (2-34) in mice[J]. Bone, 2000, 27(4): 471-478.

[42] Galitzer H, Ben-Dov I Z, Silver J, et al. Parathyroid cell resistance to fibroblast growth factor 23 in secondary hyperparathyroidism of chronic kidney disease[J]. Kidney Int, 2010, 77(3): 211-218.

[43] Riccardi D, Brown E M. Physiology and pathophysiology of the calcium-sensing receptor in the kidney[J]. Am J Physiol Renal Physiol, 2010, 298(3): F485-F499.

[44] Zhang C, Miller C L, Brown E M, et al. The calcium sensing receptor: from calcium sensing to signaling[J]. Sci China Life Sci, 2015, 58(1): 14-27.

[45] Naveh-Many T. Molecular biology of the parathyroid[M]. New York: Kluwer Academic/Plenum publishers, 2005.

译者：白宁，中南大学湘雅医院
审校：李新营，中南大学湘雅医院
　　　樊敏，中南大学湘雅二医院

第二章 慢性肾脏病中Klotho/FGF23轴对甲状旁腺激素的调控

Genta Kanai, Takatoshi Kakuta, Mario Cozzolino, Masafumi Fukagawa

一、甲状旁腺

甲状旁腺由瑞典乌普萨拉解剖学家Ivar Sandström首次发现并报道。成人甲状旁腺形似成对的"肿块",分布于甲状腺上、下方的背侧[1]。大约有80%的上甲状旁腺和70%的下甲状旁腺位置对称。甲状旁腺于妊娠第5~12周起源于第三咽囊和第四咽囊[2]。

正常成人的甲状旁腺为典型的浅黄色或红棕色,质地均匀柔软。大多数腺体呈椭圆形或豆状、圆形,细长、饱满,并呈分叶状。正常腺体大小为2~5 mm,质量低于60 mg[3-5]。尸检研究显示,在没有甲状旁腺功能亢进症(HPT)的正常人中,只有3%~6%的人少于4个,2.5%~6.7%的人超过4个。当甲状腺旁腺质量超过5 mg且定位远离正常位置(通常位于胸腺中),这种情况称为额外甲状旁腺。超过10%的多发性内分泌腺瘤病(MEN)1型或继发性甲状旁腺功能亢进症(SHPT)患者伴有额外腺体[4-10]。

甲状旁腺的血液主要由甲状腺下动脉供应。在76%~86%的人中,甲状腺下动脉对上、下甲状旁腺均提供血运[11]。位置低至纵隔内的甲状旁腺可由乳腺内动脉的胸腺分支或主动脉弓的分支供应。

二、甲状旁腺生理学

甲状旁腺的主要功能是合成甲状旁腺激素(PTH)。PTH为调节钙磷平衡的3种关键激素之一,另外两种是骨化三醇(1,25-二羟基维生素D_3)和成纤维细胞生长因子23(FGF23)[12]。

甲状旁腺主细胞首先合成由115个氨基酸组成的多肽，称为前甲状旁腺激素原（pre-pro-PTH），在细胞内逐步裂解脱去氨基（N）末端，变为含90个氨基酸的甲状旁腺激素原（pro-PTH），然后转化成含84个氨基酸的PTH。84个氨基酸的结构是PTH储存、分泌和具有生物学活性的主要形式，其生物合成过程可在1 h之内完成，而在低钙血症发生后的几秒钟内即可分泌入血。PTH分泌后主要通过肝脏和肾脏从血浆中迅速清除：PTH（1-84）被裂解成活性N末端片段和非活性羧基（C）末端片段，然后由肾脏清除。完整形式的PTH血浆半衰期为2~4 min，而C末端片段的半衰期是前者的5~10倍[13]。

三、PTH的功能

PTH的主要功能是将细胞外液的钙浓度维持在狭窄的正常范围内，其直接作用于骨和肾脏，并通过影响1,25（OH）$_2$D$_3$的合成间接作用于肠道，以增加血清钙的浓度；反过来，PTH的产生也受到血清钙浓度的精密调节（图2-1）。具体来说，PTH释放增加可通过以下3种方式将血清钙浓度提高到正常范围内。

（1）PTH分泌增加后的几分钟内，骨吸收增加。

（2）PTH分泌增加至少一天后，骨化三醇（维生素D最具活性的形式）的产生增加，从而介导肠道钙吸收增加。

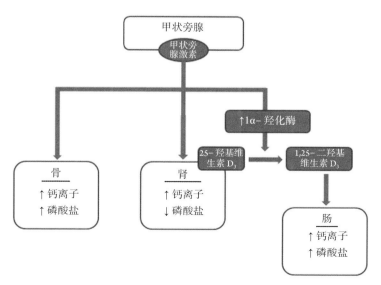

↑代表上升；↓代表下降。

图2-1　PTH的作用方式

（3）PTH在分泌增加后的几分钟内刺激远端肾小管对钙的重吸收，从而使尿钙排泄减少。

在更长期的基础上，PTH还可以刺激肾小管细胞中骨化二醇转化为骨化三醇，从而刺激肠道钙的吸收和骨转化。骨化三醇通过间接负反馈抑制PTH分泌，其中包括对钙水平的正向调节；此外，骨化三醇对PTH的生物合成和甲状旁腺细胞的增殖也有直接抑制作用[14]。

四、PTH对骨的作用

PTH作用于骨这一钙储存的主要仓库，由此分别在两个不同阶段释放储存的钙[15]。PTH的瞬时效应，是从随时可用并且与细胞外液保持动态平衡的骨储备中动员钙。其次，PTH可通过激活骨吸收来刺激钙和磷酸盐的释放。

众所周知，表达PTH受体的是成骨细胞而非破骨细胞，因此成骨细胞是骨重塑的主要靶点。然而破骨细胞也在这一过程中被间接激活[16]。在PTH的刺激下，前成骨细胞成熟为成骨细胞，产生胶原蛋白并随后将其转化为矿化基质[17]。由于重塑单元总是功能耦合，一旦前成骨细胞受到刺激，它们就会释放出能激活破骨细胞的细胞因子从而介导骨吸收。

因此，破骨细胞的形成需要与成骨细胞相互作用，这可能取决于细胞间的接触，或破骨细胞形成的调节因子，如RANK（NF-κB受体激活剂）、护骨因子和RANK配体（RANKL）[18]。PTH可以通过对RANKL和护骨因子的作用，间接增加破骨细胞的数量和活性[19]。

有证据表明，PTH可以通过某种未知的PTH受体与破骨细胞结合，该受体对PTH的C末端具有特异性[16]。

PTH对骨的净影响会根据PTH过量的严重程度和持续过程而有所不同。在典型的原发性或继发性甲状旁腺功能亢进的情况下，长期暴露于高浓度血清PTH可导致骨的净重吸收；然而间歇性使用重组人PTH（全长1-84或1-34氨基酸片段）反而能刺激骨形成超过骨吸收。此外，PTH分子的特定片段可能对骨合成代谢至关重要，如PTH片段1-31和1-34保留了完整肽的所有生物活性；而若截断PTH前两个氨基酸的N末端，则可消除大多数环腺苷酸（cAMP）信号，后者是PTH对骨合成代谢作用的重要途径[20-21]。

五、PTH对肾脏的作用

PTH可增加肾脏对钙和磷酸盐的重吸收，并且促进骨化二醇活化为骨化三醇，从而增加肠道对钙的吸收并最终导致血钙水平升高。

（1）钙的重吸收。肾脏滤过后的大部分钙被肾单位重新吸收。钙重吸收的机制及其调节方式可根据肾单位不同部位的功能而不同。由于近端小管在钠和水重吸收中产生了明显的电化学梯度，因此可被动地重吸收大多数滤过的钙。相反，根据机体的需要，在远端肾单位中钙的转运受主动调节。该过程主要发生在肾皮质亨利氏袢升支的粗段（cTAL）以及远曲小管（DCT）和相邻的连接段（远端小管和皮质集合小管之间的一小段）。PTH同时作用于远端小管的cTAL和DCT从而刺激钙的重吸收。因此如果血清离子钙增加，PTH分泌将随之下降，肾小管钙离子重吸收的减少和钙排泄的增加将有助于血钙恢复正常。高血清钙本身也可以通过钙敏感受体（CaSR）促进钙从尿液更多地排出[22-23]。

（2）磷酸盐的重吸收。PTH和FGF23是决定血清磷酸盐浓度的关键激素，它们主要抑制近端和远端肾小管对磷酸盐的重吸收。此种效应主要由近端小管管腔膜中磷酸钠协同转运蛋2a（Npt2a）和磷酸钠协同转运蛋白2c（Npt2c）的活性降低、内化和降解导致。

（3）骨化三醇的合成。PTH刺激近端小管中1α-羟化酶的合成，由此促进骨化二醇转化为骨化三醇。大约50%的原发性甲状旁腺功能亢进症患者由于高PTH的作用，血清骨化三醇浓度升高。PTH还能降低24-羟化酶的活性，后者可使骨化三醇失活，这也是PTH在维生素D缺乏状态下维持钙稳态极其重要的作用。

六、PTH的其他作用

为了解释原发性和继发性甲状旁腺功能亢进症的某些临床表现，有学者提出PTH也可能作用于其他组织器官。研究发现，PTH对肠道、肝脏、脂肪组织、心血管功能和神经肌肉功能都有影响。另外，甲状旁腺功能亢进症患者可伴有糖耐量受损和脂质代谢改变，类似于代谢综合征。同样地，原发性甲状旁腺功能亢进患者高血压、左心室肥厚和神经肌肉异常的发生率也显著增加。此外，PTH长期过度分泌和FGF23水平的升高也与慢性肾脏病（chronic kidney disease，CKD）患者发生血管钙化和高血压密切相关[24-25]。PTH的这些非典型作用可能是由不同的PTH基团和/或不同的PTH受体介导的[16]。此外，由于在甲状旁腺切除术（parathyroidectomy，PTx）后这些疾病得到改善的程度差异很大，尚不确定它们是否真的是由PTH过量直接引起的。

七、继发性甲状旁腺功能亢进症中PTH的调节及病理生理机制

PTH的分泌主要受细胞外钙、细胞外磷酸盐、骨化三醇和FGF23水平的调节。

（1）细胞外钙。通过钙调控PTH分泌研究发现，血清钙浓度和PTH分泌之间的关系呈现出"反S形"曲线的趋势[13,26]。在正常人中，即使血清离子钙

浓度仅下降0.1 mg/dL（0.025 mmol/L），几分钟之内PTH的浓度也可大幅增加；相反，血清离子钙小幅度增加也会迅速降低血清PTH的浓度。尤其是当钙浓度从正常水平下降到1.9~2.0 mmol/L时（7.5~8.0 mg/dL，以总钙含量来统计），PTH的分泌将急剧增加到最大值，即基础分泌量的5倍。

甲状旁腺细胞有许多方法满足PTH分泌增加的需求。第一种最快的（在几分钟内）方法是分泌"预置"激素以响应低钙血症。第二种方法是在数小时内由持续低钙血症诱导其基因活性改变和PTH mRNA增加。最后一种方法，为应对长期的低钙状态，甲状旁腺细胞几天内即可增殖以增加腺体细胞的数量。

甲状旁腺细胞表面的CaSR可感知钙浓度的变化。当轻微增加的血清离子钙激活CaSR时，钙-CaSR复合物可通过一个或多个鸟苷酸结合蛋白（G蛋白）通过第二信使发挥作用，进而抑制PTH分泌和减少肾小管对钙的重吸收。相反，当血清离子钙浓度的小幅降低使受体失活时，就可以刺激PTH的分泌和增强肾小管对钙的重吸收。

钙不仅能调节PTH的释放，还能调节其所有分子形式的合成和降解。当机体出现低钙血症时，甲状旁腺细胞内的PTH降解减少，并且分泌更大比例的PTH（1-84）和其他有活性的分子形式PTH。相反，当机体出现高钙血症时，细胞内全分子形式的PTH降解增加，且具备生物活性的PTH（1-84）的分泌减少；并且甲状旁腺在高钙血症期间分泌的PTH大部分为无生物活性的C末端片段形式[12,14,27]。血钙的离子部分是激素分泌最重要的决定因素。细胞内极度缺镁会降低PTH的分泌，但当镁浓度在生理范围内变化时基本不影响PTH的分泌。

（2）细胞外磷酸盐。类似于钙离子，磷酸盐也可作为细胞外的离子信使。高磷酸盐血症、细胞外钙、骨化三醇和FGF23都可能通过增加PTH mRNA的稳定性和促进甲状旁腺细胞的生长，以刺激PTH的分泌从而调节甲状旁腺功能[28-29]。这也可能是由血清磷酸盐浓度升高诱发的低钙血症所导致的。

但是，血清磷酸盐浓度的小幅升高可能并不足以将血清钙浓度降低到刺激PTH分泌增加的水平。此外越来越多的证据表明，在晚期肾衰竭（高磷酸盐血症最常见的原因）患者中，无论钙和骨化三醇的血清浓度如何，高磷酸盐血症都能直接刺激PTH的合成和甲状旁腺细胞的增殖[28-29]。磷酸盐感应机制假说的本质尚不清楚，最近有研究表明磷酸盐也可以结合CaSR以干扰钙对PTH分泌的生理抑制作用。

（3）骨化三醇。维生素D在皮肤中合成，也可在饮食中摄入，并运送到肝脏，从而代谢形成25-羟基维生素D_3（图2-2）。25-羟基维生素D_3是维生素D的主要储存形式，然后被1α-羟化酶转化为维生素D的主要循环活性代谢物——1,25-二羟基维生素D_3，可影响钙磷代谢、维持骨健康及调节甲状旁腺功能[30-31]。甲状旁腺细胞拥有维生素D受体，而PTH基因中含有对维生素D反应

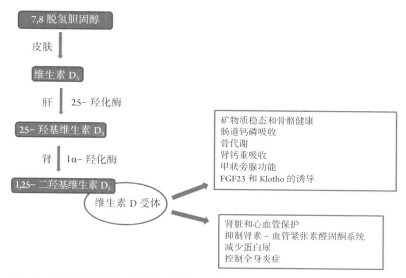

维生素D的作用需要通过肾脏和肾外1α-羟化酶将维生素D活化为其激素形式，即1,25-二羟基维生素D₃，以结合并激活维生素D受体（VDR）。激活后，配体结合的VDR作为转录因子调节一系列维生素D维持矿物质稳态、骨骼健康、肾脏和心血管的保护基因的表达。

图2-2　维生素D受体激活的益处

的调节元件。骨化三醇通过与维生素D受体结合，进而抑制*PTH*基因的表达以抑制PTH的合成[32]。骨化三醇也能抑制甲状旁腺细胞的增殖，其某些作用与增加CaSR表达的能力有关。

（4）FGF23。成纤维细胞生长因子23（FGF23）是一种含251个氨基酸残基的蛋白质（分子量为26 kDa），其由骨细胞和成骨细胞合成分泌[33]。FGF23结合并激活FGFR1，而后者只有在与Klotho跨膜蛋白共存，作为Klotho-FGF受体复合物时才会发挥作用。当磷酸盐浓度增加和骨化三醇升高时，FGF23通过减少NPT2a和NPT2c的表达，直接增加近端小管的尿磷酸盐排泄分数，并通过抑制25-羟基维生素D-1α-羟化酶（1α-羟化酶）的活性，以间接降低肠道对磷酸盐的吸收。

FGF23除了具有增加尿排泄磷酸盐作用外，还直接作用于甲状旁腺抑制PTH的合成和分泌（图2-3）[34]。因此，PTH、骨化三醇和FGF23都参与维持钙磷平衡。

八、Klotho

*Klotho*基因主要在肾小管细胞中表达，编码一种糖苷酶家族1中的单跨膜

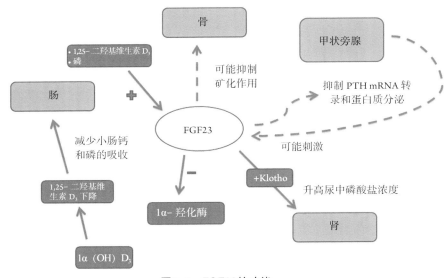

图2-3　FGF23的功能

蛋白[35-36]。Klotho蛋白可与FGF受体（FGFR）异构体（如FGFR1c、FGFR3c和FGFR4）组成复合物并显著增加FGFR对FGF23的特异性，即Klotho可作为FGF23的共同受体发挥作用[37]。研究发现Klotho缺陷小鼠和FGF23缺陷小鼠具有相同的缺陷表型，这一事实证明FGF23需要Klotho作为共同受体发挥作用[38]。另有研究发现，Klotho缺陷基因型小鼠对极高血清FGF23浓度没有不良反应，表明Klotho是FGF23信号传导所必需的[39]。

　　Klotho不是肾脏特异性蛋白，Klotho mRNA在甲状旁腺中也属于高表达，而在甲状腺、肠道和肝脏中几乎不表达。免疫组化分析证实了Klotho在甲状旁腺中的特异性定位，也证实甲状旁腺组织中存在FGFR1和FGFR3。由于存在FGFR-Klotho受体复合物，因此甲状旁腺也是FGF23的靶器官。Klotho也在其他器官如大脑中表达，但更多存在于肾远曲小管、肾近曲小管和肾髓质集合管中[40]。在肾脏中，Klotho与FGF受体（FGFR）结合进而与FGF23结合，形成Klotho/FGFR/FGF23复合物，随后激活FGF23信号转导。不同FGFR异构体（FGFR1c、FGFR3c和FGFR4）在转化为FGF23特异性受体过程中需要Klotho的存在，用以增加对FGF23而非其他FGF的亲和力[41-42]。

　　此外，Klotho还有一种可溶性的循环分子形式，也可以结合FGFR。Klotho也能作为一种具有多效活性的体液因子发挥功能，包括调节氧化应激、生长因子信号转导和离子稳态[43]。可溶性Klotho通过以下两种方式产生：一是跨膜Klotho的胞外结构域被分泌酶剪切脱落，作为裂解的Klotho被释放到循环中；

二是分泌型Klotho也可通过选择性剪接产生。有趣的是，可溶性Klotho可以与FGFR-FGF23结合形成活性受体复合物，但它似乎可以阻止高FGF23诱导的作用[44]。在生理条件下，Klotho体内稳态主要由肾负责维持：它能够产生并释放裂解的Klotho，也能通过肾小管的胞吞作用将Klotho从血液中清除。在CKD患者中，Klotho水平远低于健康人群，且肾脏中的Klotho mRNA表达量随着GFR的下降而降低。

　　Klotho通过调节血浆FGF23、活性维生素D和磷酸盐的水平，间接调节PTH的产生。此外，甲状旁腺细胞膜上的Klotho可能对PTH的产生和释放有直接影响。定量RT-PCR实验表明，Klotho mRNA在甲状旁腺中高表达，而在甲状腺、肠道和肝脏中几乎不表达。免疫组化分析已经证实了Klotho在甲状旁腺中的特异性定位，也显示了在甲状旁腺组织中存在FGFR1和FGFR3。由于存在FGFR-Klotho受体复合物，因此进一步证实甲状旁腺也是FGF23的靶器官。在生理条件下，FGF23不仅能直接抑制PTH的合成，也通过增加甲状旁腺中的Klotho间接抑制PTH的合成。此外，高水平维生素D能增加Klotho的表达，进而促进高磷酸盐尿并抑制1,25维生素D的产生[45]。

九、CKD患者甲状旁腺对PTH和FGF23作用的抵抗

　　患者患CKD期间，功能肾单位数量的减少将激活FGF23/α-Klotho内分泌轴[46]。当肾单位质量和GFR降低时，肾血清磷酸盐负荷增加。对于CKD患者，即使磷酸盐水平正常，也会出现磷酸盐正平衡。为了平衡磷酸盐过多的情况，FGF23和PTH均会增加，而CKD可能是导致血清FGF23水平长期升高的最常见原因[47]。循环中FGF23水平随着GFR的逐渐下降而同步增加，在终末期肾病（ESRD）患者中可达到很高且不可耐受的浓度[48]。

　　Klotho的缺乏在这些病理生理过程中起到重要作用。从CKD 1期开始，Klotho mRNA的表达随着GFR的受损而逐渐降低，表现为血清Klotho水平的减少，并先于血清FGF23、PTH和磷的升高。肾和甲状旁腺组织中Klotho表达的逐渐减少，表现为FGF23抵抗状态和FGF23合成的改善[49]。

　　Ben-Dov等报道了甲状旁腺中Klotho的表达，并发现FGF23通过激活促分裂原活化的蛋白激酶（MAPK）通路[50]或通过激活活化T细胞核因子（nuclear factor of activated T-cells，NFAT）级联的Klotho非依赖性磷脂酶Cγ（phospholipase C γ，PLCγ），从而显著降低PTH基因表达和分泌[51]。实验证实，激活FGF23导致PTH基因的表达迅速减少和PTH分泌减少。FGF23诱导的血清PTH水平下降可被MEK抑制部分逆转，表明MAPK通路在甲状旁腺FGF23-Klotho受体复合物信号通路抑制PTH分泌中起了重要的作用。FGF23抑制维生素D代谢、降低血清磷水平，并直接作用于甲状旁腺降低血清PTH水平。因此，FGF23以甲状旁腺为靶点，参与骨细胞

和甲状旁腺之间的内分泌控制信号转导。矛盾的是，尽管透析患者的血清FGF23水平非常高，但PTH并不一定会下降[52-53]。当正常大鼠连续2天给予FGF23时，甲状旁腺中的PTH mRNA可明显下降。然而，在伴有甲状旁腺功能亢进的尿毒症大鼠中，给予FGF23并不能降低PTH mRNA水平[27]。在体外研究中，增生的甲状旁腺比正常腺体分泌更多的PTH，但更高浓度的FGF23并不会减少PTH的分泌。

Galitzer等[13]研究发现CKD大鼠甲状旁腺对FGF23存在抵抗现象，提示CKD与甲状旁腺中Klotho和FGFR的表达，以及FGF23信号通路的下调相关。已知在CKD大鼠中PTH mRNA的表达增加。随着CKD进展成并发继发性甲状旁腺功能亢进症，Klotho和FGFR的蛋白、mRNA水平也随之下降。在研究CKD大鼠甲状旁腺对FGF23反应的实验中，给予FGF23并未在第6周降低晚期CKD大鼠PTH的表达。同时CKD大鼠甲状旁腺中Klotho和FGFR的mRNA水平降低，体外培养的腺体中Klotho和FGFR的表达降低。这些结果表明，继发性甲状旁腺功能亢进症中PTH表达的增加以及Klotho和FGFR表达的降低，与CKD甲状旁腺对FGF23的抵抗有关。

患SHPT的患者血清PTH浓度维持在较高水平，但尿毒症患者FGF23水平极高。为了查明尿毒症患者对FGF23的抵抗机制，Komaba等应用免疫组化检测Klotho和FGFR在增生性甲状旁腺组织中的表达[54]。与正常组织相比，尿毒症患者增生性甲状旁腺中的Klotho和FGFR水平明显降低。这一趋势在伴有甲状旁腺结节性增生晚期疾病的组织中更为明显。

这些结果部分解释了血清PTH水平对极高的血清FGF23水平具有抵抗性的机制。此外，研究表明增生的甲状旁腺中Klotho-FGFR复合物水平降低可能是导致这种抵抗的机制，这也可以部分解释SHPT的病因。尽管FGF23对甲状旁腺有直接的抑制作用，但它也通过减少肾骨化三醇合成和减少肠道活性钙和磷酸盐的吸收，来促进SHPT的进展[55]。

参考文献

[1] SANDSTRÖM I. Om en ny körtel hos menniskan och åtskilliga däggdjur[J]. Upsala Läkaref Förh, 1880, 15: 441-471.

[2] Burke J F, Chen H, Gosain A. Parathyroid conditions in childhood[J]. Semin Pediatr Surg, 2014, 23(2): 66-70.

[3] Scharpf J, Randolph G. Thyroid and parathyroid glands[M].Chan Y, Goddard JC.K.J. Lee's Essential Otolaryngology Head and Neck Surgery. 11th ed. New York: McGraw Hill Company, 2015.

[4] Akerström G, Malmaeus J, Bergström R. Surgical anatomy of human parathyroid glands[J]. Surgery, 1984, 95(1): 14-21.

[5] Tominaga Y. Embryology and anatomy of the parathyroid glands[M]. Tominaga Y. Surgery for hyperparathyroidism-focusing on secondary hyperparathyroidism. Tokyo: TOKYO

IGAKUSYA, 2017: 1-8.

[6] Wang C. The anatomic basis of parathyroid surgery[J]. Ann Surg, 1976, 183(3): 271-275.

[7] Glmour J R. The gross anatomy of the parathyroid glands[J]. J Pathol, 1938, 46(1): 133-149.

[8] Numano M, Tominaga Y, Uchida K, et al. Surgical signifcance of supernumerary parathyroid glands in renal hyperparathyroidism[J]. Word J Surg, 1998, 22(10): 1098-1103.

[9] Pattou F N, Pellissier L C, Noël C, et al. Supernumerary parathyroid glands: frequency and surgical significance in treatment of renal hyperparathyroidism[J]. World J Surg, 2000, 24(11): 1330-1334.

[10] Edis A J, Purnell D C, van Heerden J A. The undescended "parathymus". An occasional cause of failed neck exploration for hyperparathyroidism[J]. Ann Surg, 1979, 190(1): 64-68.

[11] Alveryd A. Parathyroid glands in thyroid surgery. I. Anatomy of parathyroid glands. II. Postoperative hypoparathyroidism--identification and autotransplantation of parathyroid glands[J]. Acta Chir Scand, 1968, 389: 1-120.

[12] Hasegawa H, Nagano N, Urakawa I, et al. Direct evidence for a causative role of FGF23 in the abnormal renal phosphate handling and vitamin D metabolism in rats with early-stage chronic kidney disease[J]. Kidney Int, 2010, 78(10): 975-980.

[13] Galitzer H, Ben-Dov I Z, Silver J, et al. Parathyroid cell resistance to fibroblast growth factor 23 in secondary hyperparathyroidism of chronic kidney disease[J]. Kidney Int, 2010, 77(3): 211-218.

[14] Portale A A, Booth B E, Halloran B P, et al. Effect of dietary phosphorus on circulating concentrations of 1,25-dihydroxyvitamin D and immunoreactive parathyroid hormone in children with moderate renal insufficiency[J]. J Clin Invest, 1984, 73(6): 1580-1589.

[15] Almaden Y, Canalejo A, Hernandez A, et al. Direct effect of phosphorus on PTH secretion from whole rat parathyroid glands in vitro[J]. J Bone Miner Res, 1996, 11(7): 970-976.

[16] Moallem E, Kilav R, Silver J, et al. RNA-Protein binding and post-transcriptional regulation of parathyroid hormone gene expression by calcium and phosphate[J]. J Biol Chem, 1998, 273(9): 5253-5259.

[17] Stubbs J R, Liu S, Tang W, et al. Role of hyperphosphatemia and 1,25-dihydroxyvitamin D in vascular calcification and mortality in fibroblastic growth factor 23 null mice[J]. J Am Soc Nephrol, 2007, 18(7): 2116-2124.

[18] Silver J, Sela S B, Naveh-Many T. Regulation of parathyroid cell proliferation[J]. Curr Opin Nephrol Hypertens, 1997, 6(4): 321-326.

[19] Patel S R, Ke H Q, Vanholder R, et al. Inhibition of calcitriol receptor binding to vitamin D response elements by uremic toxins[J]. J Clin Invest, 1995, 96(1): 50-59.

[20] Patel S R, Ke H Q, Vanholder R, et al. Inhibition of nuclear uptake of calcitriol receptor by uremic ultrafiltrate[J]. Kidney Int, 1994, 46(1): 129-133.

[21] Naveh-Many T, Rahamimov R, Livni N, et al. Parathyroid cell proliferation in normal and chronic renal failure rats. The effects of calcium, phosphate, and vitamin D[J]. J Clin Invest, 1995, 96(4): 1786-1793.

[22] Mathias R S, Nguyen H T, Zhang M Y, et al. Reduced expression of the renal calcium-sensing receptor in rats with experimental chronic renal insufficiency[J]. J Am Soc Nephrol, 1998, 9(11): 2067-2074.

[23] Kifor O, Moore F D Jr, Wang P, et al. Reduced immunostaining for the extracellular Ca2+-sensing receptor in primary and uremic secondary hyperparathyroidism[J]. J Clin Endocrinol Metab, 1996, 81(4): 1598-1606.

[24] Roussanne M C, Lieberherr M, Souberbielle J C, et al. Human parathyroid cell proliferation in response to calcium, NPS R-467, calcitriol and phosphate[J]. Eur J Clin Invest, 2001, 31(7): 610-616.

[25] Chikatsu N, Fukumoto S, Takeuchi Y, et al. Cloning and characterization of two promoters for the human calcium-sensing receptor (CaSR) and changes of CaSR expression in parathyroid adenomas[J]. J Biol Chem, 2000, 275(11): 7553-7557.

[26] Lundgren S, Carling T, Hjälm G, et al. Tissue distribution of human gp330/megalin, a putative Ca(2+)-sensing protein[J]. J Histochem Cytochem, 1997, 45(3): 383-392.

[27] Canalejo R, Canalejo A, Martinez-Moreno J M, et al. FGF23 fails to inhibit uremic parathyroid glands[J]. J Am Soc Nephrol, 2010, 21(7): 1125-1135.

[28] Fan Y, Liu W, Bi R, et al. Interrelated role of Klotho and calcium-sensing receptor in parathyroid hormone synthesis and parathyroid hyperplasia[J]. Proceedings of the National Academy of Sciences, 2018, 115(16): E3749-E3758.

[29] Fukagawa M, Kaname S, Igarashi T, et al. Regulation of parathyroid hormone synthesis in chronic renal failure in rats[J]. Kidney Int, 1991, 39(5): 874-881.

[30] Dusso A S, Pavlopoulos T, Naumovich L, et al. p21(WAF1) and transforming growth factor-alpha mediate dietary phosphate regulation of parathyroid cell growth[J]. Kidney Int, 2001, 59(3): 855-865.

[31] Cozzolino M, Lu Y, Finch J, et al. p21WAF1 and TGF-alpha mediate parathyroid growth arrest by vitamin D and high calcium[J]. Kidney Int, 2001, 60(6): 2109-2117.

[32] Gogusev J, Duchambon P, Stoermann-Chopard C, et al. De novo expression of transforming growth factor-alpha in parathyroid gland tissue of patients with primary or secondary uraemic hyperparathyroidism[J]. Nephrol Dial Transplant, 1996, 11(11): 2155-2162.

[33] Arcidiacono M V, Cozzolino M, Spiegel N, et al. Activator protein 2alpha mediates parathyroid TGF-alpha self-induction in secondary hyperparathyroidism[J]. J Am Soc Nephrol, 2008, 19(10): 1919-1928.

[34] Cordero J B, Cozzolino M, Lu Y, et al. 1,25-Dihydroxyvitamin D down-regulates cell membrane growth- and nuclear growth-promoting signals by the epidermal growth factor receptor[J]. J Biol Chem, 2002, 277(41): 38965-38971.

[35] Mian I S. Sequence, structural, functional, and phylogenetic analyses of three glycosidase families[J]. Blood Cells Mol Dis, 1998, 24(2): 83-100.

[36] Kuro-o M, Matsumura Y, Aizawa H, et al. Mutation of the mouse klotho gene leads to a syndrome resembling ageing[J]. Nature, 1997, 390(6655): 45-51.

[37] Kurosu H, Ogawa Y, Miyoshi M, et al. Regulation of fibroblast growth factor-23 signaling by klotho[J]. J Biol Chem, 2006, 281(10): 6120-6123.

[38] Nakatani T, Sarraj B, Ohnishi M, et al. In vivo genetic evidence for klotho-dependent, fibroblast growth factor 23 (Fgf23)-mediated regulation of systemic phosphate homeostasis[J]. FASEB J, 2009, 23(2): 433-441.

[39] Urakawa I, Yamazaki Y, Shimada T, et al. Klotho converts canonical FGF receptor into a specific receptor for FGF23[J]. Nature, 2006, 444(7120): 770-774.

[40] Sakaguchi K. Acidic fibroblast growth factor autocrine system as a mediator of calcium-regulated parathyroid cell growth[J]. J Biol Chem, 1992, 267(34): 24554-24562.

[41] Matsushita H, Hara M, Endo Y, et al. Proliferation of parathyroid cells negatively correlates with expression of parathyroid hormone-related protein in secondary parathyroid hyperplasia[J]. Kidney Int, 1999, 55(1): 130-138.

[42] Lewin E, Garfia B, Almaden Y, et al. Autoregulation in the parathyroid glands by PTH/PTHrP receptor ligands in normal and uremic rats[J]. Kidney Int, 2003, 64(1): 63-70.

[43] Volovelsky O, Cohen G, Kenig A, et al. Phosphorylation of Ribosomal Protein S6 Mediates Mammalian Target of Rapamycin Complex 1-Induced Parathyroid Cell Proliferation in Secondary Hyperparathyroidism[J]. J Am Soc Nephrol, 2016, 27(4): 1091-1101.

[44] Günther T, Chen Z F, Kim J, et al. Genetic ablation of parathyroid glands reveals another source of parathyroid hormone[J]. Nature, 2000, 406(6792): 199-203.

[45] Correa P, Akerström G, Westin G. Underexpression of Gcm2, a master regulatory gene of parathyroid gland development, in adenomas of primary hyperparathyroidism[J]. Clin Endocrinol (Oxf), 2002, 57(4): 501-505.

[46] Morito N, Yoh K, Usui T, et al. Transcription factor MafB may play an important role in secondary hyperparathyroidism[J]. Kidney Int, 2018, 93(1): 54-68.

[47] Naveh-Many T, Silver J. Transcription factors that determine parathyroid development power PTH expression[J]. Kidney Int, 2018, 93(1): 7-9.

[48] Arnold A, Brown M F, Ureña P, et al. Monoclonality of parathyroid tumors in chronic renal failure and in primary parathyroid hyperplasia[J]. J Clin Invest, 1995, 95(5): 2047-2053.

[49] Chudek J, Ritz E, Kovacs G. Genetic abnormalities in parathyroid nodules of uremic patients[J]. Clin Cancer Res, 1998, 4(1): 211-214.

[50] Ben-Dov I Z, Galitzer H, Lavi-Moshayoff V, et al. The parathyroid is a target organ for FGF23 in rats[J]. J Clin Invest, 2007, 117(12): 4003-4008.

[51] Falchetti A, Bale A E, Amorosi A, et al. Progression of uremic hyperparathyroidism involves allelic loss on chromosome 11[J]. J Clin Endocrinol Metab, 1993, 76(1): 139-144.

[52] Gutierrez O, Isakova T, Rhee E, et al. Fibroblast growth factor-23 mitigates hyperphosphatemia but accentuates calcitriol deficiency in chronic kidney disease[J]. J Am Soc Nephrol, 2005, 16(7): 2205-2215.

[53] Larsson T, Nisbeth U, Ljunggren O, et al. Circulating concentration of FGF-23 increases as renal function declines in patients with chronic kidney disease, but does not change in response to variation in phosphate intake in healthy volunteers[J]. Kidney Int, 2003, 64(6): 2272-2279.

[54] Komaba H, Goto S, Fujii H, et al. Depressed expression of Klotho and FGF receptor 1 in hyperplastic parathyroid glands from uremic patients[J]. Kidney Int, 2010, 77(3): 232-238.

[55] Tahara H, Imanishi Y, Yamada T, et al. Rare somatic inactivation of the multiple endocrine neoplasia type 1 gene in secondary hyperparathyroidism of uremia[J]. J Clin Endocrinol Metab, 2000, 85(11): 4113-4117.

译者：王松，广州医科大学附属第五医院

审校：张超杰，湖南省人民医院（湖南师范大学附属第一医院）

第三章 甲状旁腺影像在肾性甲状旁腺功能亢进症患者中的应用

Elif Hindié, Pablo A. Ureña-Torres, David Taïeb

一、肾性甲状旁腺功能亢进症的病理生理学

继发性甲状旁腺功能亢进症（SHPT）是长期接受血液透析或腹膜透析的终末期肾病患者常见且主要的并发症[1]。随着肾功能的下降，在多因素的联合作用下，SHPT进展的症候群包括高磷酸盐血症、成纤维细胞生长因子23（FGF23）水平升高、维生素D的α羟基化降低，以及继发性的低钙血症。在长期接受透析的患者中，透析对甲状旁腺的慢性刺激导致甲状旁腺增生，从弥漫性增生到不对称性结节性及肿瘤样单克隆性生长，同时由于甲状旁腺细胞上的维生素D受体和钙敏感受体的表达减少，从而形成甲状旁腺的功能自主性。

SHPT与心血管事件的发生相关，并可能增加死亡风险[2-6]。其治疗包括饮食上对磷的限制、口服补充磷酸盐黏合剂、维生素D固醇类及类似物、拟钙剂等。拟钙剂的使用有利于达到美国肾脏基金会肾脏病预后质量倡议（NKF-KDOQI）[7]指南标准或改善肾脏病患者的预后（KDIGO）指南设立的目标[8]，并减少了由此需要进行甲状旁腺切除术（PTx）的患者数量。然而，在EVOLVE试验中，纳入的3 883例血液透析患者，使用药物西那卡塞（Cinacalcet）并没有明显降低患者死亡的风险[9]。

肾移植术后的甲状旁腺增生患者可出现一过性高钙血症，随着PTH分泌减少以及增生甲状旁腺的退化，高钙血症可逐渐得以缓解。但是，在超过10%的患者中，甲状旁腺功能亢进症（HPT）持续存在，被称为三发性甲状旁腺功能亢进症（tertiary hyperparathyroidism，THPT）[10-11]。

二、肾性甲状旁腺功能亢进症的外科治疗

当SHPT内科治疗失败、不耐受或并发严重不良反应时，PTx就是必需的[12-13]。基于NKF-KDOQI指南，患者PTH水平高于800 pg/mL，合并高钙血症和/或高磷酸盐血症，或钙磷乘积升高的患者，尽管可以药物治疗，也有明确进行PTx的指征[7]。其他手术指征还包括患者出现并发症，如难治性瘙痒、骨痛、自发性肌腱损伤、骨折、异位钙化，以及钙过敏症等[14-17]。

外科手术治疗对于肾移植术后出现持续的HPT的患者（三发性甲状旁腺功能亢进症，THPT）也是必需的[18]。由于肾移植术后PTH浓度持续升高，可增加移植肾功能损害和患者骨质疏松症的风险，因此针对THPT的外科治疗是必需的。一些研究表明，PTx为THPT患者可选择的治疗方法[10-11]。

很多观察性研究显示，PTx对SHPT患者的经典症状、体征及临床结局的硬指标，如骨折、骨密度改变、血管钙化、心血管疾病的发病率及病死率都产生了有益的影响[12,18]。PTx已被证实在降低高PTH，降低钙、磷、钙磷乘积、FGF23，改善症状，减少骨肿瘤、贫血、高血压、心源性肥大的发生率及降低病死率方面都是有效的[14,17,19]。患者的生活质量也可以因为手术而改善[20]。

PTx的满意效果，即甲状旁腺功能亢进得到抑制而没有产生甲状旁腺功能减低症，非常依赖于外科医生的技巧和经验。外科医生将探查4个腺体，实施甲状旁腺次全切术（即保留一个腺体血供的小部分）或甲状旁腺全切术并甲状旁腺组织（移植体）碎片进行自体移植（autologous transplantation，AT）至前臂或颈部的肌肉内（PTx + AT）。大多数外科医生也常规地实施经颈双侧胸腺切除术。基于这种标准的外科方法，若缺乏术前影像学检查，持续性甲状旁腺功能亢进症和持久性甲状旁腺功能减低症（由于残留腺体血供的丧失）的发生率分别为5%~10%及5%~20%[21-23]。在长期随访中，患者疾病复发率为20%~30%[21,23]。无自体移植的PTx能够在一定程度上降低总的手术失败率，但永久性甲状旁腺功能减低的发病率较高，引发动力性骨病的风险增加，这种治疗方法不被肾脏病学专家所推荐[23]。

三、异位甲状旁腺及额外甲状旁腺

甲状旁腺发育来自第三咽囊和第四咽囊。第三咽囊分化成为胸腺和下甲状旁腺（PⅢ），而第四咽囊发育为上甲状旁腺（PⅣ）。正常的甲状旁腺约一粒小扁豆的大小，单个甲状旁腺的质量为35~50 mg。

SHPT患者的甲状旁腺外科治疗需要确定所有甲状旁腺的数量，并且考虑到异位或存在额外腺体的可能性。

出现一个或多个甲状旁腺异位的概率并不少见[24]。尽管大多数异位腺体

表现为较小异位（如位于甲状腺胸腺韧带内、气管食管沟或部分位于甲状腺内），这些可使有经验的外科医生较容易地进行定位，而一些腺体表现为较大异位（如低位纵隔、食管后、颈动脉鞘内、颌下/未下降的、位于甲状腺内），这些甚至也可导致有经验的外科医生手术失败。

额外甲状旁腺在个体中占10%~15%[25]。在肾脏甲状旁腺功能亢进中所遇到的持续刺激可影响任何数目上的甚至是退化的甲状旁腺组织，导致肉眼可检出且具有临床意义的数目上腺体的高比率。额外甲状旁腺不仅可处于正常位置的甲状腺后方，也可位于胸腺内。额外甲状旁腺还可异位于颈动脉鞘内，或沿着迷走神经分布，或纵隔的低位，或位于甲状腺腺体的内部。

四、超声影像

超声影像（ultrasonography，US）价格不高、应用广泛且不需暴露于电离辐射中。采用7.5 MHz或10 MHz探头的高分辨率超声是常用于甲状旁腺显像的一线诊断方法。正常的甲状旁腺一般在超声扫查中不易被看到。与高回声的甲状腺组织相比，异常的甲状旁腺表现为边界清晰的、椭圆形低回声结节。异常的甲状旁腺通常为实性，但大的甲状旁腺可有囊性成分。超声也可提供甲状腺及其腺瘤的血管征象信息。超声能够准确地确定甲状旁腺的大小和结构，并且能够区分甲状旁腺弥漫性和结节性增生[26]。超声还可用于预测SHPT患者对维生素D类似物及西那卡塞药物治疗的反应，还可通过测量甲状旁腺体积以评估增生甲状旁腺的退化[27]。然而，超声诊断的质量很大程度上依赖于影像医生的经验和患者的身体条件。此外，超声检查也可能遗漏小病灶及多数异位腺体[28]。那些位于气管食管沟后方的腺瘤和位于锁骨或胸骨后方的病灶可被声影所遮挡。

与超声检查相比，^{99m}Tc-甲氧基异丁基异腈（^{99m}Tc-sestamibi或^{99m}Tc-MIBI）闪烁扫描显像在检测异位甲状旁腺方面的敏感性更高[29-34]。此外，最近的混合伽马相机现在可以通过融合三维^{99m}Tc-MIBI图像和CT横断面图像（SPECT/CT）来确定异位腺体的精确解剖位置[35]。

五、甲状旁腺闪烁显像

甲状旁腺闪烁显像（parathyroid scintigraphy，PS）是用^{99m}Tc-甲氧基异丁基异腈标记的MIBI用于甲状旁腺显像。示踪剂不是甲状旁腺组织专用的，也会被甲状腺组织吸收。然而，通过以下两种方法之一，可以区分甲状旁腺病变与甲状腺摄取：①延迟获取，这表明在功能亢进的甲状旁腺内长期滞留（单示踪-双相方案）；②使用额外的甲状腺示踪剂（双示踪-减影方案）对甲状腺图像进行减影。

　　从本质上说，单一示踪剂方法是基于甲状旁腺和甲状腺组织之间的差异^{99m}Tc-MIBI保留进行诊断的[36-37]。^{99m}Tc-MIBI在甲状旁腺病变中滞留时间较长，而示踪剂在正常甲状腺组织中被冲洗得更快。原始的双相方案只需要两个平面图像，一个记录在^{99m}Tc-MIBI注射后的早期（15 min），另一个记录在后期（2~3 h）[36,38]。随着时间的推移，显示摄取增加的病灶区域提示甲状旁腺病变。然而，示踪剂快速清除的甲状旁腺病变可能被遗漏。人们提出了几种假说来解释这种从甲状旁腺病变中快速排出的现象，如^{99m}Tc-MIBI外排蛋白的过表达、富含线粒体的嗜氧粒细胞的减少或生长活性较低。

　　最佳的"双示踪剂"方案使用^{99m}Tc-MIBI和碘-123（^{123}I）。使用^{123}I作为甲状腺示踪剂的主要优点是，可以在双能量窗口设置中同时获取甲状腺和甲状旁腺图像[39-40]。^{123}I通常在^{99m}Tc-MIBI之前2 h注射。针孔采集可在^{99m}Tc-MIBI注射后3~5 min开始。采集完成后，^{123}I甲状腺图像从^{99m}Tc-MIBI中进行数字化减影，残余病灶与功能亢进的甲状旁腺相对应（图3-1）。^{99m}锝-高锝酸盐（^{99m}TcO$_4^{-1}$）不太适合作为甲状旁腺闪烁显像的甲状腺示踪剂。因为它使用与^{99m}Tc-MIBI相同的放射性核素，无法同时采集。因此，可以在^{99m}Tc-MIBI图像采集之前或之后获得甲状腺图像。患者在这两种获取之间的移动可能导致减影图像上出现伪影。

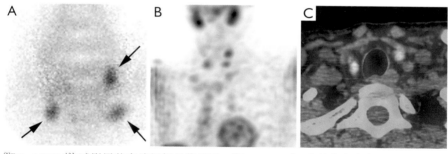

^{99m}Tc-MIBI/^{123}I减影甲状旁腺闪烁显像显示，^{99m}Tc-MIBI在3个甲状旁腺中呈高摄取（箭头）。（A）针孔成像；（B）最大强度投影（MIP）成像；（C）SPECT/CT减影的中心位于下甲状腺。结果表明，右上甲状旁腺（未见显影的）是最不活跃的（或自主功能的）腺体，可选择保留或进行甲状旁腺组织移植。这样可确保保留甲状旁腺功能并减少复发风险。

图3-1　继发性甲状旁腺功能亢进症

　　尽管没有SHPT方面的比较研究，但最近的一些前瞻性比较研究显示，在原发性甲状旁腺功能亢进症中，无论是初次手术还是再次手术，双示踪剂减影成像均优于双相显像法，其灵敏度至少提高20%[41-46]。

　　针孔成像对优化诊断的敏感性是必需的[43-44,47]。此外，为了避免较小的甲状旁腺被清除，图像减影显像须仔细、渐进性地使用[47]。双示踪剂显像应该在放射性检查包括碘对比剂成像后至少3周才能进行。而且，甲状腺激素替代治疗在显像前2周应该停服药物。甚至在已经切除甲状腺的病例中，应该明确[123]I在残余甲状腺组织中的量。为了增强示踪剂的摄取和敏感性，只要条件允许，患者在进行闪烁显像前（至少1周）应停服维生素D衍生剂及拟钙剂。

无论采用哪一种方案，由于异位的增生甲状旁腺分布广泛，影像检查需覆盖从下颌角至心肌上部的大视野[47]。因此，为了不漏诊异位甲状旁腺，进行针孔成像获取图像后，都应该采用大视野平面成像或颈部—纵隔的SPECT/CT成像。

SPECT/CT在甲状腺床区域的灵敏度低于针孔成像，但它能提供精确的腺体解剖位置和它们的大小，并在可疑情况下增加诊断的信心。^{99m}Tc-MIBI和^{123}I双示踪剂SPECT/CT图像可以一起显示，还可以对SPECT/CT图像进行减影成像处理。

六、术前影像检查在肾性甲状旁腺功能亢进症中的运用

无论采用哪种手术方式（如甲状旁腺次全切术或甲状旁腺全切术并自体移植术），外科医生识别所有甲状旁腺组织都是必需的，有时候也是困难的。在近期的一项研究中，术中发现12.8%患者的甲状旁腺少于4个，而且这与持续性HPT的风险相关[48]。这也与一项大型回顾性分析的结果一致。该研究表明10%的手术患者，其PTH水平在术后1个月持续升高（≥897 pg/mL）[49]。难以识别所有的甲状旁腺也与较高的手术并发症风险相关，如喉返神经损伤[50]。因为肾性甲状旁腺功能亢进症的甲状旁腺手术比原发性甲状旁腺功能亢进症的甲状旁腺手术具有更高的发病风险[51]。

因为需对双侧颈部进行手术，所以对于SHPT患者在首次手术前的影像学检查的作用仍有争议[52]。但是，术前影像学检查有助于：

①明确颈部原位的增大甲状旁腺，并且可区分甲状腺结节与甲状旁腺结节性增生。

②定位异位甲状旁腺及额外甲状旁腺（在所有患者中比例高达25%）。

③选择最合适的甲状旁腺进行保留。

不能识别的4个甲状旁腺通常可导致持续的HPT[22,48]。明确所有甲状旁腺组织依赖于外科医生的经验。甲状旁腺在双侧颈部的位置不对称是很正常的。而且，一些甲状旁腺在患者服用拟钙剂后会缩小。广泛的手术切除将延长手术时间，并增加并发症发生率的风险（如血肿、喉返神经麻痹、残余腺体坏死，以及甲状旁腺功能减低症）[50]。对于有出血风险及其他并发症风险的患者尤其如此[51]。当探查过程中发现的腺体少于4个时，术前显像所提供的信息可能会改变手术探查的范围，减少手术时间和并发症。由于结节性甲状腺肿在SHPT患者人群中的发生率高，以及肉眼所见的类似于甲状腺组织的增生性甲状旁腺

较少，因此要明确4个甲状旁腺的位置是困难的。采用双示踪剂方案的甲状旁腺闪烁显像，有助于区分甲状腺与甲状旁腺结节样组织。

即便是有经验的外科医生，都可能出现无法识别异位或额外甲状旁腺的情况，这也是外科手术失败的主要原因，会引起甲状旁腺功能亢进持续存在或术后早期复发[53]。术前影像学检查最重要的贡献是对异位甲状旁腺具有较高的检出率。异位甲状旁腺的检测能力被认为是甲状旁腺闪烁显像相对于颈部超声的主要优势[33]。SPECT/CT获取的图像目前可勾勒出异位腺体的准确解剖学位置[54]。10%~15%的患者有额外的"第五"甲状旁腺，有些患者可能有5个以上的增生性甲状旁腺。这些甲状旁腺约有一半位于胸腺内。一些研究采用双同位素^{99m}Tc-MIBI/^{123}I减影闪烁显像法，或以附加性针孔成像或SPECT获取图像的双时相成像，可以在首次手术前明确较大的甲状旁腺的位置[33-34,55-56]。只有平行孔成像的双期方案很少能识别所有甲状旁腺（4个）[57-58]，因此很难确定是否有一个确定的病灶对应于某个额外甲状旁腺。

除了识别异位和/或额外甲状旁腺，^{99m}Tc-MIBI扫描能够提供腺体的功能性信息，这有助于选择保留具有最少自主功能的甲状旁腺组织，以减少复发的风险[34,59-60]。保留一些甲状旁腺组织是维持机体正常矿物质代谢平衡及避免不全性骨疾病的需要。要保留甲状旁腺合适的体积，应该以腺体残余组织或移植的组织略超过正常的甲状旁腺（约60 mg）为佳。对甲状旁腺的选择依赖于其肉眼表现（保留的腺体应该选择不太可能为有严重增生的结节）和解剖位置[15]。甲状旁腺闪烁显像所提供的功能性信息能够指导外科医生选择最适合保留的腺体（即最低活性/自主功能的腺体）[33-34,37,59]（图3-1）。在一项回顾性分析中，当残余物组织从高^{99m}Tc-MIBI摄取的甲状旁腺中选择时，观察到较高的复发率[59]。其他示踪剂，如氟胆碱（FCH）PET/CT在这方面的价值在很大程度上是未知的。

总的来说，评估甲状旁腺闪烁显像对SHPT的持续、发病率和复发率的影响的随机对照研究将特别有意义。

对于THPT患者，若病变只限于一个或两个甲状旁腺，患者可从更有限的切除术中获益[61]。然而，这种情况应该只出现在精心挑选的患者中，因为这种策略可能与持续性/复发性疾病的风险增加有关[62]。

七、持续性或复发性甲状旁腺功能亢进症术前的影像学策略

在术后早期或术后前6个月被诊断的持续性SHPT患者，通常是由于遗漏了原位或异位甲状旁腺，或者肉眼可见的额外甲状旁腺。即便首次PTx的指征确切，手术过程完美，有时候也会出现延迟复发的情况，这是残余甲状旁腺组织（来自残余腺体/移植体）生长所导致的；在首次手术后持续透析的患者中，这类复发率为20%~30%[14,21,23]。针对复发患者再次手术的术前影像学评估，应该包括颈部或自体移植部位的残余甲状旁腺组织（图3-2）。

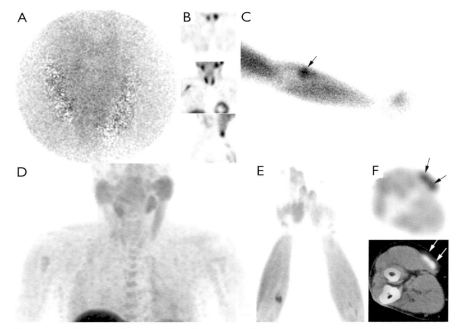

^{99m}Tc-MIBI/^{123}I减影甲状旁腺闪烁显像（A~C）及FCH PET/CT（D~F）显示，前臂异常高摄取（箭头）而颈部—纵隔显像中没有任何其他异常表现。（A）平面针孔减影成像；（B）SPECT颈部成像；（C）SPECT左侧前臂成像；（D）FCH MIP颈部成像；（E）FCH MIP双前臂平面成像；（F）FCH MIP局部断层融合显像。

图3-2　SHPT并前臂移植体增生造成的复发

　　有趣的是，被影像学检查诊断为复发性HPT的患者通常有两个自主病变部位[63]：一个是对应于原位保留的腺体进展为复发灶的，另一个是对应于额外甲状旁腺（图3-3）。因此，复发性SHPT是由甲状旁腺次全切除术后的腺体增生或自体移植于前臂的甲状旁腺，或额外甲状旁腺，或同时存在两方面的原因引起的复发[63]。

　　患者疾病复发原因也有少数来自甲状旁腺腺瘤样的改变。在外科手术区域内的甲状旁腺腺瘤，可来自伴随偶然的细胞移植体的甲状旁腺巢生长所形成的病灶，如甲状旁腺囊性病变的包膜破裂、伴随外科手术视野内溢出的甲状旁腺细胞。在这些情况下，甲状旁腺闪烁显像可显示多发性功能亢进的病灶[63]。

　　甲状旁腺再次手术具有挑战性，且并发症的风险高于初次手术。有时需要结合影像学技术（超声、^{99m}Tc-MIBI/^{123}I减影、CT、MRI、FCH PET/CT）来确定病灶的位置。肾脏甲状旁腺功能亢进症的再次手术和原发性甲状旁腺功能亢进症的再次手术也是如此。图3-4和图3-5显示了异位甲状旁腺与两种成像方式之间的相关性。

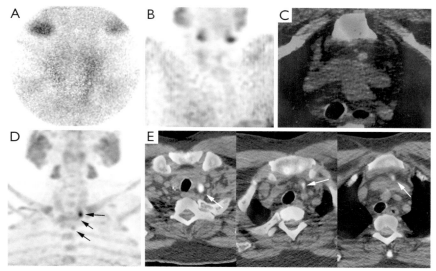

甲状旁腺闪烁显像没有发现明显的病灶。（A）平面针孔成像；（B）MIP成像；（C）SPECT/CT减影显示一个小结节位于前上纵隔而没有明显摄取核素；（D）FCH PET/CT显示3个结节位于下颈部和上纵隔（箭头），对应着一个左侧增生PⅢ腺体以及2个额外甲状旁腺；（E）PET/CT融合显像位于3个结节的中心。

图3-3　复发性SHPT并多发增生性腺体

八、甲状旁腺4D-CT扫描

在诊断异位甲状旁腺或再次手术的术前准备中，4D-CT扫描是常用的二线影像学方法（图3-4）。由于4D-CT扫描采用3期或4期CT扫描方案，对甲状腺进行高剂量的射线辐照，这对较年轻患者是有危害的[64]，而且需要注射造影剂。

九、新型PET示踪剂甲状旁腺显像

除了[99m]Tc-甲氧基异丁基异腈显像，一些带有正电子发射器标记的放射性药物也有助于甲状旁腺成像，如[11]C-甲硫氨酸、[11]C-胆碱和[18]F-FCH[54,65-67]。[18]F-FCH是目前研究最多的PET示踪剂，但大多数研究都是用于原发性甲状旁腺功能亢进症，而关于SHPT和THPT的数据很少（图3-3~图3-5）。

在最近的原发性甲状旁腺功能亢进症系列的几乎所有报告中，FCH PET/CT的灵敏度都很高[68-70]，包括先前超声和/或甲氧基异丁基异腈（通常为双相）成像阴性或不确定的患者[71-73]，甚至是再次手术的患者[74]。然而，一些研

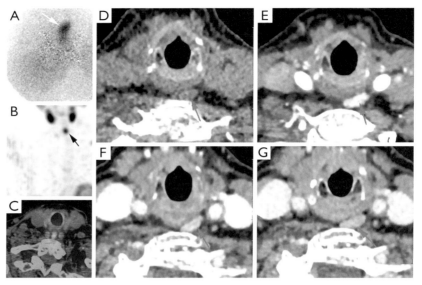

甲状旁腺闪烁显像[（A）针孔减影成像；（B）MIP减影；（C）SPECT/CT减影]与4D-CT[（D）无增强；（E）动脉相；（F）早期静脉相；（G）延迟静脉相]诊断1例左侧环状PⅣ腺瘤的一致性（箭头）。

图3-4　先天性PⅣ异位

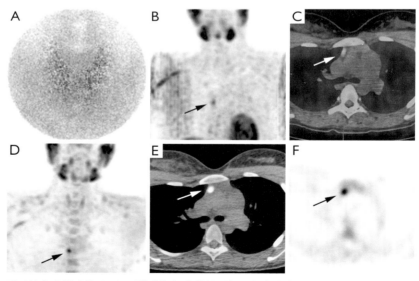

平面针孔减影成像（A）可排除任何其他的颈部甲状旁腺病灶。PⅢ（箭头）较大的异位腺体采用SPECT/CT[（B）MIP成像；（C）SPECT/CT融合显像]和FCH PET/CT[（D）MIP减影成像；（E）PET/CT融合显像；（F）衰减校正的PET成像]均可识别到。

图3-5　先天性PⅢ异位在右侧胸腺，采用PS及FCH PET/CT检测

究也表明，甲状腺病变或淋巴结可诱导假阳性结果[70,75]。缺乏将[18]F-FCH与最先进的[99m]Tc-MIBI/[123]I减影闪烁显像进行比较的研究，这将有助于这类研究的开展。

对比增强FCH PET/CT[76]和FCH PET/MR[77]在复杂患者再次手术前的潜在作用值得特别注意。

参考文献

[1] Ureña-Torres P A，Vervloet M，Mazzaferro S，et al. Novel insights into parathyroid hormone: report of The Parathyroid Day in Chronic Kidney Disease[J]. Clin Kidney J，2018，12(2)：269-280.

[2] Floege J，Kim J，Ireland E，et al. Serum iPTH, calcium and phosphate, and the risk of mortality in a European haemodialysis population[J]. Nephrol Dial Transplant，2011，26(6)：1948-1955.

[3] Quarles L D. Role of FGF23 in vitamin D and phosphate metabolism: implications in chronic kidney disease[J]. Exp Cell Res，2012，318(9)：1040-1048.

[4] Ganesh S K，Stack A G，Levin N W，et al. Association of elevated serum PO(4), Ca x PO(4) product, and parathyroid hormone with cardiac mortality risk in chronic hemodialysis patients[J]. J Am Soc Nephrol，2001，12(10)：2131-2138.

[5] Tentori F，Blayney M J，Albert J M，et al. Mortality risk for dialysis patients with different levels of serum calcium, phosphorus, and PTH: the Dialysis Outcomes and Practice Patterns Study (DOPPS)[J]. Am J Kidney Dis，2008，52(3)：519-530.

[6] Gutiérrez O M，Januzzi J L，Isakova T，et al. Fibroblast growth factor 23 and left ventricular hypertrophy in chronic kidney disease[J]. Circulation，2009，119(19)：2545-2552.

[7] National Kidney Foundation. K/DOQI clinical practice guidelines for bone metabolism and disease in chronic kidney disease[J]. Am J Kidney Dis，2003，42(4 Suppl 3)：S1-201.

[8] Kidney Disease: Improving Global Outcomes (KDIGO) CKD-MBD Work Group. KDIGO clinical practice guideline for the diagnosis, evaluation, prevention, and treatment of Chronic Kidney Disease-Mineral and Bone Disorder (CKD-MBD)[J]. Kidney Int Suppl，2009，76(113)：S1-130.

[9] Chertow G M，Block G A，Correa-Rotter R，et al. Effect of cinacalcet on cardiovascular disease in patients undergoing dialysis[J]. N Engl J Med，2012，367(26)：2482-2494.

[10] Finnerty B M，Chan T W，Jones G，et al. Parathyroidectomy versus Cinacalcet in the Management of Tertiary Hyperparathyroidism: Surgery Improves Renal Transplant Allograft Survival[J]. Surgery，2019，165(1)：129-134.

[11] Dulfer R R，Koh E Y，van der Plas W Y，et al. Parathyroidectomy versus cinacalcet for tertiary hyperparathyroidism; a retrospective analysis[J]. Langenbecks Arch Surg，2019，404(1)：71-79.

[12] Chen L，Wang K，Yu S，et al. Long-term mortality after parathyroidectomy among chronic kidney disease patients with secondary hyperparathyroidism: a systematic review and meta-analysis[J]. Ren Fail，2016，38(7)：1050-1058.

[13] Rodríguez-Ortiz M E，Pendón-Ruiz de Mier M V，Rodríguez M. Parathyroidectomy in dialysis patients: Indications, methods, and consequences[J]. Semin Dial，2019，32(5)：444-451.

[14] Jofré R，López Gómez J M，Menárguez J，et al. Parathyroidectomy: whom and when?[J]. Kidney Int Suppl，2003，63(85)：S97-100.

[15] Madorin C，Owen R P，Fraser W D，et al. The surgical management of renal hyperparathyroidism[J]. Eur Arch Otorhinolaryngol，2012，269(6)：1565-1576.

[16] Sharma J，Raggi P，Kutner N，et al. Improved long-term survival of dialysis patients after near-total parathyroidectomy[J]. J Am Coll Surg，2012，214(4)：400-407.

[17] Tominaga Y，Matsuoka S，Uno N. Surgical and medical treatment of secondary hyperparathyroidism in patients on continuous dialysis[J]. World J Surg，2009，33(11)：2335-2342.

[18] Cruzado J M，Moreno P，Torregrosa J V，et al. A Randomized Study Comparing Parathyroidectomy with Cinacalcet for Treating Hypercalcemia in Kidney Allograft Recipients with Hyperparathyroidism[J]. J Am Soc Nephrol，2016，27(8)：2487-2494.

[19] van der Plas W Y，Dulfer R R，Koh E Y，et al. Safety and efficacy of subtotal or total parathyroidectomy for patients with secondary or tertiary hyperparathyroidism in four academic centers in the Netherlands[J].Langenbecks Arch Surg，2018，403(8)：999–1005.

[20] Filho W A，van der Plas W Y，Brescia M D G，et al. Quality of life after surgery in secondary hyperparathyroidism, comparing subtotal parathyroidectomy with total parathyroidectomy with immediate parathyroid autograft: Prospective randomized trial[J]. Surgery，2018，164(5)：978-985.

[21] Gagné E R，Ureña P，Leite-Silva S，et al. Short- and long-term efficacy of total parathyroidectomy with immediate autografting compared with subtotal parathyroidectomy in hemodialysis patients[J]. J Am Soc Nephrol，1992，3(4)：1008-1017.

[22] Kovacevic B，Ignjatovic M，Zivaljevic V，et al. Parathyroidectomy for the attainment of NKF-K/DOQI™ and KDIGO recommended values for bone and mineral metabolism in dialysis patients with uncontrollable secondary hyperparathyroidism[J]. Langenbecks Arch Surg，2012，397(3)：413-420.

[23] Mazzaferro S，Pasquali M，Farcomeni A，et al. Parathyroidectomy as a therapeutic tool for targeting the recommended NKF-K/DOQI ranges for serum calcium, phosphate and parathyroid hormone in dialysis patients[J]. Nephrol Dial Transplant，2008，23(7)：2319-2323.

[24] Taterra D，Wong L M，Vikse J，et al. The prevalence and anatomy of parathyroid glands: a meta-analysis with implications for parathyroid surgery[J]. Langenbecks Arch Surg，2019，404(1)：63-70.

[25] Akerström G，Malmaeus J，Bergström R. Surgical anatomy of human parathyroid glands[J]. Surgery，1984，95(1)：14-21.

[26] Gwiasda J，Kaltenborn A，Müller J A，et al. Ultrasound-based scores as predictors for nodular hyperplasia in patients with secondary hyperparathyroidism: a prospective validation study[J]. Langenbecks Arch Surg，2017，402(2)：295-301.

[27] Vulpio C，Bossola M. Parathyroid Ultrasonography in Renal Secondary Hyperparathyroidism: An Overlooked and Useful Procedure[J]. Semin Dial，2016，29(5)：347-349.

[28] Vulpio C，Bossola M，De Gaetano A，et al. Parathyroid gland ultrasound patterns and biochemical findings after one-year cinacalcet treatment for advanced secondary

hyperparathyroidism[J]. Ther Apher Dial, 2010, 14(2): 178-185.

[29] Jeanguillaume C, Ureña P, Hindié E, et al. Secondary hyperparathyroidism: detection with I-123-Tc-99m-Sestamibi subtraction scintigraphy versus US[J]. Radiology, 1998, 207(1): 207-213.

[30] Loftus K A, Anderson S, Mulloy A L, et al. Value of sestamibi scans in tertiary hyperparathyroidism[J]. Laryngoscope, 2007, 117(12): 2135-2138.

[31] Andrade J S, Mangussi-Gomes J P, Rocha L A, et al. Localization of ectopic and supernumerary parathyroid glands in patients with secondary and tertiary hyperparathyroidism: surgical description and correlation with preoperative ultrasonography and Tc99m-Sestamibi scintigraphy[J]. Braz J Otorhinolaryngol, 2014, 80(1): 29-34.

[32] Karipineni F, Sahli Z, Somervell H, et al. Are preoperative sestamibi scans useful for identifying ectopic parathyroid glands in patients with expected multigland parathyroid disease? [J]. Surgery, 2018, 163(1): 35-41.

[33] Vulpio C, Bossola M, De Gaetano A, et al. Usefulness of the combination of ultrasonography and 99mTc-sestamibi scintigraphy in the preoperative evaluation of uremic secondary hyperparathyroidism[J]. Head Neck, 2010, 32(9): 1226-1235.

[34] Hindié E, Urenã P, Jeanguillaume C, et al. Preoperative imaging of parathyroid glands with technetium-99m-labelled sestamibi and iodine-123 subtraction scanning in secondary hyperparathyroidism[J]. Lancet, 1999, 353(9171): 2200-2204.

[35] Taïeb D, Ureña-Torres P, Zanotti-Fregonara P, et al. Parathyroid scintigraphy in renal hyperparathyroidism: the added diagnostic value of SPECT and SPECT/CT[J]. Clin Nucl Med, 2013, 38(8): 630-635.

[36] Taillefer R, Boucher Y, Potvin C, et al. Detection and localization of parathyroid adenomas in patients with hyperparathyroidism using a single radionuclide imaging procedure with technetium-99m-sestamibi (double-phase study)[J]. J Nucl Med, 1992, 33(10): 1801-1807.

[37] Piga M, Bolasco P, Satta L, et al. Double phase parathyroid technetium-99m-MIBI scintigraphy to identify functional autonomy in secondary hyperparathyroidism[J]. J Nucl Med, 1996, 37(4): 565-569.

[38] Martin D, Rosen I B, Ichise M. Evaluation of single isotope technetium 99M-sestamibi in localization efficiency for hyperparathyroidism[J]. Am J Surg, 1996, 172(6): 633-636.

[39] Hindie E, Melliere D, Jeanguillaume C, et al. Acquisition double-fenêtre 99mTc-MIBI/123I vs. 99mTc-MIBI seul dans l'hyperparathyroidie primitive[J]. Médecine Nucléaire, 1996, 20(7-8): 476.

[40] Hindié E, Mellière D, Jeanguillaume C, et al. Parathyroid imaging using simultaneous double-window recording of technetium-99m-sestamibi and iodine-123[J]. J Nucl Med, 1998, 39(6): 1100-1105.

[41] Caveny S A, Klingensmith W C, Martin W E, et al. Parathyroid imaging: the importance of dual-radiopharmaceutical simultaneous acquisition with 99mTc-sestamibi and 123I[J]. J Nucl Med Technol, 2012, 40(2): 104-110.

[42] Tunninen V, Varjo P, Schildt J, et al. Comparison of five parathyroid scintigraphic protocols[J]. Int J Mol Imaging, 2013, 2013: 921260.

[43] Klingensmith WC, Koo P J, Summerlin A, et al. Parathyroid imaging: the importance of

pinhole collimation with both single- and dual-tracer acquisition[J]. J Nucl Med Technol, 2013, 41(2): 99-104.

[44] Guerin C, Lowery A, Gabriel S, et al. Preoperative imaging for focused parathyroidectomy: making a good strategy even better[J]. Eur J Endocrinol, 2015, 172(5): 519-526.

[45] Krakauer M, Wieslander B, Myschetzky P S, et al. A Prospective Comparative Study of Parathyroid Dual-Phase Scintigraphy, Dual-Isotope Subtraction Scintigraphy, 4D-CT, and Ultrasonography in Primary Hyperparathyroidism[J]. Clin Nucl Med, 2016, 41(2): 93-100.

[46] Schalin-Jäntti C, Ryhänen E, Heiskanen I, et al. Planar Scintigraphy with 123I/99mTc-Sestamibi, 99mTc-Sestamibi SPECT/CT, 11C-Methionine PET/CT, or Selective Venous Sampling Before Reoperation of Primary Hyperparathyroidism?[J]. J Nucl Med, 2013, 54(5): 739-747.

[47] Hindié E, Ugur O, Fuster D, et al. 2009 EANM parathyroid guidelines[J]. Eur J Nucl Med Mol Imaging, 2009, 36(7): 1201-1216.

[48] Zhang L, Xing C, Shen C, et al. Diagnostic Accuracy Study of Intraoperative and Perioperative Serum Intact PTH Level for Successful Parathyroidectomy in 501 Secondary Hyperparathyroidism Patients[J]. Sci Rep, 2016, 6: 26841.

[49] Wetmore J B, Liu J, Do T P, et al. Changes in secondary hyperparathyroidism-related biochemical parameters and medication use following parathyroidectomy[J]. Nephrol Dial Transplant, 2016, 31(1): 103-111.

[50] Konturek A, Barczyński M, Stopa M, et al. Subtotal parathyroidectomy for secondary renal hyperparathyroidism: a 20-year surgical outcome study[J]. Langenbecks Arch Surg, 2016, 401(7): 965-974.

[51] Nastos K, Constantinides V, Mizamtsidi M, et al. Morbidity in parathyroid surgery for renal disease is under reported: a comparison of outcomes with primary hyperparathyroidism[J]. Ann R Coll Surg Engl, 2018, 100(6): 436-442.

[52] Alkhalili E, Tasci Y, Aksoy E, et al. The utility of neck ultrasound and sestamibi scans in patients with secondary and tertiary hyperparathyroidism[J]. World J Surg, 2015, 39(3): 701-705.

[53] Dotzenrath C, Cupisti K, Goretzki P, et al. Operative treatment of renal autonomous hyperparathyroidism: cause of persistent or recurrent disease in 304 patients[J]. Langenbecks Arch Surg, 2003, 387(9): 348-354.

[54] Hindié E, Zanotti-Fregonara P, Tabarin A, et al. The role of radionuclide imaging in the surgical management of primary hyperparathyroidism[J]. J Nucl Med, 2015, 56(5): 737-744.

[55] Gasparri G, Camandona M, Bertoldo U, et al. The usefulness of preoperative dual-phase 99mTc MIBI-scintigraphy and IO-PTH assay in the treatment of secondary and tertiary hyperparathyroidism[J]. Ann Surg, 2009, 250(6): 868-871.

[56] de la Rosa A, Jimeno J, Membrilla E, et al. Usefulness of preoperative Tc-mibi parathyroid scintigraphy in secondary hyperparathyroidism[J]. Langenbecks Arch Surg, 2008, 393(1): 21-24.

[57] Torregrosa J V, Fernández-Cruz L, Canalejo A, et al. (99m)Tc-sestamibi scintigraphy and cell cycle in parathyroid glands of secondary hyperparathyroidism[J]. World J Surg, 2000, 24(11): 1386-1390.

[58] Fuster D, Torregrosa J V, Domenech B, et al. Dual-phase 99mTc-MIBI scintigraphy to assess calcimimetic effect in patients on haemodialysis with secondary hyperparathyroidism[J]. Nucl

Med Commun，2009，30(11)：890-894.

[59] Fuster D，Ybarra J，Ortin J，et al. Role of pre-operative imaging using 99mTc-MIBI and neck ultrasound in patients with secondary hyperparathyroidism who are candidates for subtotal parathyroidectomy[J]. Eur J Nucl Med Mol Imaging，2006，33(4)：467-473.

[60] Taïeb D，Ureña-Torres P，Zanotti-Fregonara P，et al. Parathyroid scintigraphy in renal hyperparathyroidism: the added diagnostic value of SPECT and SPECT/CT[J]. Clin Nucl Med，2013，38(8)：630-635.

[61] Pitt S C，Panneerselvan R，Chen H，et al. Tertiary hyperparathyroidism: is less than a subtotal resection ever appropriate? A study of long-term outcomes[J]. Surgery，2009，146(6)：1130-1137.

[62] Triponez F，Kebebew E，Dosseh D，et al. Less-than-subtotal parathyroidectomy increases the risk of persistent/recurrent hyperparathyroidism after parathyroidectomy in tertiary hyperparathyroidism after renal transplantation[J]. Surgery，2006，140(6)：990-997.

[63] Hindié E，Zanotti-Fregonara P，Just P A，et al. Parathyroid scintigraphy findings in chronic kidney disease patients with recurrent hyperparathyroidism[J]. Eur J Nucl Med Mol Imaging，2010，37(3)：623-634.

[64] Madorin C A，Owen R，Coakley B，et al. Comparison of radiation exposure and cost between dynamic computed tomography and sestamibi scintigraphy for preoperative localization of parathyroid lesions[J]. JAMA Surg，2013，148(6)：500-503.

[65] Kluijfhout W P，Pasternak J D，Drake F T，et al. Use of PET tracers for parathyroid localization: a systematic review and meta-analysis[J]. Langenbecks Arch Surg，2016，401(7)：925-935.

[66] Treglia G，Piccardo A，Imperiale A，et al. Diagnostic performance of choline PET for detection of hyperfunctioning parathyroid glands in hyperparathyroidism: a systematic review and meta-analysis[J]. Eur J Nucl Med Mol Imaging，2019，46(3)：751-765.

[67] Broos W A M，van der Zant F M，Knol R J J，et al. Choline PET/CT in parathyroid imaging: a systematic review[J]. Nucl Med Commun，2019，40(2)：96-105.

[68] Beheshti M，Hehenwarter L，Paymani Z，et al. (18)F-Fluorocholine PET/CT in the assessment of primary hyperparathyroidism compared with (99m)Tc-MIBI or (99m)Tc-tetrofosmin SPECT/CT: a prospective dual-centre study in 100 patients[J]. Eur J Nucl Med Mol Imaging，2018，45(10)：1762-1771.

[69] Huber G F，Hüllner M，Schmid C，et al. Benefit of (18)F-fluorocholine PET imaging in parathyroid surgery[J]. Eur Radiol，2018，28(6)：2700-2707.

[70] Thanseer N，Bhadada S K，Sood A，et al. Comparative Effectiveness of Ultrasonography, 99mTc-Sestamibi, and 18F-Fluorocholine PET/CT in Detecting Parathyroid Adenomas in Patients With Primary Hyperparathyroidism[J]. Clin Nucl Med，2017，42(12)：e491-e497.

[71] Fischli S，Suter-Widmer I，Nguyen B T，et al. The significance of 18F-Fluorocholine-PET/CT as Localizing Imaging Technique in Patients with Primary Hyperparathyroidism and Negative Conventional Imaging[J]. Front Endocrinol (Lausanne)，2018，8：380.

[72] Grimaldi S，Young J，Kamenicky P，et al. Challenging pre-surgical localization of hyperfunctioning parathyroid glands in primary hyperparathyroidism: the added value of (18) F-Fluorocholine PET/CT[J]. Eur J Nucl Med Mol Imaging，2018，45(10)：1772-1780.

[73] Quak E，Blanchard D，Houdu B，et al. F18-choline PET/CT guided surgery in primary

hyperparathyroidism when ultrasound and MIBI SPECT/CT are negative or inconclusive: the APACH1 study[J]. Eur J Nucl Med Mol Imaging,2018,45(4): 658-666.

[74] Amadou C, Bera G, Ezziane M, et al. 18F-Fluorocholine PET/CT and Parathyroid 4D Computed Tomography for Primary Hyperparathyroidism: The Challenge of Reoperative Patients[J]. World J Surg,2019,43(5): 1232-1242.

[75] Michaud L, Balogova S, Burgess A, et al. A Pilot Comparison of 18F-fluorocholine PET/CT, Ultrasonography and 123I/99mTc-sestaMIBI Dual-Phase Dual-Isotope Scintigraphy in the Preoperative Localization of Hyperfunctioning Parathyroid Glands in Primary or Secondary Hyperparathyroidism: Influence of Thyroid Anomalies[J]. Medicine (Baltimore),2015, 94(41): e1701.

[76] Piccardo A, Trimboli P, Rutigliani M, et al. Additional value of integrated (18)F-choline PET/4D contrast-enhanced CT in the localization of hyperfunctioning parathyroid glands and correlation with molecular profile[J]. Eur J Nucl Med Mol Imaging,2019,46(3): 766-775.

[77] Kluijfhout W P, Pasternak J D, Beninato T, et al. Diagnostic performance of computed tomography for parathyroid adenoma localization; a systematic review and meta-analysis[J]. Eur J Radiol,2017,88: 117-128.

译者：卜锐，昆明医科大学第二附属医院
审校：宫毅，中南大学湘雅二医院

第四章 甲状旁腺激素受体和骨骼对甲状旁腺激素的抵抗

Jordi Bover, Pablo A. Ureña-Torres, Pieter Evenepoel, Maria Jesús Lloret,
Lluis Guirado, Mariano Rodríguez

一、引言

慢性肾脏病（CKD）是一个重要的全球性的健康问题，涉及全球约10%的人口，并且有很高心血管疾病死亡风险[1-2]。慢性肾脏病矿物质和骨代谢异常（chronic kidney disease-mineral and bone disorder，CKD-MBD）是与CKD相关的众多并发症之一，是一种全身性疾病，可出现以下一项或多项临床表现：①钙（Ca）、磷（P）、甲状旁腺激素（PTH）或维生素D代谢异常；②骨转换、骨矿化、骨量、骨线性生长或骨强度的异常（以往称为肾性骨营养不良）；③血管或其他软组织钙化[3-5]。因此，肾性骨营养不良目前被认为是CKD-MBD骨骼成分的一种测量方法，可以通过骨组织形态计量学进行量化，同时最新的研究表明骨骼是CKD代谢和心血管并发症的核心内分泌器官[6]。

PTH水平升高[通常称为继发性甲状旁腺功能亢进症（SHPT）]是CKD-MBD综合征不可或缺的表现，如果不加以控制，会导致CKD-MBD相关实验室指标的异常加重（例如，钙和磷酸盐水平），骨结构（高转化性骨病）和心血管指标的恶化（例如，血管钙化）[7-9]。此外，PTH也被认为是一种尿毒症毒素[10]，因为其作用似乎不仅限于骨骼[11-12]。甚至，文献报道许多脱靶的骨骼外临床表现经常出现在CKD患者中，是由SHPT引起的[11-12]，如PTH会导致许多不同类型的细胞质中"细胞内钙"的增加[13-14]，这一共同通路也许能够用来解释PTH引起许多其他全身效应的影响机制，如认知衰退、恶病质、周围神经病变、红细胞渗透脆性增加、免疫系统异常、肌肉功能障碍和消瘦、

45

睾酮降低和催乳素血清水平升高、碳水化合物不耐受和脂质异常、肾素-血管紧张素-醛固酮系统刺激、心功能障碍，以及心脏肥大和纤维化[11-12,15-17]。尽管仍然缺乏直接作用的证据，甲状旁腺切除术（PTx）术后一些有害结果，如左心室肥大的改善支持了上述全身效应与PTH存在因果关系的假设[12,18]。上述PTH的毒性作用可以解释SHPT与CKD进展、动脉粥样硬化和非动脉粥样硬化性心血管疾病，以及各种原因和/或心血管疾病发病率和病死率之间的相关性[19-23]。

　　SHPT通常被认为是CKD的一种常见的、严重的、进展性的并发症。在美国，CKD患者中SHPT的患者数估计在200万~500万，其中30%~50%的透析患者受到SHPT的影响[24]。然而，极低或相对较低的PTH水平（与无力型骨病相关）也被认为是CKD患者的高发病率和病死率的重要因素[20,25]。骨折和心血管钙化风险的增加与低PTH水平相关，这归因于骨骼无法缓冲过多的钙和磷负荷[26]。因此，除了血清TPH水平的两个极端（高和低）与病死率有明确关联之外，这一类疾病的病死率和PTH之间的联系也是非常复杂的[27]。同样，队列研究结果表明，只有极端水平才能够以可接受的灵敏度/特异性预测骨转换状态从无动力型骨病（低转运型骨病）到纤维性骨炎（高转运型骨病）[4,28]。尽管PTH是骨重塑的一个关键决定因素[12]，但在尿毒症条件下，与大多数骨标志物类似，它不能提供有关骨骼特性和强度的信息[12,29-30]。除CKD人群外，对原发心脏病患者的队列研究证实了高PTH水平、心血管事件、病死率（包括心源性猝死）之间存在独立关联[31-33]。

二、继发性甲状旁腺功能亢进症的病理生理学研究

　　众所周知，肾功能的进行性损害会导致磷负荷（潴留）增加[34-35]，成纤维细胞生长因子23（FGF23）增加和α-Klotho[36-38]的减少，同时伴随着骨化三醇的合成减少和分解代谢增加及许多其他代谢紊乱[15,39]。所有这些因素，在其他文献[15,40-41]中都有广泛的研究，涉及各种密切相互作用的机制，包括钙敏感受体（CaSR）、维生素D和FGF23受体的下调，并导致甲状旁腺合成和分泌PTH的增加及甲状旁腺细胞的增殖（多克隆和/或单克隆）。而且，在CKD的早期阶段，甲状旁腺增生就开始发展了[11,15,42-43]。

　　尽管目前已知磷可直接或间接诱发CKD患者的SHPT[44-46]，但学者们普遍认为钙是甲状旁腺功能最重要的调节因子[12]。为了纠正低钙血症，储存的PTH必须快速释放，然而当需要更多的PTH来纠正低钙血症时，PTH的合成随之不断增加，最终导致甲状旁腺细胞增殖。因此，前面提到的大多数机制（如磷潴留、骨化三醇生成减少）具有共同导致继发性多因素低钙血症而诱发SHPT发生的作用。在甲状旁腺细胞中，跨膜CaSR、FGFR1-Klotho受体复合体和甲状旁腺维生素D受体（VDR）下调，导致PTH合成和分泌增加，以及甲状旁腺

细胞增殖[47-48]。关于导致SHPT的病理生理因素之间复杂的关系，本综述不进行分析。相反，本文的重点将是分析骨骼对PTH的抵抗在SHPT发病机制及其在动力性骨病发展中的重要性，因为上述机制在肾病学领域中的作用被严重低估。

三、骨骼对PTH的抵抗

在CKD中对PTH作用的"骨骼"抵抗（也称为对PTH的钙耐受或PTH抵抗）是一个古老的概念[49]，近来被认为是对PTH的"低反应性"[27,50]。事实上，在CKD中，骨和肾对PTH作用的反应都呈进行性受损[27]，"低反应性"一词可能更合适，因为尽管对PTH的反应是迟钝的，但不是完全没有[27]。

Evanson[49]1966年首次描述了对PTH钙调节的低反应，报道了12例CKD低钙患者输注甲状旁腺提取物[1 U/（kg·h），10 h]后的钙反应明显低于正常人或原发性甲状旁腺功能亢进症患者[49]，并假定维生素D对于PTH对骨的作用是必要的，因为在脂肪泻或佝偻病的低钙患者中也观察到钙反应降低[49]。随后，Massry等[51]通过观察甲状旁腺切除术（T-PTx）犬诱发尿毒症前后注射甲状旁腺提取物（2 IU/kg，8 h）后的钙变化，发现双侧输尿管结扎术（BUL）或双侧肾切除均有明显损害，但肾切除术后1天损害更为严重。他们还观察到BUL后2天或3天的钙反应与肾切除术后1天的相似，骨化三醇可部分恢复对PTH的钙反应。作者得出结论，骨化三醇的缺乏至少在一定程度上导致了尿毒症时骨骼对PTH钙调节作用的抵抗，其次尿毒症本身也可能导致这种现象。此外，文章观察到中晚期CKD患者（包括血液透析和肾移植患者）对PTH的钙反应低于正常健康受试者，这种钙反应的降低与血清钙、磷或PTH的初始水平无关，并且不能被血液透析所逆转[52]。

Llach等[53]和Wilson等[54]还注意到在早期CKD患者中会出现对内源性PTH的钙反应降低以及二价离子代谢的改变。如他们发现尽管CKD组血清PTH水平较高，但与正常人相比，这些患者的低钙血症在乙二胺四乙酸（ethylenediaminetetra-acetic acid，EDTA）诱导下的恢复是延迟的[53]。这些观察表明，在CKD发展过程的早期就出现了对PTH的钙反应受损，其直接后果是持续需要更高浓度的循环PTH以维持患者正常的钙稳态。自Albright等[55]的研究以来，学者们便假设CKD患者磷潴留和因钙磷之间相互调节导致的血钙降低可能导致甲状旁腺增生和肾纤维性骨炎。随着Bricker和Slatopolsky提出"权衡"假说[34,56-58]，CKD患者血清钙水平的降低被认为是PTH合成和分泌增加以及甲状旁腺增生的主要驱动因素。然而，在CKD的低钙血症和SHPT的发病机制中，骨骼对PTH抵抗的存在提供了一个通常被遗忘的额外机制[15,59-60]。肾衰竭早期骨对PTH作用的抵抗会引起低钙血症，低钙血症又刺激甲状旁腺，导致PTH分泌持续增加并引起甲状旁腺增生。另一个极端是，在CKD晚期出现的迟发性可检测的低钙血症明显表明PTH最终无法将血钙水平恢复到正常，并且是对PTH的低反应性最大限度的临床表现[61]。

四、与骨骼对PTH的抵抗相关的因素

与骨骼对PTH的抵抗相关的因素如表4-1所示。

表4-1　与骨骼对PTH的抵抗相关的因素（对PTH反应过低）

序号	因素
1	骨化三醇水平降低
2	磷酸盐潴留和高磷酸盐血症
3	甲状旁腺激素受体下调
4	尿毒症
5	甲状旁腺激素代谢异常与甲状旁腺激素片段
6	成纤维细胞生长因子 23/Klotho
7	降钙素
8	护骨因子
9	Wnt 拮抗剂：硬化素……
10	NF-κB 受体激活蛋白配体
11	其他：种族、性别、衰老、糖尿病

（一）骨化三醇水平降低

这一领域最初的研究认为维生素D似乎是PTH对骨起正确作用所必需的[49]。后来，研究证实骨化三醇的使用至少部分地恢复了实验动物（大鼠和犬）对PTH的迟钝性钙反应[51,62-63]，表明这种对PTH的钙反应受损与CKD早期观察到的骨化三醇水平下降有关。此外，在早期CKD患者中，每天给药0.5 μg骨化三醇6周可改善对PTH的钙反应[54]。最后，实验动物研究也显示，骨化三醇[1,25（OH）$_2$D$_3$]和24,25（OH）$_2$D$_3$[64]联合给药可以完全纠正对PTH的钙反应。因此，尽管对这些观察结果缺乏充分的机制解释，但似乎显而易见的是血清维生素D水平降低与PTH的钙反应受损相关，并且维生素D可以增强PTH对骨的作用。然而，其他研究并没有证实骨化三醇可以改善对PTH的钙反应[62,65]。尽管我们都会通过纠正CKD患者血清25（OH）D来改善天然维生素D的缺乏，但也没有科学证据表明，天然维生素D缺乏[25（OH）D<15 ng/mL]的恢复可以改善患者对PTH的钙反应。

（二）磷酸盐潴留

在CKD患者中，磷潴留会显著降低对PTH的反应[63,66]。Somerville和Kaye将尿回输给T-PTx大鼠，在正常肾脏存在的情况下诱导急性尿毒症，并观察到PTH提取物输注5 h后大鼠对PTH的钙反应明显减弱。用氧化锆处理尿液去除磷则完全恢复了大鼠对PTH的钙反应[66]。此外，向给予PTH提取物的其他组T-PTx大鼠输注含有不同量的磷的电解质溶液，最大值与输注尿液的大鼠将接受的量相似。在电解质溶液中注入的磷的剂量与测量到的对PTH的钙反应之间存在显著的负相关[66]。由于磷和骨化三醇也密切相关（磷抑制骨化三醇的合成），不能排除至少其中一些观察结果可能是由骨化三醇的抑制间接介导的。Rodriguez等[63]使用不同的模型证明，用低磷饲料喂养CKD大鼠，在使用ALZET®泵持续灌注PTH（1–34）的48 h期间，钙反应有所改善。此外，中或重度CKD大鼠对PTH的钙反应受损，且骨化三醇水平较低。低磷饮食增强了两组大鼠对PTH的钙反应，但只有中度CKD大鼠的骨化三醇水平显著升高。因此，对于中度CKD，磷摄入的限制改善了对PTH的钙反应，这种作用可能是与高水平的骨化三醇有关。然而，在晚期CKD中，磷摄入的限制使大鼠对PTH的钙反应改善与骨化三醇无关。实际上，我们观察到，在CKD大鼠中，磷潴留对PTH钙反应的负面影响可能远不如骨化三醇缺乏的影响严重[67-68]（图4-1）。

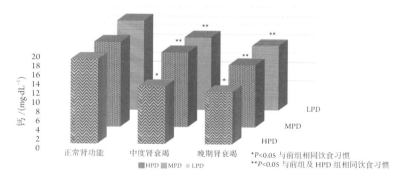

根据不同程度的肾功能（正常肾功能、中度肾衰竭和晚期肾衰竭）和饮食中的磷酸盐（HPD，高磷饮食；MPD，中度磷饮食；LPD，低磷饮食），大鼠输注48 h PTH后的血糖反应。在输注PTH期间，大鼠接受无钙–低磷饮食。对PTH升糖反应的大小与肾衰竭的程度和饮食中磷的含量呈反比。对PTH的"热量反应"、对PTH的"骨骼反应"或对PTH的"内脏器官抵抗"等术语演变为对PTH的"低反应性"（改编自文献[68]）。

图4-1　在CKD大鼠中，磷潴留对PTH钙反应的影响

在轻度CKD患者中，磷限制后对输注标准剂量PTH的钙反应也得到了改善[69]。有趣的是，在接受高磷饮食的肾功能正常的大鼠中，在血清磷水平没有任何变化的情况下，对PTH的钙反应也会降低；这表明饮食本身是导致其反应减少的原因。而这正是目前应该考虑的问题，因为关于CKD第2~3阶段是否应该实行饮食磷限制，目前尚缺乏明确的推荐。磷诱导对PTH的钙反应降低的内在机制尚不完全清楚，但除了磷对骨化三醇水平的影响外，骨骼中的环境磷浓度也可能影响PTH可动员的、可交换钙的量[62,70]。

以上所有实验都是在FGF23发现之前进行的，到目前为止，尚未排除高FGF23（可能作用于成骨细胞）可能降低PTH对骨的钙化作用的可能性。高FGF23可能直接或通过骨化三醇抑制、DKK1刺激或硬化素间接干扰PTH介导的从骨骼中的钙外排。此外，在CaSR上还描述了Ca^{2+}和PO_4^{3-}的多个结合位点[71]。当Ca^{2+}稳定在其活性状态时，PO_4^{3-}可增强CaSR的非活性构象，从而促进PTH的分泌[71]。磷对骨CaSR的类似灭活作用也可能参与CKD对PTH的钙反应降低。

尽管限制磷的摄入和补充骨化三醇都改善了对PTH的钙反应，但无论是单独还是共同作用，它们似乎不能完全恢复对PTH的钙反应。相反，在PTx犬或大鼠[63,65,72]中，尽管存在高磷酸盐血症和低骨化三醇水平，除去循环PTH可以纠正对PTH的钙反应。

（三）PTH受体下调

上述发现表明PTx尿毒症动物体内高水平的内源性PTH可能使骨骼对外源性PTH的给药脱敏[65,73]。研究观察到PTH的去除似乎恢复了对其受体的反应，这证实了高PTH水平导致PTH骨受体的下调。同样，在急性或慢性肾衰竭的尿毒症犬的离体灌注骨中，环腺苷酸（cAMP）的释放对PTH的反应减弱，而T-PTx则使其恢复[74-75]。虽然PTx纠正了实验性尿毒症对PTH的钙反应，但我们注意到，将低磷饮食的CKD大鼠PTH水平保持在正常范围并不能纠正对PTH的钙反应[72]。因此，与正常大鼠相比，通过部分PTx得到的PTH水平正常的尿毒症大鼠对PTH的钙反应仍然表现出50%的减少[72]。这与临床研究的结果一致表明，甲状旁腺次全切术尽管几乎可以恢复到正常的PTH水平，但并没有增强对PTH的钙反应[52]。同样地，PTx也改善了CKD动物和假手术大鼠对PTH的钙反应[72]。因此，PTH诱导的PTH受体下调似乎不是CKD中钙离子对PTH反应降低的唯一解释。据推测，PTx后对PTH的钙反应的显著改善可能是由于激素耗尽后的超敏化现象，如其他激素系统所述，以及其他影响骨中可交换钙池的潜在解释[72,76]。

所有这些发现都不排除PTH受体下调是对PTH的钙反应降低的潜在原因[77]。因此，*PTH基因受体*（*PTHR*）基因作为PTH和PTH相关肽（PTHrP）

的共同受体，其克隆的广泛表达[78-79]已经证明了PTH1R（PTHR-1）不仅广泛分布于组织中[80]，并且表达水平在尿毒症肾脏、骨骺软骨生长板和成骨细胞中下调，至少在转录水平上是如此[81-84]。这一现象在人类数据的不同研究中的结果不尽相同，一些研究人员证明其表达减少[85]，而其他研究人员最近的报告显示其表达是增加的[86]。但方法学和研究人群特征的差异可以解释这种明显的不一致[27]。

在骨组织而不是在肝脏或心脏中发现PTH1R mRNA下调的结果表明，无论尿毒症状态如何，PTH1R的表达均是以细胞特异性的方式受到调节[87]。然而，除了PTH水平升高以外的其他因素可能会下调该受体[82,87]。因此，Ureña等[87]结果表明，CKD大鼠和经PTx治疗的CKD大鼠肾脏PTH1R mRNA表达均下调。由于PTx不能恢复PTH1R mRNA的表达，因此在CKD中PTH水平的升高并不一定会导致PTH1R mRNA的表达下调。他们的数据还表明，在CKD期间，血浆PTH和磷的增加或血浆钙的减少对于肾脏PTH1R下调都不重要，而且局部产生的肾脏PTHrP的增加也不太可能下调其自身的受体。然而，其他作者观察到PTx后PTH1R mRNA表达增加，但是缺乏对照组的验证[83]。

尽管在CKD中PTH1R假定的脱敏或下调的机制仍然非常不明确，但一些研究已经涉及几个尿毒症因子和C末端PTH片段（见下文）。关于PTH1R调控的可用信息非常有限，甚至是互相矛盾的，并且也超出了本综述的范围[88-91]。

（四）尿毒症

在CKD实验大鼠中，我们观察到对大鼠输注PTH（1-34）48 h后，尽管血清钙、磷、骨化三醇和PTH水平均正常，但钙反应显著降低。这一发现表明尿毒症的内在因素本身可能会损害对PTH的钙反应[72]。这些数据随后在Berdud等[92]的对不同模型的研究中得到了证实，研究观察到通过持续输注PTH，维持尿毒症PTx大鼠正常的PTH水平并不能纠正对PTH的钙反应损害。

除了磷以外，可能还存在一些未知的尿毒症因素，这些因素可能导致CKD对PTH的钙反应降低[52]。Wills等[93]研究也表明尿毒症患者的血清在体外模型中抑制PTH诱导的骨吸收，而透析后获得的血清却没有此现象。有研究发现尿毒症血浆中存在成骨细胞有丝分裂的低分子量抑制剂[94]，随后的实验研究指出不同的尿毒症毒素[95]可触发氧化应激，如硫酸吲哚酚（indoxyl sulfate，IS）和硫酸对甲酚（p-cresyl sulfate，PCS）[96-97]和/或炎症生物活性氧化低密度脂蛋白[98]。氧化应激增加和低度的炎症反应在CKD中常见，因此它们可能不仅是因果关系，也可能是CKD和对PTH低反应性之间的共同作用通路，如磷潴留或骨化三醇缺乏也与氧化应激和炎症有关[27]。体外研究[99]表明，尿毒症毒素IS不仅抑制成骨细胞，还抑制破骨细胞的分化和功能，而高磷水平可以增强这些作用。体内研究[100]也表明，口服木炭吸附剂AST-120可预防尿毒症大鼠的低转化骨症状。Nii-Kono等[96]进一步表明，IS可诱导PTH抗性状态，这一作用包括PTH诱导的cAMP和*PTHR*基因表达减少，并降低培养中维持的成骨细胞的活力。这些研究还证明了成骨细胞中自由基的产生与加入的IS浓度有关[96]。此外，他们的研究结果表明，成骨细胞通过有机阴离子转运体-3吸收IS，增加氧化应激损伤成骨细胞功能并下调PTH1R的表达[96]。然而，Barreto等[101]近期的研究则得到了相反的结果，他们发现49例CKD 2~3期患者[肾小球滤过率为（36±17）mL/（min·1.73m^2）]的血清IS与成骨细胞表面积及成骨率呈正相关；然而，这项研究可能在很大程度上不足以解释这个问题。尽管时间顺序尚不清楚，但尿毒症毒素的早期积累可能导致骨骼对PTH的低反应性，从而有助于PTH的初始适应性增加（初始生化SHPT），以维持重要的血清钙（和磷）水平的正常。在某一节点上，血清PTH水平的进行性增加可能会超过IS对骨转换的直接抑制作用[39]。最后，尿毒症毒素还可能通过减少骨化三醇的合成和与DNA维生素D反应元件的结合而间接刺激PTH分泌[102-103]，诱导对骨化三醇抑制作用的抵抗。

（五）CKD中PTH的异常代谢及其相关片段

PTH分泌的增加是CKD血浆PTH水平升高的主要原因。然而，已有证据证实，肾脏在PTH的降解中发挥重要作用。并且，就如其他多肽类激素一样，CKD患者的PTH代谢清除率降低。

PTH是一种包含84个氨基酸（1-84）的单链多肽[104-105]，主要由甲状旁腺主细胞分泌。CKD中甲状旁腺氧细胞数量增加或主细胞向氧细胞转分化的生理作用在很大程度上仍然未知[106-107]。如前所述，PTH通过激活PTH1R来提升血清钙水平，而PTH1R主要存在于骨骼及肾脏，但也存在于不被视为经典的PTH靶标的各种组织中。因此，这解释了PTH广泛的全身性效应，并说明了为什么至少在晚期CKD患者中，PTH被认为是临床上相关的尿毒症毒素[11]。

腺苷酸环化酶的激活需要PTH的氨基末端。与G蛋白偶联的PTH1R可由PTH（1-84）、氨基末端PTH及PTHrP等效激活。

PTH在生理上是以周期性分泌暴发的形式释放，这种分泌暴发叠加在基础性的、强直性的分泌模式上[108]，而这一脉冲式的分泌可能决定了骨分解及合成代谢的平衡[109-110]。在正常人群及CKD患者中都发现了这种脉冲式的分泌模式[108,111]。尽管PTH释放具有脉冲式的特性，但对照组及甲状旁腺功能正常的CKD患者中，完整的PTH水平仍会持续维持在正常范围内；而在伴有SHPT的CKD患者中则不然，他们的PTH的变化仅在甲状旁腺功能亢进的范围内波动[111]。

分泌型PTH（1-84）很快（半衰期为2~4 min）会被降解成氨基末端及羧

基末端片段[112]。氨基末端残端与PTH1R结合，激活细胞应答，并模拟动物中PTH所有的钙调节活动[113]。PTH的羟基末端片段则似乎在激素转运（将激素通过内质网高效地转运）和分泌活动中发挥至关重要的作用[114]。尽管PTH（1-84）是分泌型PTH的主要成分，但也已知甲状旁腺可以分泌羧基末端片段，并且该片段的相对分泌在高钙血症或低钙血症的存在下分别增加或减少[115-116]。研究表明，原发性甲状腺功能亢进症可能不会像其他高钙血症那样优先分泌羟基末端片段[117]，并且部分增生性或腺瘤性甲状旁腺腺瘤细胞亚群可以在体外分泌比PTH（1-84）更多的氨基片段[118]。

由于PTH（1-84）和氨基末端片段的半衰期较短，因此羧基末端片段成为血液循环中最主要的PTH多肽。母体肽在周围组织中迅速降解，尤其在肾脏及肝脏中[11,112,119]。肝脏具有强大的降解多肽的能力，但对多肽片段的降解作用可能并不重要[120]。相比之下，肾脏至少可以部分地通过组织蛋白酶D的作用来提取和降解完整的分子及其片段[121-122]。因此，肾功能的损伤会导致羧基末端片段在体内的堆积，尽管氨基末端片段也会通过PTH（1-84）的裂解（即由库普弗细胞裂解）而产生，但与相应的羟基末端片段不同，他们会快速地被降解[11]。

如上所述，羧基末端片段主要在肾脏中被分解，其降解过程仅涉及肾小球滤过和肾小管重吸收，而氨基末端片段，如同PTH（1-84）一样，其分解代谢过程经历了肾小管重吸收和小管周围再摄取两个过程[112]。在CKD存在的情况下，PTH的代谢路径也受到影响，PTH及其片段（主要是羧基末端片段）的肾脏排泄将减少[112,123]。因此，PTH代谢的这种变化也部分解释了CKD中观察到的PTH水平的升高。

尽管目前使用免疫放射测定（immunoradiometric assay，IRMA）及免疫化学发光分析法针对所谓的全段PTH检测（全球应用最广泛）已经明显改善临床的管理，但仍有一些片段会影响这些第二代全段PTH的检测及其结果的解读。因此，除PTH（1-84）外，循环中的非PTH（1-84）缩短片段，如PTH（7-84）也可以被大多数的IRMA全段PTH检测到，从而导致检测到较高的错误的PTH值[27,124-125]。目前市面上存在多种类型（自动化或非自动化）非标准化的全段PTH试剂，这些试剂使用了不同的抗体，同时缺少通用的校验仪[11,27,126-129]。因此，市场上可用的全段PTH试剂之间存在着各种差异[128]。第三代PTH检测法（检测"完整"或"生物活性"的PTH）似乎仅检测具有生理学活性的PTH（1-84），这是因为检测抗体对氨基末端的前4个氨基酸具有更高的特异性[130-131]。然而，这种新一代"完整PTH"检测用试剂并不会与PTH（7-84）片段发生反应；它们似乎除了检测PTH（1-84）外，还会检测到一种称为氨基PTH的翻译后形式[132]。无论如何，"全段"与"完整"PTH检测法对SHPT的诊断以及CKD-MBD随访具有相似的临床价值，但"完整"或"生物-

全段"PTH检测目前仍未在任何指南上获得极力推荐[4]。

最近有关非激活氧化PTH的描述增加了PTH检测价值在临床作用解读的复杂性[112,133-136]，并且最近一直备受争议的是，与PTH相关的死亡风险增加是否可能真实地反映氧化应激相关的病死率。尽管PTH的检测值（尤其是检测值的趋势）是一个已被广泛认可且可反映甲状旁腺活性的合适标志物，但PTH只能间接、微弱地反映骨动力学情况[137]。因此，在过去的10余年间，PTH能否作为CKD-MBD有效的替代和/或骨转换标志物的争议越来越大[137-138]；同样地，在非透析和透析的CKD患者中，最佳的PTH控制目标值仍未明确[4,139]。

除此以外，PTH异常代谢对血钙的影响非常重要。已有研究表明，在低钙饮食的PTx小鼠体内，PTH（7-84）不仅具有生物活性，而且对肾脏及骨骼中的PTHR具有拮抗作用[130]。在这些小鼠中，使用PTH（1-84）治疗后2 h即可见血钙升高，而使用PTH（7-84）时则未见任何反应。然而，当我们将PTH（1-84）与PTH（7-84）以1∶1同时给药后，其血钙升高效果降低了94%。此外，PTH（1-84）还可部分增加正常小鼠的肾脏排磷作用；然而，当PTH（1-84）与PTH（7-84）同时给药时，PTH（7-84）使磷尿反应降低50.2%。最后，从6例尿毒症患者切除的甲状旁腺中发现胞内总PTH的44.1%是非PTH（1-84），主要为PTH（7-84）。作者得出结论，在CKD患者中，通过"全段"测定法检测到的高循环水平的非PTH（1-84）片段的存在以及PTH（7-84）对PTH（1-84）生物活性的拮抗作用，解释了需要更高水平的"全段"PTH来预防动力性疾病并为尿毒症中骨骼对PTH的抵抗提供新的作用机制[130]。

除了经典的PTH1R外，目前公认的是羧基末端PTHR（PTH4R或PTHR-C）可以介导上述的不同的作用[140-142]。越来越多证据表明，与PTH（1-84）相比，羧基末端PTH片段能够与PTH（1-84）竞争性结合PTH1R，或与PTHR-C结合，并以此发挥与PTH（1-84）不同或相反的生理效应[11,27,130,141,143-145]。实际上，已有动物实验证实，PTH（7-84）对PTH（1-84）分泌及血钙水平的影响与小鼠甲状旁腺中PTH、PTH1R、CaSR及*PTHrP*基因表达的变化无关；同时，有研究提出假设PTH（7-84）是通过自分泌/旁分泌调节机制来调节PTH的分泌[145]。在高钙血症期，当羧基末端片段浓度超过PTH（1-84）时，PTHR-C可能有助于维持正常骨结构，这也许是这一调节系统的生理学意义。据推测，PTH（1-84）（或氨基末端PTH）与羧基末端PTH的比值，相当于PTH1R/PTHR-C受体激活的相反效应，可能不仅对了解甲状旁腺的变化，而且对了解在CKD患者中观察到的骨活性都很重要[11]。除此以外，在高钙血症期甲状旁腺分泌的大分子羧基末端PTH片段增多，可能有助于通过抑制骨重吸收来恢复血钙[11,115]。已有研究证实，血液透析患者在透析过程中暴露在低钙和高钙情况下会使羧基末端片段数量相对增多[116]。

研究者也发现了其他类型的PTH受体（PTH2R和PTH3R），但这些受体在正常人群及CKD患者中的作用目前仍是一无所知[12,146-147]。PTH2R不在肾小管和骨骼中表达，同时也不被PTHrP所激活。与PTH1R相似，PTH2R对PTH起反应进而产生cAMP及提高细胞内的钙浓度。

在近期的综述中，我们可以找到更多关于PTH代谢及信号转导的内容，其中涵盖了健康人群和CKD患者，同时也涵盖了PTH作用的经典和非经典的靶器官[11,27]。

（六）下游竞争性信号，局部及全身性因素

PTH的下游效应可能会被相关的竞争性和/或抑制性内分泌或旁分泌信号所抵消，除了局部环境因素，如炎症、细胞因子、氧化应激、酸碱平衡紊乱、钙、磷、镁及铝浓度，同时也由如FGF23、Klotho、降钙素、护骨因子（OPG）、骨形成蛋白、Wnt拮抗剂和胰岛素样生长因子等分子介导。

最近的一项研究表明，一种重组人Klotho蛋白与PTH1R相互作用能够在肾小管细胞内抑制PTH和PTH1R的结合。无论在体内或体外试验，该蛋白均可抑制肾小管细胞上由PTH诱导的1α-羟化酶表达。这些结果表明，游离Klotho能够调节FGF23诱导的抑制作用，从而抑制骨化三醇合成[148]。同时，有研究假设，只要PTH是骨化三醇产生的基础，游离Klotho至少部分地通过干扰PTH信号传导来影响FGF23引起的骨化三醇合成抑制[148]。

有研究还分析了甲状腺C细胞产生的内源性降钙素在SHPT发病机制中的作用，一般而言，由甲状腺C细胞分泌的降钙素在高钙血症的情况下会发挥降血钙作用；同样地，在CKD患者中，降钙素也会发挥相似的作用[149-154]。已有动物实验发现，不管小鼠是否患有CKD，在缺少降钙素的情况下，它们对PTH的钙反应都会升高。同时存在SHPT及高钙血症的情况下，降钙素是对PTH钙反应的重要调节因子，尤其是在患有CKD的动物中[149,151]。

目前，关于OPG（一种破骨细胞强烈抑制因子）在CKD-MBD复合物中的潜在作用的信息很少。由于骨骼对PTH的抵抗在生理方面表现为抗外源性PTH负荷的抗血钙效应，而在形态学方面表现为血清PTH水平与骨转换之间的不一致。因此，OPG被认为是高、低骨转换之间的常见致病介质[155-156]。据此，CKD患者中发现的在循环中的高浓度OPG可能通过抑制破骨细胞的生成来促进骨骼对PTH的抵抗[155,157]。

Wnt拮抗剂如骨硬化蛋白（sclerostin，SOST），作为SOST基因产物，主要由骨细胞产生，最初被认为是非经典的骨形成蛋白拮抗物[158]。相关研究已明确骨硬化蛋白是通过与LRP5/6受体结合的Wnt信号通路的可溶性抑制因子[159-160]，可能通过抑制成骨细胞而导致骨形成减少（与OPG功能相反）。骨硬化蛋白也可能在全身和局部因子（如骨化三醇、PTH、糖皮质激素、肿瘤

坏死因子α）的调控过程中发挥作用[161]。循环血中的骨硬化蛋白水平随年龄增长和肾功能的下降而升高[161-163]，并且在糖尿病患者中独立于性别和年龄而升高[164]。而在肾移植后骨硬化蛋白浓度会迅速下降[165-166]。然而，由于不同的研究得出的结论并不一致，循环血骨硬化蛋白水平在多大程度上反映骨骼表达并影响局部信号传导仍然是一个争论的问题[167]。尽管血清PTH水平仍然正常，在CKD早期阶段确实观察到骨细胞硬化蛋白表达的增加[168]。另外，尽管PTH水平升高，但在透析患者中仍会持续升高，尽管程度较轻[169]。

骨硬化蛋白和相关的Dickkopf-1（DKK1）或分泌型卷曲相关蛋白4（secreted frizzled related protein 4，SFRP4）一直被认为是无动力型骨病进展和/或骨骼对PTH抵抗的重要、潜在的调节因子[12,39,97,170]。一种新型致病模式正在形成，有人提出，随着骨硬化蛋白和Wnt/β-catenin信号通路的其他抑制剂的表达的增加，骨细胞Wnt途径的早期抑制可能是肾性骨营养不良的初始阶段，并且可能解释所观察到相对较高和日益增长的无动力型骨病患病率[101,171-173]。甚至有假设认为：在CKD的早期阶段，骨转换较低，以动力不足的骨病为主要形式[39,97]。随着病情进入CKD进展期和循环血PTH水平的升高，PTH1R的稳定激活最终克服了骨骼对PTH的抵抗作用，如果不加以治疗，则会导致纤维性骨炎[12,39]。FGF23和α-Klotho是否会在这种假定的转换（由低到高转换的骨病）当中发挥直接作用，或两者是否仅通过间接方式参与PTH分泌的调节，这仍有待进一步研究，但已有研究证实骨细胞功能紊乱在CKD病程早期即出现[39]。值得注意的是，在渐进性肾性骨营养不良的CKD大鼠模型中，使用抗硬化蛋白抗体可增加低PTH，而不是高PTH的动物的骨小梁体积/总体积和骨小梁矿化表面[174]。同样，只有当PTH处于低水平时，骨骼性质（骨体积、皮质骨几何结构及生物力学特点）才会改善[174]。在CKD中，高骨硬化蛋白水平是PTH低反应性的原因还是后果尚待查明[166]。

与此同时，我们需要将种族和性别等因素的差异考虑在内[175-177]，CKD患者人群具有更高的年龄和更高的糖尿病患病率，以及过度的PTH控制（如将非透析CKD患者PTH控制到正常范围），都可能会影响我们对PTH低反应性的评估分析[144]。

五、骨抵抗PTH的临床意义

骨抵抗最初被认为是CKD患者PTH高分泌的作用机制。不同的治疗方法（如钙基磷结合剂、维生素D、钙模拟剂）对PTH的有效、潜在的过度抑制，以及无动力型骨病及其相关风险（包括血管钙化和骨折）发病率的日益上升，使人们对这一背景异常的兴趣被重新唤起[9,27,60,97,170,178]。如前所述，就其与骨转换的关系而言，骨骼对PTH的抵抗力目前被认为是对PTH的低反应性或相对甲状旁腺功能减退[27,39,60,97]。London等[179]分析骨抵抗PTH患者骨-血管轴反馈和/

或骨-血管交叉反应的存在，尽管骨表面仍有较高百分比的铝染色，但他们发现其中血管钙化与较低的血清PTH、低破骨细胞数量和较小的成骨细胞表面积、双四环素标记表面积较小或无等存在负相关[180]。在最近的一项横断面研究中，发现外周动脉疾病与骨骼对PTH合成代谢的反应显著降低有关，这被外周动脉疾病患者血清PTH与双标记表面积或成骨细胞表面积之间的相关系数（斜率）较小加以证明[181]。

其他证据表明，骨骼对PTH低反应是SHPT和/或无动力型骨病发展的重要因素，这些证据来自临床研究，并表明高水平的循环血PTH对于维持正常的骨重塑是必要的[182-184]。因此，如在血液透析患者中，目前指南[41,185]建议应该将PTH水平控制在正常上限值的2倍（最好结合骨特异性碱性磷酸酶共同评估），以避免低骨转换。同样，CKD的透析前患者需要更高的PTH水平来维持正常的破骨细胞表面积[183]，这一事实表明，维持性透析可能会增强骨骼对PTH的反应。然而，通过透析能否逆转病情并不是一个一致的观察结果[52]。这种对PTH的多因素复杂的低反应性的存在也许能够解释循环血PTH水平与CKD患者结局无明确的相关性（U型、J型或倒J型，并且总体关联相当弱），这与原发性甲状旁腺功能亢进中两者呈线性关系是截然不同的[27]。

六、结论

先前描述的试验观察显示，使用PTH输注（无论是在CKD患者中使用提取物还是在不同的实验模型中使用合成PTH），钙反应降低，对PTH的反应性降低与循环血PTH水平升高一样是CKD-MBD的一个不可或缺的组成部分[27]。CKD和正常受试者或动物对PTH的钙调反应的明显差异不能仅仅用不同的无活性或拮抗PTH片段的存在来解释，因为所有个体和实验动物以恒定的速率接受相同的PTH化合物（通常来自同一批次）[67,72]。磷酸盐潴留、骨化三醇缺乏、骨硬化蛋白，以及其他尿毒症因子可能通过脱敏和/或下调PTHR或下调下游信号而发挥作用。

尽管骨骼对PTH的抵抗最初被认为是CKD高PTH分泌的致病机制，但对PTH低反应同样被认为与日益高发的低转换骨病相关，除其他因素外，还可以解释为越来越多的老年人和糖尿病患者患有CKD并过度治疗。因此，在治疗CKD患者伴SHPT时应该将对PTH低反应的情况考虑在内。同时，这部分患者在治疗过程中应尽量避免将PTH控制在正常水平，这一点非常重要[139,185]；另一方面，越来越高的PTH浓度也许提示机体正发生从适应到非适应的临床状况转变，需要作出应有的治疗决策（图4-2）。

定义最佳PTH目标可能具有挑战性，在人群水平上是可以实现的，但在个体患者水平上可能非常困难[27]。如最近的指南KDIGO[4]建议，是否应该在发生严重SHPT之前开始抗甲状旁腺治疗，或者如其他学者[139]所建议的那样

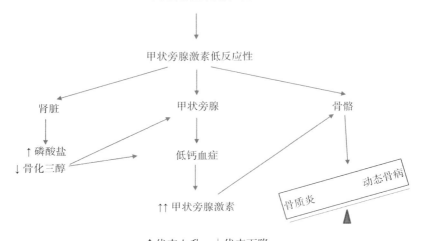

↑代表上升；↓代表下降。

图4-2　慢性肾脏病中甲状旁腺激素反应性低的原因和后果

避免PTH水平完全正常化，仍有待确定。也许单一的推荐并不能适用于所有CKD患者，肾病专家也希望能制订更具个性化和个体化的管理方案，但这需要将各种因素考虑在内，包括：年龄、糖尿病状态、代谢综合征的存在、骨折风险、血管钙化和各种生化标志物，以及最近发现的但需要进一步研究的因素（尿毒症毒素，FGF23/Klotho，Wnt/β-catenin，2型激活素A受体途径等）。有趣的是，最近有证据证明骨细胞是PTH的关键靶细胞，并且骨细胞性骨溶解这一概念被认为是导致PTH快速提高血钙水平的机制[186]。骨细胞中PTH信号传导影响骨骼重塑的一种有吸引力的机制是通过旁分泌介质的协调转录调控，包括SOST［肌细胞增强因子2（MEF2）］和NF-κB受体激活蛋白配体（RANKL）[186]。除了SOST和RANKL以外，骨细胞PTH/PTHrP信号可能直接影响骨细胞重塑其周围环境，从而以细胞自主的方式影响骨稳态[186]。

　　尽管有其局限性[187]，但目前没有其他生物标志物或治疗策略被证实优于PTH，我们似乎只能竭尽所能地改善诊断效能。通过更频繁地监测以获得PTH的变化趋势，直到更好的新分子靶点和治疗方式出现，并被临床实践证实有效之前，这似乎是目前最合理的方法[137,188]。

其他几种激素，如胰岛素、骨化三醇、生长激素和FGF23的生物学作用的抵抗[189-192]，同时许多受体（即VDR、CaSR、FDFR/Klotho）的表达减少[15,72,193-201]，也都是CKD众所周知的特征。事实上，尿毒症可能因而被认为是一种广泛影响各种类型受体的疾病（尿毒症是一种受体性疾病）[137]。仍需要更多基于细胞和分子水平的研究成果，以建立预防和治疗方式方法，其价值可能超出其对PTH低反应性的意义。

参考文献

[1]　Martínez-Castelao A, Górriz J L, Segura-de la Morena J, et al. Consensus document for the detection and management of chronic kidney disease[J]. Nefrologia, 2014, 34(2): 243-262.

[2]　Covic A, Vervloet M, Massy Z A, et al. Bone and mineral disorders in chronic kidney disease: implications for cardiovascular health and ageing in the general population[J]. Lancet Diabetes Endocrinol, 2018, 6(4): 319-331.

[3]　Moe S M, Drüeke T, Lameire N, et al. Chronic kidney disease-mineral-bone disorder: a new paradigm[J]. Adv Chronic Kidney Dis, 2007, 14(1): 3-12.

[4]　Kidney Disease: Improving Global Outcomes (KDIGO) CKD-MBD Update Work Group. KDIGO 2017 clinical practice guideline update for the diagnosis, evaluation, prevention, and treatment of chronic kidney disease-mineral and bone disorder (CKD-MBD)[J]. Kidney Int Suppl, 2017, 7(1): 1–59.

[5]　Cozzolino M, Ureña-Torres P, Vervloet M G, et al. Is chronic kidney disease-mineral bone disorder (CKD-MBD) really a syndrome?[J]. Nephrol Dial Transplant, 2014, 29(10): 1815-1820.

[6]　Vervloet M G, Massy Z A, Brandenburg V M, et al. Bone: a new endocrine organ at the heart of chronic kidney disease and mineral and bone disorders[J]. Lancet Diabetes Endocrinol, 2014, 2(5): 427-436.

[7]　Rodriguez M, Salmeron M D, Martin-Malo A, et al. A New Data Analysis System to Quantify Associations Between Biochemical Parameters of Chronic Kidney Disease-Mineral Bone Disease[J]. PLoS One, 2016, 11(1): e0146801.

[8]　Behets G J, Spasovski G, Sterling L R, et al. Bone histomorphometry before and after long-term treatment with cinacalcet in dialysis patients with secondary hyperparathyroidism[J]. Kidney Int, 2015, 87(4): 846-856.

[9]　Noordzij M, Cranenburg E M, Engelsman L F, et al. Progression of aortic calcification is associated with disorders of mineral metabolism and mortality in chronic dialysis patients[J]. Nephrol Dial Transplant, 2011, 26(5): 1662-1669.

[10]　Massry S G. Is parathyroid hormone a uremic toxin?[J]. Nephron, 1977, 19(3): 125-130.

[11]　Rodriguez M, Lorenzo V. Parathyroid hormone, a uremic toxin[J]. Semin Dial, 2009, 22(4): 363-368.

[12]　Ureña-Torres P A, Vervloet M, Mazzaferro S, et al. Novel insights into parathyroid hormone: report of The Parathyroid Day in Chronic Kidney Disease[J]. Clin Kidney J, 2018, 12(2): 269-280.

[13] Slatopolsky E、Martin K、Hruska K. Parathyroid hormone metabolism and its potential as a uremic toxin[J]. Am J Physiol,1980,239(1):F1-12.

[14] Morii H、Nishizawa Y、Smogorzewski M、et al. New actions of parathyroid hormone. Introduction[J]. Miner Electrolyte Metab,1995,21(1-3):7-8.

[15] Llach F、Bover J. Renal Osteodystrophies[M].Brenner BM.The kidney.6th ed.Philadelphia: W.B. Saunders Company,2000:2103–2186.

[16] Vaidya A、Brown J M、Williams J S. The renin-angiotensin-aldosterone system and calcium-regulatory hormones[J]. J Hum Hypertens,2015,29(9):515-521.

[17] Kir S、Komaba H、Garcia A P、et al. PTH/PTHrP Receptor Mediates Cachexia in Models of Kidney Failure and Cancer[J]. Cell Metab,2016,23(2):315-323.

[18] McMahon D J、Carrelli A、Palmeri N、et al. Effect of Parathyroidectomy Upon Left Ventricular Mass in Primary Hyperparathyroidism: A Meta-Analysis[J]. J Clin Endocrinol Metab,2015,100(12):4399-4407.

[19] Seiler-Mussler S、Limbach A S、Emrich I E、et al. Association of Nonoxidized Parathyroid Hormone with Cardiovascular and Kidney Disease Outcomes in Chronic Kidney Disease[J]. Clin J Am Soc Nephrol,2018,13(4):569-576.

[20] Floege J、Kim J、Ireland E、et al. Serum iPTH, calcium and phosphate, and the risk of mortality in a European haemodialysis population[J]. Nephrol Dial Transplant,2011,26(6): 1948-1955.

[21] Young E W、Akiba T、Albert J M、et al. Magnitude and impact of abnormal mineral metabolism in hemodialysis patients in the Dialysis Outcomes and Practice Patterns Study (DOPPS)[J]. Am J Kidney Dis,2004,44(5 Suppl 2):34-38.

[22] Ureña-Torres P A、De Broe M. Calcium-sensing receptor, calcimimetics, and cardiovascular calcifications in chronic kidney disease[J]. Kidney Int,2012,82(1):19-25.

[23] Wheeler D C、London G M、Parfrey P S、et al. Effects of cinacalcet on atherosclerotic and nonatherosclerotic cardiovascular events in patients receiving hemodialysis: the EVAluation Of Cinacalcet HCl Therapy to Lower CardioVascular Events (EVOLVE) trial[J]. J Am Heart Assoc,2014,3(6):e001363.

[24] Joy M S、Karagiannis P C、Peyerl F W. Outcomes of secondary hyperparathyroidism in chronic kidney disease and the direct costs of treatment[J]. J Manag Care Pharm,2007,13(5):397-411.

[25] Fernández-Martín J L、Martínez-Camblor P、Dionisi M P、et al. Improvement of mineral and bone metabolism markers is associated with better survival in haemodialysis patients: the COSMOS study[J]. Nephrol Dial Transplant,2015,30(9):1542-1551.

[26] Kurz P、Monier-Faugere M C、Bognar B、et al. Evidence for abnormal calcium homeostasis in patients with adynamic bone disease[J]. Kidney Int,1994,46(3):855-861.

[27] Evenepoel P、Bover J、Ureña Torres P. Parathyroid hormone metabolism and signaling in health and chronic kidney disease[J]. Kidney Int,2016,90(6):1184-1190.

[28] Kidney Disease: Improving Global Outcomes (KDIGO) CKD-MBD Work Group. KDIGO clinical practice guideline for the diagnosis, evaluation, prevention, and treatment of Chronic Kidney Disease-Mineral and Bone Disorder (CKD-MBD)[J]. Kidney Int Suppl,2009, 76(113):S1-130.

[29] Kazama J J、Iwasaki Y、Fukagawa M. Uremic osteoporosis[J]. Kidney Int Suppl (2011),

2013,3(5): 446-450.

[30] Kazama J J, Matsuo K, Iwasaki Y, et al. Chronic kidney disease and bone metabolism[J]. J Bone Miner Metab, 2015, 33(3): 245-252.

[31] Pilz S, Tomaschitz A, Drechsler C, et al. Parathyroid hormone level is associated with mortality and cardiovascular events in patients undergoing coronary angiography[J]. Eur Heart J, 2010, 31(13): 1591-1598.

[32] London G. Cardiovascular disease in end-stage renal failure: role of calcium-phosphate disturbances and hyperparathyroidism[J]. J Nephrol, 2002, 15(2): 209-210.

[33] London G M, De Vernejoul M C, Fabiani F, et al. Secondary hyperparathyroidism and cardiac hypertrophy in hemodialysis patients[J]. Kidney Int, 1987, 32(6): 900-907.

[34] Slatopolsky E, Caglar S, Pennell J P, et al. On the pathogenesis of hyperparathyroidism in chronic experimental renal insufficiency in the dog[J]. J Clin Invest, 1971, 50(3): 492-499.

[35] Slatopolsky E, Bricker N S. The role of phosphorus restriction in the prevention of secondary hyperparathyroidism in chronic renal disease[J]. Kidney Int, 1973, 4(2): 141-145.

[36] Kuro-o M. Klotho, phosphate and FGF-23 in ageing and disturbed mineral metabolism[J]. Nat Rev Nephrol, 2013, 9(11): 650-660.

[37] Kuro-O M, Moe O W. FGF23-αKlotho as a paradigm for a kidney-bone network[J]. Bone, 2017, 100: 4-18.

[38] Wolf M. Forging forward with 10 burning questions on FGF23 in kidney disease[J]. J Am Soc Nephrol, 2010, 21(9): 1427-1435.

[39] Drüeke T B, Massy Z A. Changing bone patterns with progression of chronic kidney disease[J]. Kidney Int, 2016, 89(2): 289-302.

[40] Hruska K A, Sugatani T, Agapova O, et al. The chronic kidney disease - Mineral bone disorder (CKD-MBD): Advances in pathophysiology[J]. Bone, 2017, 100: 80-86.

[41] Cunningham J, Locatelli F, Rodriguez M. Secondary hyperparathyroidism: pathogenesis, disease progression, and therapeutic options[J]. Clin J Am Soc Nephrol, 2011, 6(4): 913-921.

[42] Rodriguez M, Nemeth E, Martin D. The calcium-sensing receptor: a key factor in the pathogenesis of secondary hyperparathyroidism[J]. Am J Physiol Renal Physiol, 2005, 288(2): F253-F264.

[43] Tominaga Y, Takagi H. Molecular genetics of hyperparathyroid disease[J]. Curr Opin Nephrol Hypertens, 1996, 5(4): 336-341.

[44] Almaden Y, Canalejo A, Hernandez A, et al. Direct effect of phosphorus on PTH secretion from whole rat parathyroid glands in vitro[J]. J Bone Miner Res, 1996, 11(7): 970-976.

[45] Almaden Y, Hernandez A, Torregrosa V, et al. High phosphate level directly stimulates parathyroid hormone secretion and synthesis by human parathyroid tissue in vitro[J]. J Am Soc Nephrol, 1998, 9(10): 1845-1852.

[46] Slatopolsky E, Finch J, Denda M, et al. Phosphorus restriction prevents parathyroid gland growth. High phosphorus directly stimulates PTH secretion in vitro[J]. J Clin Invest, 1996, 97(11): 2534-2540.

[47] Rodriguez-Ortiz M E, Lopez I, Muñoz-Castañeda J R, et al. Calcium deficiency reduces circulating levels of FGF23[J]. J Am Soc Nephrol, 2012, 23(7): 1190-1197.

[48] Mace M L, Gravesen E, Nordholm A, et al. Fibroblast Growth Factor (FGF) 23 Regulates the

Plasma Levels of Parathyroid Hormone In Vivo Through the FGF Receptor in Normocalcemia, But Not in Hypocalcemia[J]. Calcif Tissue Int, 2018, 102(1): 85-92.

[49] Evanson J M. The response to the infusion of parathyroid extract in hypocalcaemic states[J]. Clin Sci, 1966, 31(1): 63-75.

[50] Kruse K, Kracht U, Wohlfart K, et al. Biochemical markers of bone turnover, intact serum parathyroid horn and renal calcium excretion in patients with pseudohypoparathyroidism and hypoparathyroidism before and during vitamin D treatment[J]. Eur J Pediatr, 1989, 148(6): 535-539.

[51] Massry S G, Stein R, Garty J, et al. Skeletal resistance to the calcemic action of parathyroid hormone in uremia: role of 1,25 (OH)2 D3[J]. Kidney Int, 1976, 9(6): 467-474.

[52] Massry S G, Coburn J W, Lee D B, et al. Skeletal resistance to parathyroid hormone in renal failure. Studies in 105 human subjects[J]. Ann Intern Med, 1973, 78(3): 357-364.

[53] Llach F, Massry S G, Singer F R, et al. Skeletal resistance to endogenous parathyroid hormone in patients with early renal failure. A possible cause for secondary hyperparathyroidism[J]. J Clin Endocrinol Metab, 1975, 41(2): 339-345.

[54] Wilson L, Felsenfeld A, Drezner M K, et al. Altered divalent ion metabolism in early renal failure: role of 1,25(OH)2D[J]. Kidney Int, 1985, 27(3): 565-573.

[55] Albright F, Drake T G, Sulkowitch H W. Renal osteitis fibrosa cystica: Report of a case with discussion of metabolic aspects[J]. Bull Johns Hopkins Hosp, 1937, 60:377–399.

[56] Bricker N S, Slatopolsky E, Reiss E, et al. Caclium, phosphorus, and bone in renal disease and transplantation[J]. Arch Intern Med, 1969, 123(5): 543-553.

[57] Slatopolsky E, Caglar S, Gradowska L, et al. On the prevention of secondary hyperparathyroidism in experimental chronic renal disease using "proportional reduction" of dietary phosphorus intake[J]. Kidney Int, 1972, 2(3): 147-151.

[58] Bricker N S. On the pathogenesis of the uremic state. An exposition of the "trade-off hypothesis"[J]. N Engl J Med, 1972, 286(20): 1093-1099.

[59] Llach F. Secondary hyperparathyroidism in renal failure: the trade-off hypothesis revisited[J]. Am J Kidney Dis, 1995, 25(5): 663-679.

[60] Fukagawa M, Kazama J J, Shigematsu T. Skeletal resistance to pth as a basic abnormality underlying uremic bone diseases[J]. Am J Kidney Dis, 2001, 38(4 Suppl 1): S152-S155.

[61] Levin A, Bakris G L, Molitch M, et al. Prevalence of abnormal serum vitamin D, PTH, calcium, and phosphorus in patients with chronic kidney disease: results of the study to evaluate early kidney disease[J]. Kidney Int, 2007, 71(1): 31-38.

[62] Somerville P J, Kaye M. Resistance to parathyroid hormone in renal failure: role of vitamin D metabolites[J]. Kidney Int, 1978, 14(3): 245-254.

[63] Rodriguez M, Felsenfeld A J, Llach F. Calcemic response to parathyroid hormone in renal failure: role of calcitriol and the effect of parathyroidectomy[J]. Kidney Int, 1991, 40(6): 1063-1068.

[64] Massry S G, Tuma S, Dua S, et al. Reversal of skeletal resistance to parathyroid hormone in uremia by vitamin D metabolites: evidence for the requirement of 1,25(OH)2D3 and 24,25(OH)2D3[J]. J Lab Clin Med, 1979, 94(1): 152-157.

[65] Galceran T, Martin K J, Morrissey J J, et al. Role of 1,25-dihydroxyvitamin D on the skeletal resistance to parathyroid hormone[J]. Kidney Int, 1987, 32(6): 801-807.

[66] Somerville P J, Kaye M. Evidence that resistance to the calcemic action of parathyroid hormone in rats with acute uremia is caused by phosphate retention[J]. Kidney Int, 1979, 16(5): 552-560.

[67] Bover J, Rodriguez M, Trinidad P, et al. Factors in the development of secondary hyperparathyroidism during graded renal failure in the rat[J]. Kidney Int, 1994, 45(4): 953-961.

[68] Bover J, Jara A, Trinidad P, et al. Dynamics of skeletal resistance to parathyroid hormone in the rat: effect of renal failure and dietary phosphorus[J]. Bone, 1999, 25(3): 279-285.

[69] Llach F, Massry S G. On the mechanism of secondary hyperparathyroidism in moderate renal insufficiency[J]. J Clin Endocrinol Metab, 1985, 61(4): 601-606.

[70] Yates A J, Oreffo R O, Mayor K, et al. Inhibition of bone resorption by inorganic phosphate is mediated by both reduced osteoclast formation and decreased activity of mature osteoclasts[J]. J Bone Miner Res, 1991, 6(5): 473-478.

[71] Geng Y, Mosyak L, Kurinov I, et al. Structural mechanism of ligand activation in human calcium-sensing receptor[J]. Elife, 2016, 5: e13662.

[72] Bover J, Jara A, Trinidad P, et al. The calcemic response to PTH in the rat: effect of elevated PTH levels and uremia[J]. Kidney Int, 1994, 46(2): 310-317.

[73] Fujimori A, Miyauchi A, Hruska K A, et al. Desensitization of calcium messenger system in parathyroid hormone-stimulated opossum kidney cells[J]. Am J Physiol, 1993, 264(6 Pt 1): E918-E924.

[74] Olgaard K, Arbelaez M, Schwartz J, et al. Abnormal skeletal response to parathyroid hormone in dogs with chronic uremia[J]. Calcif Tissue Int, 1982, 34(4): 403-407.

[75] Olgaard K, Schwartz J, Finco D, et al. Extraction of parathyroid hormone and release of adenosine 3',5'-monophosphate by isolated perfused bones obtained from dogs with acute uremia[J]. Endocrinology, 1982, 111(5): 1678-1682.

[76] Roth J, Grunfeld C. Endocrine systems: mechanisms of disease, target cells, and receptors[M]. RH Williams. Textbook of endocrinology. 6th ed. Philadelphia: W.B. Saunders Comp, Williams & Wilkins, 1981: 41-43.

[77] Drüeke T B. Abnormal skeletal response to parathyroid hormone and the expression of its receptor in chronic uremia[J]. Pediatr Nephrol, 1996, 10(3): 348-350.

[78] Jüppner H, Abou-Samra A B, Freeman M, et al. A G protein-linked receptor for parathyroid hormone and parathyroid hormone-related peptide[J]. Science, 1991, 254(5034): 1024-1026.

[79] Abou-Samra A B, Jüppner H, Force T, et al. Expression cloning of a common receptor for parathyroid hormone and parathyroid hormone-related peptide from rat osteoblast-like cells: a single receptor stimulates intracellular accumulation of both cAMP and inositol trisphosphates and increases intracellular free calcium[J]. Proc Natl Acad Sci U S A, 1992, 89(7): 2732-2736.

[80] Ureña P, Kong X F, Abou-Samra A B, et al. Parathyroid hormone (PTH)/PTH-related peptide receptor messenger ribonucleic acids are widely distributed in rat tissues[J]. Endocrinology, 1993, 133(2): 617-623.

[81] Iwasaki-Ishizuka Y, Yamato H, Nii-Kono T, et al. Downregulation of parathyroid hormone receptor gene expression and osteoblastic dysfunction associated with skeletal resistance to parathyroid hormone in a rat model of renal failure with low turnover bone[J]. Nephrol Dial Transplant, 2005, 20(9): 1904-1911.

[82] Ureña P, Kubrusly M, Mannstadt M, et al. The renal PTH/PTHrP receptor is down-regulated in rats with chronic renal failure[J]. Kidney Int, 1994, 45(2): 605-611.

[83] Tian J, Smogorzewski M, Kedes L, et al. PTH-PTHrP receptor mRNA is downregulated in chronic renal failure[J]. Am J Nephrol, 1994, 14(1): 41-46.

[84] Ureña P, Ferreira A, Morieux C, et al. PTH/PTHrP receptor mRNA is down-regulated in epiphyseal cartilage growth plate of uraemic rats[J]. Nephrol Dial Transplant, 1996, 11(10): 2008-2016.

[85] Picton M L, Moore P R, Mawer E B, et al. Down-regulation of human osteoblast PTH/PTHrP receptor mRNA in end-stage renal failure[J]. Kidney Int, 2000, 58(4): 1440-1449.

[86] Pereira R C, Delany A M, Khouzam N M, et al. Primary osteoblast-like cells from patients with end-stage kidney disease reflect gene expression, proliferation, and mineralization characteristics ex vivo[J]. Kidney Int, 2015, 87(3): 593-601.

[87] Ureña P, Mannstadt M, Hruby M, et al. Parathyroidectomy does not prevent the renal PTH/PTHrP receptor down-regulation in uremic rats[J]. Kidney Int, 1995, 47(6): 1797-1805.

[88] Sanchez C, Salusky I, Willsey P, et al. Calcitriol upregulates PTH/PTHrP receptor mRNA in rat growth plate cartilage[J]. J Am Soc Nephrol, 1995, 6: 970.

[89] Gonzalez E A, Martin K J. Calcitriol decreases PTH/PTHrp receptor gene expression in UMR 106-01 cells[J]. J Am Soc Nephrol, 1994, 5:880.

[90] Zoccali C, Mallamaci F, Leonardis D, et al. Autoregulation of PTH secretion[J]. Kidney Int, 1995, 47(1):363.

[91] Suarez-Bregua P, Cal L, Cañestro C, et al. PTH Reloaded: A New Evolutionary Perspective[J]. Front Physiol, 2017, 8: 776.

[92] Berdud I, Martin-Malo A, Almaden Y, et al. Abnormal calcaemic response to PTH in the uraemic rat without secondary hyperparathyroidism[J]. Nephrol Dial Transplant, 1996, 11(7): 1292-1298.

[93] Wills M R, Jenkins M V. The effect of uraemic metabolites on parathyroid extract-induced bone resorption in vitro[J]. Clin Chim Acta, 1976, 73(1): 121-125.

[94] Andress D L, Howard G A, Birnbaum R S. Identification of a low molecular weight inhibitor of osteoblast mitogenesis in uremic plasma[J]. Kidney Int, 1991, 39(5): 942-945.

[95] Disthabanchong S, Hassan H, McConkey C L, et al. Regulation of PTH1 receptor expression by uremic ultrafiltrate in UMR 106-01 osteoblast-like cells[J]. Kidney Int, 2004, 65(3): 897-903.

[96] Nii-Kono T, Iwasaki Y, Uchida M, et al. Indoxyl sulfate induces skeletal resistance to parathyroid hormone in cultured osteoblastic cells[J]. Kidney Int, 2007, 71(8): 738-743.

[97] Massy Z, Drueke T. Adynamic bone disease is a predominant bone pattern in early stages of chronic kidney disease[J]. J Nephrol, 2017, 30(5): 629-634.

[98] Sage A P, Lu J, Atti E, et al. Hyperlipidemia induces resistance to PTH bone anabolism in mice via oxidized lipids[J]. J Bone Miner Res, 2011, 26(6): 1197-1206.

[99] Mozar A, Louvet L, Godin C, et al. Indoxyl sulphate inhibits osteoclast differentiation and function[J]. Nephrol Dial Transplant, 2012, 27(6): 2176-2181.

[100] Iwasaki Y, Yamato H, Nii-Kono T, et al. Administration of oral charcoal adsorbent (AST-120) suppresses low-turnover bone progression in uraemic rats[J]. Nephrol Dial Transplant, 2006,

21(10)：2768-2774.

[101] Barreto F C，Barreto D V，Canziani M E，et al. Association between indoxyl sulfate and bone histomorphometry in pre-dialysis chronic kidney disease patients[J]. J Bras Nefrol，2014，36(3)：289-296.

[102] Hsu C H，Patel S. Uremic plasma contains factors inhibiting 1 alpha-hydroxylase activity[J]. J Am Soc Nephrol，1992，3(4)：947-952.

[103] Patel S R，Ke H Q，Vanholder R，et al. Inhibition of calcitriol receptor binding to vitamin D response elements by uremic toxins[J]. J Clin Invest，1995，96(1)：50-59.

[104] Habener J F，Potts J T Jr. Biosynthesis of parathyroid hormone (second of two parts)[J]. N Engl J Med，1978，299(12)：635-644.

[105] Kakuta T，Sawada K. New Developments in CKD-MBD. Cell Biology of parathyroid in CKD[J]. Clin Calcium，2014，24(12)：1801-1808.

[106] Basile C，Lomonte C. The function of the parathyroid oxyphil cells in uremia: still a mystery?[J]. Kidney Int，2017，92(5)：1046-1048.

[107] Ritter C，Miller B，Coyne D W，et al. Paricalcitol and cinacalcet have disparate actions on parathyroid oxyphil cell content in patients with chronic kidney disease[J]. Kidney Int，2017，92(5)：1217-1222.

[108] Kitamura N，Shigeno C，Shiomi K，et al. Episodic fluctuation in serum intact parathyroid hormone concentration in men[J]. J Clin Endocrinol Metab，1990，70(1)：252-263.

[109] Tam C S，Heersche J N，Murray T M，et al. Parathyroid hormone stimulates the bone apposition rate independently of its resorptive action: differential effects of intermittent and continuous administration[J]. Endocrinology，1982，110(2)：506-512.

[110] Hock J M，Gera I. Effects of continuous and intermittent administration and inhibition of resorption on the anabolic response of bone to parathyroid hormone[J]. J Bone Miner Res，1992，7(1)：65-72.

[111] De Francisco A L，Amado J A，Cotorruelo J G，et al. Pulsatile-secretion of parathyroid hormone in patients with chronic renal failure[J]. Clin Nephrol，1993，39(4)：224-228.

[112] Hocher B，Zeng S. Clear the Fog around Parathyroid Hormone Assays What Do iPTH Assays Really Measure?[J]. Clin J Am Soc Nephrol，2018，13(4)：524-526.

[113] Tregear G W，Van Rietschoten J，Greene E，et al. Bovine parathyroid hormone: minimum chain length of synthetic peptide required for biological activity[J]. Endocrinology，1973，93(6)：1349-1353.

[114] Lim S K，Gardella T J，Baba H，et al. The carboxy-terminus of parathyroid hormone is essential for hormone processing and secretion[J]. Endocrinology，1992，131(5)：2325-2330.

[115] Mayer G P，Keaton J A，Hurst J G，et al. Effects of plasma calcium concentration on the relative proportion of hormone and carboxyl fragments in parathyroid venous blood[J]. Endocrinology，1979，104(6)：1778-1784.

[116] Santamaria R，Almaden Y，Felsenfeld A，et al. Dynamics of PTH secretion in hemodialysis patients as determined by the intact and whole PTH assays[J]. Kidney Int，2003，64(5)：1867-1873.

[117] Brossard J H，Whittom S，Lepage R，et al. Carboxyl-terminal fragments of parathyroid hormone are not secreted preferentially in primary hyperparathyroidism as they are in other

hypercalcemic conditions[J]. J Clin Endocrinol Metab, 1993, 77(2): 413-419.

[118] el-Hajj Fuleihan G, Chen C J, Rivkees S A, et al. Calcium-dependent release of N-terminal fragments and intact immunoreactive parathyroid hormone by human pathological parathyroid tissue in vitro[J]. J Clin Endocrinol Metab, 1989, 69(4): 860-867.

[119] Catherwood B D, Friedler R M, Singer F R. Sites of clearance of endogenous parathyroid hormone in the vitamin D-deficient dog[J]. Endocrinology, 1976, 98(1): 228-236.

[120] Martin K, Hruska K, Greenwalt A, et al. Selective uptake of intact parathyroid hormone by the liver: differences between hepatic and renal uptake[J]. J Clin Invest, 1976, 58(4): 781-788.

[121] Martin K J, Hruska K A, Lewis J, et al. The renal handling of parathyroid hormone. Role of peritubular uptake and glomerular filtration[J]. J Clin Invest, 1977, 60(4): 808-814.

[122] Zull J E, Chuang J. Characterization of parathyroid hormone fragments produced by cathepsin D[J]. J Biol Chem, 1985, 260(3): 1608-1613.

[123] Freitag J, Martin K J, Hruska K A, et al. Impaired parathyroid hormone metabolism in patients with chronic renal failure[J]. N Engl J Med, 1978, 298(1): 29-32.

[124] Brossard J H, Cloutier M, Roy L, et al. Accumulation of a non-(1-84) molecular form of parathyroid hormone (PTH) detected by intact PTH assay in renal failure: importance in the interpretation of PTH values[J]. J Clin Endocrinol Metab, 1996, 81(11): 3923-3929.

[125] Lepage R, Roy L, Brossard J H, et al. A non-(1-84) circulating parathyroid hormone (PTH) fragment interferes significantly with intact PTH commercial assay measurements in uremic samples[J]. Clin Chem, 1998, 44(4): 805-809.

[126] Cavalier E, Delanaye P, Vranken L, et al. Interpretation of serum PTH concentrations with different kits in dialysis patients according to the KDIGO guidelines: importance of the reference (normal) values[J]. Nephrol Dial Transplant, 2012, 27(5): 1950-1956.

[127] Souberbielle J C, Friedlander G, Cormier C. Practical considerations in PTH testing[J]. Clin Chim Acta, 2006, 366(1-2): 81-89.

[128] Souberbielle J C P, Roth H, Fouque D P. Parathyroid hormone measurement in CKD[J]. Kidney Int, 2010, 77(2): 93-100.

[129] Souberbielle J C, Boutten A, Carlier M C, et al. Inter-method variability in PTH measurement: implication for the care of CKD patients[J]. Kidney Int, 2006, 70(2): 345-350.

[130] Slatopolsky E, Finch J, Clay P, et al. A novel mechanism for skeletal resistance in uremia[J]. Kidney Int, 2000, 58(2): 753-761.

[131] Malluche H H, Mawad H, Trueba D, et al. Parathyroid hormone assays--evolution and revolutions in the care of dialysis patients[J]. Clin Nephrol, 2003, 59(5): 313-318.

[132] González-Casaus M L, González-Parra E, Sánchez-González C, et al. A lower proportion of circulating active parathyroid hormone in peritoneal dialysis does not allow the pth inter-method adjustment proposed for haemodialysis[J]. Nefrologia, 2014, 34(3): 330-340.

[133] Hocher B, Armbruster F P, Stoeva S, et al. Measuring parathyroid hormone (PTH) in patients with oxidative stress–do we need a fourth generation parathyroid hormone assay?[J]. PLoS One, 2012, 7(7): e40242.

[134] Hocher B, Oberthür D, Slowinski T, et al. Modeling of oxidized PTH (oxPTH) and non-oxidized PTH (n-oxPTH) receptor binding and relationship of oxidized to non-oxidized PTH

in children with chronic renal failure, adult patients on hemodialysis and kidney transplant recipients[J]. Kidney Blood Press Res, 2013, 37(4-5): 240-251.

[135] Tepel M, Armbruster F P, Grön H J, et al. Nonoxidized, biologically active parathyroid hormone determines mortality in hemodialysis patients[J]. J Clin Endocrinol Metab, 2013, 98(12): 4744-4751.

[136] Souberbielle J C, Massart C, Brailly-Tabard S, et al. Serum PTH reference values established by an automated third-generation assay in vitamin D-replete subjects with normal renal function: consequences of diagnosing primary hyperparathyroidism and the classification of dialysis patients[J]. Eur J Endocrinol, 2016, 174(3): 315-323.

[137] Bover J, Ureña P, Aguilar A, et al. Alkaline Phosphatases in the Complex Chronic Kidney Disease-Mineral and Bone Disorders[J]. Calcif Tissue Int, 2018, 103(2): 111-124.

[138] Tolouian R, Gupta A. The need for a reliable bone biomarker to better assess chronic kidney disease mineral and bone disorder[J]. J Parathyr Dis, 2017, 6(2):36–38.

[139] Torregrosa J V, Bover J, Cannata Andía J, et al. Spanish Society of Nephrology recommendations for controlling mineral and bone disorder in chronic kidney disease patients (S.E.N.-M.B.D.)[J]. Nefrologia, 2011, 31 (Suppl 1): 3-32.

[140] Divieti P, John M R, Jüppner H, et al. Human PTH-(7-84) inhibits bone resorption in vitro via actions independent of the type 1 PTH/PTHrP receptor[J]. Endocrinology, 2002, 143(1): 171-176.

[141] Nguyen M, He B, Karaplis A. Nuclear forms of parathyroid hormone-related peptide are translated from non-AUG start sites downstream from the initiator methionine[J]. Endocrinology, 2001, 142(2): 694-703.

[142] Murray T M, Rao L G, Divieti P, et al. Parathyroid hormone secretion and action: evidence for discrete receptors for the carboxyl-terminal region and related biological actions of carboxyl-terminal ligands[J]. Endocr Rev, 2005, 26(1): 78-113.

[143] Inomata N, Akiyama M, Kubota N, et al. Characterization of a novel parathyroid hormone (PTH) receptor with specificity for the carboxyl-terminal region of PTH-(1-84)[J]. Endocrinology, 1995, 136(11): 4732-4740.

[144] Wesseling-Perry K, Harkins G C, Wang H J, et al. The calcemic response to continuous parathyroid hormone (PTH)(1-34) infusion in end-stage kidney disease varies according to bone turnover: a potential role for PTH(7-84)[J]. J Clin Endocrinol Metab, 2010, 95(6): 2772-2780.

[145] Huan J, Olgaard K, Nielsen L B, et al. Parathyroid hormone 7-84 induces hypocalcemia and inhibits the parathyroid hormone 1-84 secretory response to hypocalcemia in rats with intact parathyroid glands[J]. J Am Soc Nephrol, 2006, 17(7): 1923-1930.

[146] Behar V, Pines M, Nakamoto C, et al. The human PTH2 receptor: binding and signal transduction properties of the stably expressed recombinant receptor[J]. Endocrinology, 1996, 137(7): 2748-2757.

[147] Ureña P. The PTH/PTHrP receptor: biological implications[J]. Nefrologia, 2003, 23 Suppl 2: 12-17.

[148] Takenaka T, Inoue T, Miyazaki T, et al. Xeno-Klotho Inhibits Parathyroid Hormone Signaling[J]. J Bone Miner Res, 2016, 31(2): 455-462.

[149] Torres A, Rodriguez M, Felsenfeld A, et al. Sigmoidal relationship between calcitonin and

calcium: studies in normal, parathyroidectomized, and azotemic rats[J]. Kidney Int, 1991, 40(4): 700-704.

[150] Felsenfeld A J, Machado L, Rodriguez M. The relationship between serum calcitonin and calcium in the hemodialysis patient[J]. Am J Kidney Dis, 1993, 21(3): 292-299.

[151] Rodriguez M, Felsenfeld A J, Torres A, et al. Calcitonin, an important factor in the calcemic response to parathyroid hormone in the rat[J]. Kidney Int, 1991, 40(2): 219-225.

[152] Quesada J M, Rodriguez M, Calderon de la Barca J M, et al. Effect of calcitriol replacement on serum calcitonin and parathyroid hormone levels in CAPD patients[J]. Nephrol Dial Transplant, 1995, 10(1): 70-74.

[153] Arenas M D, de la Fuente V, Delgado P, et al. Pharmacodynamics of cinacalcet over 48 hours in patients with controlled secondary hyperparathyroidism: useful data in clinical practice[J]. J Clin Endocrinol Metab, 2013, 98(4): 1718-1725.

[154] Felsenfeld A, Rodriguez M, Levine B. New insights in regulation of calcium homeostasis[J]. Curr Opin Nephrol Hypertens, 2013, 22(4): 371-376.

[155] Kazama J J. The skeletal resistance to PTH and osteoprotegerin[J]. Clin Calcium, 2002, 12(6): 764-767.

[156] Kim C S, Bae E H, Ma S K, et al. Association of Serum Osteoprotegerin Levels with Bone Loss in Chronic Kidney Disease: Insights from the KNOW-CKD Study[J]. PLoS One, 2016, 11(11): e0166792.

[157] Kazama J J, Shigematsu T, Yano K, et al. Increased circulating levels of osteoclastogenesis inhibitory factor (osteoprotegerin) in patients with chronic renal failure[J]. Am J Kidney Dis, 2002, 39(3): 525-532.

[158] Winkler D G, Sutherland M K, Geoghegan J C, et al. Osteocyte control of bone formation via sclerostin, a novel BMP antagonist[J]. EMBO J, 2003, 22(23): 6267-6276.

[159] Li X, Zhang Y, Kang H, et al. Sclerostin binds to LRP5/6 and antagonizes canonical Wnt signaling[J]. J Biol Chem, 2005, 280(20): 19883-19887.

[160] Ellies D L, Viviano B, McCarthy J, et al. Bone density ligand, Sclerostin, directly interacts with LRP5 but not LRP5G171V to modulate Wnt activity[J]. J Bone Miner Res, 2006, 21(11): 1738-1749.

[161] Hay E, Bouaziz W, Funck-Brentano T, et al. Sclerostin and Bone Aging: A Mini-Review[J]. Gerontology, 2016, 62(6): 618-623.

[162] Fang Y, Ginsberg C, Seifert M, et al. CKD-induced wingless/integration1 inhibitors and phosphorus cause the CKD-mineral and bone disorder[J]. J Am Soc Nephrol, 2014, 25(8): 1760-1773.

[163] Kanbay M, Siriopol D, Saglam M, et al. Serum sclerostin and adverse outcomes in nondialyzed chronic kidney disease patients[J]. J Clin Endocrinol Metab, 2014, 99(10): E1854-E1861.

[164] García-Martín A, Rozas-Moreno P, Reyes-García R, et al. Circulating levels of sclerostin are increased in patients with type 2 diabetes mellitus[J]. J Clin Endocrinol Metab, 2012, 97(1): 234-241.

[165] Bonani M, Rodriguez D, Fehr T, et al. Sclerostin blood levels before and after kidney transplantation[J]. Kidney Blood Press Res, 2014, 39(4): 230-239.

[166] Evenepoel P, Claes K, Viaene L, et al. Decreased Circulating Sclerostin Levels in Renal Transplant Recipients With Persistent Hyperparathyroidism[J]. Transplantation, 2016, 100(10): 2188-2193.

[167] Roforth M M, Fujita K, McGregor U I, et al. Effects of age on bone mRNA levels of sclerostin and other genes relevant to bone metabolism in humans[J]. Bone, 2014, 59: 1-6.

[168] Sabbagh Y, Graciolli F G, O'Brien S, et al. Repression of osteocyte Wnt/β-catenin signaling is an early event in the progression of renal osteodystrophy[J]. J Bone Miner Res, 2012, 27(8): 1757-1772.

[169] Cejka D, Herberth J, Branscum A J, et al. Sclerostin and Dickkopf-1 in renal osteodystrophy[J]. Clin J Am Soc Nephrol, 2011, 6(4): 877-882.

[170] Bover J, Ureña P, Brandenburg V, et al. Adynamic bone disease: from bone to vessels in chronic kidney disease[J]. Semin Nephrol, 2014, 34(6): 626-640.

[171] Moe S, Drüeke T, Cunningham J, et al. Definition, evaluation, and classification of renal osteodystrophy: a position statement from Kidney Disease: Improving Global Outcomes (KDIGO)[J]. Kidney Int, 2006, 69(11): 1945-1953.

[172] Coen G, Mazzaferro S, Ballanti P, et al. Renal bone disease in 76 patients with varying degrees of predialysis chronic renal failure: a cross-sectional study[J]. Nephrol Dial Transplant, 1996, 11(5): 813-819.

[173] Graciolli F G, Neves K R, Barreto F, et al. The complexity of chronic kidney disease-mineral and bone disorder across stages of chronic kidney disease[J]. Kidney Int, 2017, 91(6): 1436-1446.

[174] Moe S M, Chen N X, Newman C L, et al. Anti-sclerostin antibody treatment in a rat model of progressive renal osteodystrophy[J]. J Bone Miner Res, 2015, 30(3): 499-509.

[175] Gupta A, Kallenbach L R, Zasuwa G, et al. Race is a major determinant of secondary hyperparathyroidism in uremic patients[J]. J Am Soc Nephrol, 2000, 11(2): 330-334.

[176] Malluche H H, Mawad H W, Monier-Faugere M C. Renal osteodystrophy in the first decade of the new millennium: analysis of 630 bone biopsies in black and white patients[J]. J Bone Miner Res, 2011, 26(6): 1368-1376.

[177] Cosman F, Morgan D C, Nieves J W, et al. Resistance to bone resorbing effects of PTH in black women[J]. J Bone Miner Res, 1997, 12(6): 958-966.

[178] Fishbane S, Hazzan A D, Jhaveri K D, et al. Bone Parameters and Risk of Hip and Femur Fractures in Patients on Hemodialysis[J]. Clin J Am Soc Nephrol, 2016, 11(6): 1063-1072.

[179] London G M. Bone-vascular cross-talk[J]. J Nephrol, 2012, 25(5): 619-625.

[180] London G M, Marty C, Marchais S J, et al. Arterial calcifications and bone histomorphometry in end-stage renal disease[J]. J Am Soc Nephrol, 2004, 15(7): 1943-1951.

[181] London G M, Marchais S J, Guérin A P, et al. Ankle-brachial index and bone turnover in patients on dialysis[J]. J Am Soc Nephrol, 2015, 26(2): 476-483.

[182] Quarles L D, Lobaugh B, Murphy G. Intact parathyroid hormone overestimates the presence and severity of parathyroid-mediated osseous abnormalities in uremia[J]. J Clin Endocrinol Metab, 1992, 75(1): 145-150.

[183] Torres A, Lorenzo V, Hernández D, et al. Bone disease in predialysis, hemodialysis,

and CAPD patients: evidence of a better bone response to PTH[J]. Kidney Int,1995, 47(5): 1434-1442.

[184] Hercz G, Pei Y, Greenwood C, et al. Aplastic osteodystrophy without aluminum: the role of "suppressed" parathyroid function[J]. Kidney Int,1993,44(4): 860-866.

[185] Torregrosa J V, Bover J, Cannata Andía J, et al. Spanish Society of Nephrology recommendations for controlling mineral and bone disorder in chronic kidney disease patients (S.E.N.-M.B.D.)[J]. Nefrologia,2011,31 Suppl 1: 3-32.

[186] Wein M N. Parathyroid Hormone Signaling in Osteocytes[J]. JBMR Plus,2018,2(1): 22-30.

[187] Garrett G, Sardiwal S, Lamb E J, et al. PTH——a particularly tricky hormone: why measure it at all in kidney patients?[J]. Clin J Am Soc Nephrol,2013,8(2): 299-312.

[188] Yilmaz M I, Siriopol D, Saglam M, et al. Osteoprotegerin in Chronic Kidney Disease: Associations with Vascular Damage and Cardiovascular Events[J]. Calcif Tissue Int,2016, 99(2): 121-130.

[189] DeFronzo R A, Alvestrand A, Smith D, et al. Insulin resistance in uremia[J]. J Clin Invest, 1981,67(2): 563-568.

[190] Blum W F, Ranke M B, Kietzmann K, et al. Growth hormone resistance and inhibition of somatomedin activity by excess of insulin-like growth factor binding protein in uraemia[J]. Pediatr Nephrol,1991,5(4): 539-544.

[191] Koizumi M, Komaba H, Fukagawa M. Parathyroid function in chronic kidney disease: role of FGF23-Klotho axis[J]. Contrib Nephrol,2013,180: 110-123.

[192] Evenepoel P, Rodriguez M, Ketteler M. Laboratory Abnormalities in CKD-MBD: Markers, Predictors, or Mediators of Disease?[J]. Semin Nephrol,2014,34(2): 151-163.

[193] Román-García P, Carrillo-López N, Naves-Díaz M, et al. Dual-specificity phosphatases are implicated in severe hyperplasia and lack of response to FGF23 of uremic parathyroid glands from rats[J]. Endocrinology,2012,153(4): 1627-1637.

[194] Galitzer H, Ben-Dov I Z, Silver J, et al. Parathyroid cell resistance to fibroblast growth factor 23 in secondary hyperparathyroidism of chronic kidney disease[J]. Kidney Int, 2010,77(3): 211-218.

[195] Komaba H, Goto S, Fujii H, et al. Depressed expression of Klotho and FGF receptor 1 in hyperplastic parathyroid glands from uremic patients[J]. Kidney Int,2010,77(3): 232-238.

[196] Brown A J, Ritter C S, Finch J L, et al. Decreased calcium-sensing receptor expression in hyperplastic parathyroid glands of uremic rats: role of dietary phosphate[J]. Kidney Int,1999, 55(4): 1284-1292.

[197] Brown A J, Dusso A, Lopez-Hilker S, et al. 1,25-(OH)2D receptors are decreased in parathyroid glands from chronically uremic dogs[J]. Kidney Int,1989,35(1): 19-23.

[198] Mithal A, Kifor O, Kifor I, et al. The reduced responsiveness of cultured bovine parathyroid cells to extracellular Ca2+ is associated with marked reduction in the expression of extracellular Ca(2+)-sensing receptor messenger ribonucleic acid and protein[J]. Endocrinology,1995, 136(7): 3087-3092.

[199] Ritter C S, Finch J L, Slatopolsky E A, et al. Parathyroid hyperplasia in uremic rats precedes down-regulation of the calcium receptor[J]. Kidney Int,2001,60(5): 1737-1744.

[200] Fukuda N，Tanaka H，Tominaga Y，et al. Decreased 1,25-dihydroxyvitamin D3 receptor density is associated with a more severe form of parathyroid hyperplasia in chronic uremic patients[J]. J Clin Invest，1993，92(3)：1436-1443.

[201] Silver J，Kilav R，Naveh-Many T. Mechanisms of secondary hyperparathyroidism[J]. Am J Physiol Renal Physiol，2002，283(3)：F367-F376.

译者：徐波，华南理工大学附属第二医院（广州市第一人民医院总院）

审校：刘国文，深圳大学第一附属医院（深圳市第二人民医院）

　　　　肖瑜，深圳大学第一附属医院（深圳市第二人民医院）

第五章 磷酸盐和miRNAs对PTH的调控

Antonio Canalejo, Mariano Rodríguez, Yolanda Almadén

一、引言

在过去的几十年里，有关甲状旁腺激素（PTH）的调节过程的研究越来越多，目前已知的典型功能是对细胞外钙离子浓度的细微调节。因此，能够调节甲状旁腺功能，特别是PTH分泌的主要天然效应器是钙离子本身。通过细胞质膜钙敏感受体（CaSR）感知的低钙血症导致PTH释放增加，而PTH释放反过来作用于靶组织以恢复正常的钙水平。维生素D，即骨化三醇，是一种天然的活性形式，通过特定的细胞内维生素D受体（VDR）发挥作用，也能够调节PTH的合成。低钙血症导致维生素D水平增加，促进肠道对钙离子的吸收；当低钙血症恢复后，维生素D以一种保护性反馈的方式抑制PTH的合成。

这种钙-维生素D双重调控模型似乎足以调控甲状旁腺的功能。然而，临床和实验的有力证据表明，要关注一个古老的、众所周知的矿物质代谢关键参与者，即磷酸盐，它是PTH的新的直接效应器，但仍非常难以明确其作用机制。事实上，尽管研究人员为找出特定的磷酸盐感受器作出了重大努力，但仍不十分明确。然而，最近的数据可能为发现一种能够感知磷酸盐水平的受体提供了思路。此外，在阐明磷酸盐作用的过程中，有时会感觉很迷惑，因为观察到的由于磷酸盐负荷增加而引起的甲状旁腺功能改变并不总是与血清磷酸盐水平的升高有关。成纤维细胞生长因子23（FGF23）是一种促进肾脏对磷酸盐排泄的磷脂，它一直被认为发挥着重要作用。部分高磷酸盐水平的物质，能够通过特定的受体（FGF23受体的复合物，FGFR1以及共受体α-Klotho）被甲状旁腺感知，也可以通过靶向其他参与矿物质代谢的器官所感知。本章将介绍高磷酸盐调节PTH分泌的机制，以及研究miRNAs在其中发挥的作用，这也许是最近发现的影响PTH分泌的可能机制，并可能开辟新的治疗方向。

二、磷酸盐对PTH分泌的直接影响

从目前来看，临床和实验数据表明磷酸盐是甲状旁腺功能的调节剂。高磷血症始终与肾性甲状旁腺功能亢进症（继发性甲状旁腺功能亢进症，SHPT）的发生相关。因此，限制饮食摄入磷和结合剂螯合磷是预防和治疗SHPT的有效策略。然而，要证明磷酸盐对甲状旁腺细胞功能的独立影响是很难的，尤其是在体内。低磷饮食等降低磷酸盐负荷的益处可归因于伴随的变化，如刺激骨化三醇的产生[1-3]，以及由于对PTH的钙反应增加而改善低钙血症[3-5]。为了克服这些生理限制，Lopez-Hilker等[6]研究表明限制饮食摄入磷改善了狗的继发性甲状旁腺功能亢进症，而与骨化三醇和血清钙水平的变化无关。但是，在任何情况下，磷酸盐的直接作用都需要体外研究来证实。

一些学者在器官培养过程中已经成功使用大鼠甲状旁腺测试1,25-二羟基维生素D_3、皮质醇和钙对PTH分泌的影响[7-9]。然而，使用甲状旁腺细胞系或原代培养物中分散的细胞进行的首次尝试未能显示出这一点。Almaden等[10]在大鼠整个甲状旁腺中进行的研究是第一个报告磷酸盐对PTH分泌有明显直接影响的研究，其他作者在同一模型中也证实了这一点[11]。随后，Nielsen等[12]在牛的甲状旁腺中也印证了这一点，并证实了它只在具有完整结构的组织中被观察到。有趣的是，随着培养时间的推移，分离的细胞对细胞外钙的变化反应变弱，归因于CaSR的表达进行性降低[13-15]，牛分散的细胞和组织制剂都对钙浓度的变化有反应。此外，虽然在分散的甲状旁腺细胞中观察到了磷酸盐的影响[16]，这被认为是存在具有紧密细胞间相互作用的细胞簇。然而，到目前为止，还没有一个明确的解释，为什么细胞间的相互作用对于观察磷酸盐对PTH分泌的影响很重要。Sun等[17]研究表明，距离较近的甲状旁腺细胞会受到刺激而分泌更多的PTH，这表明甲状旁腺细胞之间存在着旁分泌的相互作用。要观察磷酸盐对PTH分泌的影响，可能还需要研究细胞间的交流。后来使用生长在胶原蛋白中的甲状旁腺组织假腺模型的研究[18]也表明了三维组织结构在甲状旁腺功能中的重要性。

Almaden等[10]对正常大鼠甲状旁腺中的研究表明，4 mM或3 mM的磷酸盐浓度增加了PTH分泌的基本速率（钙1.25 mM），但没有进一步增加低钙诱导的最大PTH分泌速率。因此，尽管细胞外钙水平正常，高磷酸盐浓度仍然维持着异常升高的PTH分泌率，但当低于细胞外钙浓度，最大程度地刺激甲状旁腺时，它并没有进一步增加PTH分泌。因此，在体外，高磷酸盐水平会使PTH钙曲线向右移动，使甲状旁腺细胞对钙抑制不太敏感。这至少可以部分解释为什么肾性甲状旁腺功能亢进的高磷酸盐血症患者PTH钙曲线设定值会增加。

Almaden等[19]的一项研究探讨了高磷酸盐对人类增生性甲状旁腺PTH分泌的影响。这些甲状旁腺经常有结节状生长区域，维生素D和钙传感器受体数量减少[14,20]。因此，它们对钙和骨化三醇的反应较低，抑制PTH分泌所需的钙浓度大于正常值[21-22]。试验是用小块的甲状旁腺进行的，在弥漫性增生组织中，培养基中高浓度的磷酸盐可以阻碍钙离子诱导的PTH分泌的抑制作用，4 mM的磷酸盐比3 mM的更明显，表明其有剂量依赖效应。在结节性增生组织中，高磷酸盐降低了高钙对PTH分泌的抑制能力；然而，在3 mM和1 mM磷酸盐之间比较，钙对PTH分泌的降低没有明显的差异。体外实验证实，高磷酸盐水平刺激PTH的分泌与低钙浓度和骨化三醇缺乏无关，这在尿毒症患者中常常存在。

在血液透析患者[23]和狗[24]的体内研究中，进一步证明了磷酸盐对PTH分泌的直接影响。有趣的是，这些研究还表明，磷酸盐对PTH分泌的影响是剂量依赖性的。但是，PTH对磷酸盐的反应程度要比钙低得多。

磷酸盐对PTH分泌的直接刺激作用是快速的。在体外实验中，培养2 h后就能观察到这种作用。在体内实验中，对于适应高磷酸盐饮食的尿毒症大鼠，改用低磷酸盐饮食后，在2 h的进食时间内，血清PTH下降80%，血浆钙没有变化，但血浆磷酸盐下降1 mg/dL[25]。相反，高磷酸盐饮食组灌胃后15 min内PTH增加80%，血浆磷酸盐和钙没有变化。此外，在十二指肠静脉输注磷酸钠可在10 min内增加PTH水平，而输注氯化钠则没有影响。

三、磷酸盐和PTH基因表达

在证明磷酸盐对PTH分泌有直接影响后不久，对其潜在分子机制的研究就开始了。第一个要解决的问题是磷酸盐对PTH合成的可能影响。事实上，在发现磷酸盐对PTH分泌的直接影响之前，在不同大鼠模型的体内实验均表明，在早期慢性肾衰竭[26]和低磷酸盐血症大鼠[27]中，PTH的合成受到食物中磷酸盐水平的控制。血清中高磷酸盐水平与PTH的mRNA增加相关。研究还表明，在正常大鼠中，高磷酸盐饮食增加了PTH的mRNA，这与大鼠体内钙和降钙素受体（CTR）水平无关[28]。随后，对血液透析患者的增生性甲状旁腺组织进行的体外试验表明，高磷酸盐水平（4 mM）刺激了PTH的分泌，并伴随着弥漫性和结节性增生中PTH的mRNA的增加[19]。

Silver和Naveh-Many团队对钙和磷酸盐对PTH合成的调控进行了长达十年的深入研究，得出的结论是，正如核转录运行实验所示[27,29-30]，钙和磷酸盐对PTH合成的调控是转录后的。因此，钙和磷酸盐通过改变蛋白质与PTH mRNA 3'-非翻译区（UTR）的相互作用来调节PTH基因的表达，从而决定了PTH的mRNA的稳定性。通过将低钙血症和低磷酸盐血症大鼠的体内实验模型与体外mRNA降解实验相结合，该团队确定了参与PTH的mRNA稳定和/或衰减的顺式作用元件和反式作用因子，且低钙血症和低磷酸盐血症大鼠PTH的mRNA水平相差约60倍。

有学者发现许多甲状旁腺细胞的胞浆蛋白与PTH 3'-UTR中的一个保守的顺式作用元件结合[29]，这种结合依赖于末端60个核苷酸。实验结果显示：低钙血症大鼠的甲状旁腺蛋白质结合增加，低磷酸盐血症大鼠的蛋白质结合降低，这与PTH的mRNA水平相关。通过体外mRNA降解实验，发现PTH的mRNA探针与低钙血症大鼠胞浆蛋白孵育180 min后保持完整，但在低磷酸盐血症蛋白存在时仅维持5 min。相反地，对照组大鼠的甲状旁腺蛋白使转录物稳定存在40 min，而在低磷酸盐血症蛋白存在时，缺乏该区域的转录物没有显示降解。研究表明，与尿毒症大鼠甲状旁腺蛋白孵育120 min后，PTH的mRNA完全不降解，而在180 min[30]时轻微下降。进一步的研究将PTH的mRNA-蛋白结合区划定为最小的26个核苷酸序列，这表明通过调节PTH的mRNA稳定性来协调钙和磷酸盐的反应是必要和充分的[31]。

在确定了3'-UTR调控区之后，研究人员就该确定与它结合的特定蛋白质。首先是50 kDa富含AU元件的RNA结合蛋白1（AU-rich binding factor 1，AUF1），该蛋白能够与PTH的mRNA 3'-UTR结合并稳定PTH的转录物[32]。有趣的是，钙调神经磷酸酶可调控胞外AUF1蛋白表达和胞内PTH基因表达，也可通过钙和磷酸盐进行生理调节[33]。N-ras上游（Unr）蛋白被证明是另一种PTH的mRNA 3'-UTR结合蛋白，是作为甲状旁腺RNA结合复合物的一部分[34]。此外，促进mRNA衰减的K-同源剪接调节蛋白（KSRP）是PTH的mRNA转录后调控复合物的"万能钥匙"[35]。在低钙血症或慢性肾衰竭实验大鼠的腺体中，KSRP与3'-UTR PTH mRNA的结合减少，在这些大鼠中，PTH的mRNA更稳定，而对照组和低磷酸盐血症大鼠的PTH的mRNA不稳定。值得注意的是，KSRP的活性是由其与肽基脯氨酰顺反异构酶（PPIase）Pin1的相互作用来调节的，从而影响KSRP去磷酸化和活化[36]。研究发现在低钙血症和CKD大鼠甲状旁腺蛋白提取物中，Pin1活性降低。

综上所述，磷酸盐在转录后调节PTH合成的模型开始出现。因此，在血清中低磷酸盐条件下，活性形式的Pin1导致KSRP去磷酸化和活化，有利于其与PTH的mRNA 3'-UTR ARE结合，并阻止其与由AUF1和Unr组成的稳定复合物的结合。其结果是外泌体的募集导致PTH的mRNA的衰减，然后导致PTH减少[37-38]。有趣的是，同样的机制但以相反的方式调控低钙血症和CKD中PTH基因的表达，其中Pin1活性降低，有利于AUF1和Unr的结合，以抑制PTH的mRNA降解。但这种描述似乎仍然不完整，因此尚待将感知过程与Pin1活动的调节，以及其他新参与者可能做出的贡献联系起来。因此，与维生素D的转录水平调控PTH合成（涉及PTH基因中的VDR和VDRE序列）相比，一种与细胞质内切酶活性相关的转录后机制，或多或少导致PTH的稳定转录，这似乎可以解释正常和尿毒症环境下钙和磷酸盐的影响。重要的是，这种转录后机制似乎与高磷酸盐水平在短时间内促进PTH释放情况相一致。

四、寻找磷酸盐的传感器

生物有机体处理磷酸盐感应的方式高度依赖于调节磷酸盐水平的必需区域，因此，两个关键模型被区分开来。在多细胞生物中，代谢性磷酸盐感应功能维持细胞内的磷酸盐水平以支持细胞代谢，而内分泌性磷酸盐感应功能驱动细胞外的磷酸盐稳态调节[39]。细菌和酵母的磷酸盐感应机制主要是基于细胞质膜转运蛋白能够调节磷酸盐的摄取和激活信号转导通路。有趣的是，在哺乳动物等多细胞生物中，代谢性磷酸盐感应也被证明与细胞质膜转运蛋白有关，如3型钠依赖性磷酸盐转运蛋白PIT1和/或PIT2，它们是细胞中普遍存在的磷酸盐供应者。然而，目前很难确定哺乳动物的内分泌性磷酸盐感应[40]，其中包括甲状旁腺细胞的内分泌磷酸盐感应。

由于甲状旁腺细胞中缺乏已知的特定磷酸盐传感器，无法解释磷酸盐对甲状旁腺功能的直接影响，在过去的几十年中，人们提出了许多对PIT具有特殊作用的磷酸盐转运系统。事实上，据报道，PIT1的磷酸盐摄取独立信号功能对于介导血管平滑肌细胞（VSMC）钙化过程很重要[41]。通过这种所谓的单传感器磷酸盐假说，转运体将与骨细胞中发现的一个共受体一起工作，在磷酸盐刺激下，在FGFR1的参与下调节PTH的分泌[39]。相反，多传感器假说意味着存在第二个独立的传感器，就像甲状旁腺一样，这种情况至今仍难以捉摸。Geng等[42]的一项研究似乎对甲状旁腺细胞中的磷酸盐感应有了新的认识。而且，令人惊讶的是，它似乎是甲状旁腺功能调节的核心，因为它与CaSR本身有关。事实上，这一杰出的研究证实了以往对该受体的观点，也开启了新的范例。

尽管细胞外钙水平最初被认为是CaSR特有的激动剂，但由于它能与其他不同的配体（包括各种二价和三价阳离子、多胺和阳离子多肽）结合，并激活不同的G蛋白下游信号通路，因此它具有广泛的分布和功能可塑性。一个主要观点也是在证明了左旋-氨基酸是变构活化剂后提出的，只要钙浓度高于阈值，左旋-氨基酸就能激活它[43]。现在，Geng等[42]发现了正如X射线晶体学所揭示的，在静息和活动构象中CaSR的整个胞外区的晶体结构中存在钙、磷酸盐（PO_4^{3-}）和左旋-色氨酸的新的结合位点，并认为左旋-色氨酸是受体激动剂，证明这些离子和氨基酸共同调控CaSR的功能。

功能性CaSR是由3个主要结构域组成的二硫键同型二聚体，即捕蝇草（venus flytrap，VFT）模块（包括LB1和LB2结构域）、一个富含半胱氨酸的结构域和七螺旋跨膜区。正如Geng等[42]所论证，通过与VFT模块的LB1和LB2结构域接触，以左旋-色氨酸形式与特定C结合位点结合的氨基酸促进了CaSR细胞外结构域的关闭，这是激活过程中第一个关键步骤。因此，在胞外钙存在的情况下，左旋-色氨酸直接激活CaSR介导的胞内钙动员，这种动员被左旋-色氨酸结合残基的突变完全消除。因此，钙离子不是受体的主要激活剂，因为CaSR在没有或存在钙离子时都保持非活性状态，而且只有在氨基酸结合后才形成活性状态。钙离子与4个不同比例和不同亲和力的位点结合，通过促进膜近端LB2和CR结构域之间的同二聚体相互作用，从而稳定受体的活性构象。最重要的是，氨基酸和钙的作用是相互依赖的，因为氨基酸激活CaSR需要一定水平的钙，而这增加了它对钙的敏感性，以获得稳定性。因此，氨基酸似乎作为CaSR的正构激动剂，它们与钙协同作用以实现完全的受体激活。

但也许Geng等[42]研究发现的最令人兴奋的是涉及阴离子对CaSR功能的作用。与钙的作用相反，磷酸盐（PO_4^{3-}）增强了非活性构象。他们在非活性结构和活性结构中总共鉴定了4个阴离子结合位点：位点1-3位于LB1域的域间裂隙上方，位点4是LB2域的一部分。在非活性结构中，阴离子结合在1-3位，而在活性结构中，只有2位和4位被占据。磷酸盐在第2位和第4位的活性形式上的结合导致了对CaSR活性的负调节作用，并伴随着CaSR介导的IP积累的减少。

所有这些新的发现描述了CaSR的功能活性，是至少3个关键配体调节非活性和活性状态的复杂关系的结果。静息状态下，左旋-氨基酸诱导VFT关闭，促进亚基间形成同二聚体，而钙结合则通过增强同二聚体相互作用稳定VFT活性状态，使受体充分激活。相反，磷酸盐结合通过促进非活性部分来防止活化。最重要的是，这些机制的发现解决了一些先前的问题，即需要钙阈值来观察磷酸盐对PTH分泌的影响，以及先前的观察结果，即磷酸盐使甲状旁腺细胞对钙的抑制不敏感。同时也为多聚阳离子的作用提供了一个假定的机制，即多胺可能有利于磷酸从相对较弱的阴离子结合位点上解离，从而阻止其抑制作用。最后，由于磷酸盐对甲状旁腺细胞的作用是由细胞膜蛋白介导的，它可能受到细胞分散所需的组织消化的影响，这可能是未能证明磷酸盐对离体甲状旁腺细胞PTH分泌影响的原因。

五、miRNAs对PTH分泌的调控

MicroRNAs（miRNAs）是一类参与基因表达的转录后调控的小的非编码RNA。miRNAs通过干扰RNA对基因表达进行调控，从而在多种生理和病理机制中发挥重要调节作用。miRNAs功能的确定可以为生物发展进程指明新的靶点，并且可能作为疾病病因和发展的生物标志物而具有重要价值[44-46]。

首次研究miRNAs参与甲状旁腺细胞功能是在甲状旁腺异常生长的条件下进行的，如癌和腺瘤。与正常组织或腺瘤组织相比，癌组织表现出一种特殊的miRNome模式，其包含一组表达下调的miRNAs，如miR-26b、miR-30b、miR-139、miR-126-5p和miR-296[47]，和另一组表达上调的miRNAs，如miR-222、miR-503和miR-517c[48-49]。在寻找了这些miRNAs可能的靶基因后，发现了一些与细胞生长调控和恶性程度相关的基因。毫无疑问，尽管这可能与甲状旁腺增生的发展过程中PTH分泌的调节有关，但在Naveh-Many团队最近几年的两项研究中揭示了miRNAs直接参与PTH的分泌[50-51]。

在第一项研究中，Shilo等[50]使用了甲状旁腺-Dicer$^{-/-}$小鼠（即不能在甲状旁腺中形成成熟的miRNAs），由于这些小鼠的钙、磷和PTH水平正常，因此它们的关键矿物质代谢参数是没有变化的。当这些小鼠通过注射乙二醇双（2-氨基乙基醚）四乙酸（EGTA）而导致实验性急性低钙血症时，没有表现出PTH的升高，这与对照组小鼠相反。值得注意的是，在缺钙的介质中培养的甲状旁腺组织的体外实验也印证了这个结果。这些作者还通过给甲状旁腺-Dicer$^{-/-}$小鼠低钙饮食，证明了长期低钙血症会导致PTH的涨幅大大降低，是对照组小鼠的1/3；更为重要的是，这些小鼠的PTH mRNA也没有增加。此外，与对照组相比，有缺陷的小鼠甲状旁腺的增生并没有被激活。Shilo等[50]在高磷腺嘌呤饮食诱导的尿毒症和SHP大鼠模型中验证了这些结果。尽管有相似程度的尿毒症，但尿毒症组的大鼠未能使PTH增加到与对照组大鼠相同的程度（相差2~4倍），并且甲状旁腺的增殖水平也低于对照组大鼠。然而，评估甲状旁腺-Dicer$^{-/-}$小鼠对高钙血症（通过静脉注射葡萄糖酸钙）的反应时，发现PTH分泌受到的抑制程度与对照组相似。在用钙剂处理后，也印证了该结果。这些结果表明，甲状旁腺对低钙血症（急性和慢性）和尿毒症（参与诱导PTH分泌和增殖）的正常反应依赖于Dicer活性，然后才是特异性的miRNAs。甲状旁腺-Dicer1$^{-/-}$细胞对高钙血症保守的CaSR敏感性表明，与CaSR基因表达或激活相关的甲状旁腺功能似乎不受miRNAs的调控。

在第二项研究中，Shilo等[51]首次通过miRNAs测序，在正常小鼠、大鼠和人的甲状旁腺中发现了miRNAs，并发现miRNAs在物种之间的表达是保守的。在人类甲状旁腺表达最丰富的50个序列家族中，在小鼠和大鼠中分别有37个和39个也排在前50位，其中let-7成员的表达水平最高，为23%~32%，其次是miR-30（8.9%~14%）和miR-141/200（4.5%~8.5%）。这些与miRNAs相关的结果表明，甲状旁腺生理功能在进化上是保守的。随后，该团队继续研究了这些特异性miRNAs在接受透析的患者和实验性SHP尿毒症模型（包括由高磷腺嘌呤饮食1周诱导的短期尿毒症、饮食6~8周后诱导的中长期尿毒症和由低钙饮食3周引起的低钙血症）中的一些功能，发现其与正常腺体相比，miRNome模式发生了变化，在大鼠甲状旁腺中含量最丰富的6个miRNAs家族中，有4个家族（miR-30、miR-148、miR-141和miR-21）在SHP中显著上调，而有2个家族（let-7和miR-375）则下调不明显。有趣的是，虽然所有的SHP模型中都有一些miRNAs的改变，但不同的SHP病因可以导致一些特殊的变化，并且miRNAs的分布范围以剂量-反应的模式随SHP严重程度的增加而增加。因此，miRNAs家族从早期CKD到低钙血症（相当于CKD的中期）再到晚期CKD的变化趋势是逐渐上调或下调的。

然后，Shilo等[51]继续研究了每周两次注射拮抗寡核苷酸病毒（连续4周）对let-7家族特异性miRNAs的抑制作用。结果显示，抗let-7寡核苷酸处理可增加正常大鼠和CKD大鼠的血清PTH水平，在小鼠甲状旁腺培养液中加入抗let-7的miRNAs也可促进PTH的分泌。因此，推测let-7家族成员通过抑制PTH的产生或分泌来调节PTH。相反，在体外培养的CKD小鼠甲状旁腺组织中证实了抗miR-148寡核苷酸显著降低CKD大鼠的血清PTH水平，表明miR-148家族成员可以促进PTH的分泌。

这些开创性的研究确定了特定的miRNAs在整个SHP发病机制中对PTH分泌的作用，开辟了一个充满希望的未来，接下来可以通过调控miRNAs，从而控制疾病。而事实上，这些结果已经延伸到该疾病的其他相关分支。与健康者相比，CKD 4期和5期患者的miR-223-3p和miR-93-5p表达下调，这与CKD分期、血管钙化、炎症，以及肾功能有关[52]。有趣的是，这还与PTH相关。在后续的研究中还发现在肾移植后，即使保持较低的肾小球滤过率，这些miRNAs下调表达也消失了。在另一项研究中，血管平滑肌特异性miR-143和miR-145的表达降低，而miR-126的表达显著升高，所有这些miRNAs都参与了调节CKD涉及的血管病变相关靶蛋白的表达[44]。因此，miRNAs似乎是矿物质和骨代谢异常（CKD-MBD）研究领域新的作用分子[45]，其可能有助于评估CKD的变化，并在预防或治疗这些患者的CKD血管相关并发症中发挥作用。

参考文献

[1]　Portale A A，Halloran B P，Murphy M M，et al. Oral intake of phosphorus can determine the serum concentration of 1,25-dihydroxyvitamin D by determining its production rate in humans[J]. J Clin Invest，1986，77(1)：7-12.

[2]　Portale A A，Halloran B P，Morris R C. Physiologic regulation of the serum concentration of 1,25-dihydroxyvitamin D by phosphorus in normal men[J]. J Clin Invest，1989，83(5)：1494-1499.

[3]　Llach F，Massry S G. On the mechanism of secondary hyperparathyroidism in moderate renal insufficiency[J]. J Clin Endocrinol Metab，1985，61(4)：601-606.

[4]　Somerville P J，Kaye M. Evidence that resistance to the calcemic action of parathyroid hormone in rats with acute uremia is caused by phosphate retention[J]. Kidney Int，1979，16(5)：552-560.

[5]　Rodríguez M，Martin-Malo A，Martinez M E，et al. Calcemic response to parathyroid hormone in renal failure: role of phosphorus and its effect on calcitriol[J]. Kidney Int，1991，40(6)：1055-1062.

[6]　Lopez-Hilker S，Dusso A S，Rapp N S，et al. Phosphorus restriction reverses hyperparathyroidism in uremia independent of changes in calcium and calcitriol[J]. Am J Physiol，1990，259(3 Pt 2)：F432-F437.

[7]　Au W Y W，Poland A P，Stern P H，et al. Hormone synthesis and secretion by rat parathyroid glands in tissue culture[J]. J Clin Invest，1970，49(9)：1639-1646.

[8]　Au W Y W. Cortisol stimulation of parathyroid hormone secretion by rat parathyroid glands in organ culture[J]. Science，1976，193(4257)：1015-1017.

[9] Au W Y W. Inhibition by 1,25 dihydroxycholecalciferol of hormonal secretion of rat parathyroid gland in organ culture[J]. Calcif Tissue Int, 1984, 36(4): 384-391.

[10] Almadén Y, Canalejo A, Hernandez A, et al. Direct effect of phosphorus on PTH secretion from whole rat parathyroid glands in vitro[J]. J Bone Miner Res, 1996, 11(7): 970-976.

[11] Slatopolsky E, Finch J, Denda M, et al. Phosphorus restriction prevents parathyroid gland growth. High phosphorus directly stimulates PTH secretion in vitro[J]. J Clin Invest, 1996, 97(11): 2534-2540.

[12] Nielsen P K, Rasmussen A K, Butters R, et al. Inhibition of PTH secretion by interleukin-1 beta in bovine parathyroid glands in vitro is associated with an up-regulation of the calcium-sensing receptor mRNA[J]. Biochem Biophys Res Commun, 1997, 238(3): 880-885.

[13] Brown A J, Ritter C S, Finch J L, et al. Decreased calcium-sensing receptor expression in hyperplastic parathyroid glands of uremic rats: role of dietary phosphate[J]. Kidney Int, 1999, 55(4): 1284-1292.

[14] Kifor O, Moore F D Jr, Wang P, et al. Reduced immunostaining for the extracellular Ca2+-sensing receptor in primary and uremic secondary hyperparathyroidism[J]. J Clin Endocrinol Metab, 1996, 81(4): 1598-1606.

[15] Gogusev J, Duchambon P, Hory B, et al. Depressed expression of calcium receptor in parathyroid gland tissue of patients with hyperparathyroidism[J]. Kidney Int, 1997, 51(1): 328-336.

[16] Roussanne M C, Gogusev J, Hory B, et al. Persistence of Ca2+-sensing receptor expression in functionally active, long-term human parathyroid cell cultures[J]. J Bone Miner Res, 1998, 13(3): 354-362.

[17] Sun F, Maercklein P, Fitzpatrick L A. Paracrine interactions among parathyroid cells: effect of cell density on cell secretion[J]. J Bone Miner Res, 1994, 9(7): 971-976.

[18] Ritter C S, Slatopolsky E, Santoro S, et al. Parathyroid cells cultured in collagen matrix retain calcium responsiveness: importance of three-dimensional tissue architecture[J]. J Bone Miner Res, 2004, 19(3): 491-498.

[19] Almadén Y, Hernandez A, Torregrosa V, et al. High phosphate level directly stimulates parathyroid hormone secretion and synthesis by human parathyroid tissue in vitro[J]. J Am Soc Nephrol, 1998, 9(10): 1845-1852.

[20] Fukuda N, Tanaka H, Tominaga Y, et al. Decreased 1,25-dihydroxyvitamin D3 receptor density is associated with a more severe form of parathyroid hyperplasia in chronic uremic patients[J]. J Clin Invest, 1993, 92(3): 1436-1443.

[21] Brown E M. Four-parameter model of the sigmoidal relationship between parathyroid hormone release and extracellular calcium concentration in normal and abnormal parathyroid tissue[J]. J Clin Endocrinol Metab, 1983, 56(3): 572-581.

[22] Wallfelt C, Gylfe E, Larsson R, et al. Relationship between external and cytoplasmic calcium concentrations, parathyroid hormone release and weight of parathyroid glands in human hyperparathyroidism[J]. J Endocrinol, 1988, 116(3): 457-464.

[23] de Francisco A L M, Cobo M A, Setien M A, et al. Effect of serum phosphate on parathyroid hormone secretion during hemodialysis[J]. Kidney Int, 1998, 54(6): 2140-2145.

[24] Estepa J C, Aguilera-Tejero E, Lopez I, et al. Effect of phosphate on parathyroid hormone secretion in vivo[J]. J Bone Miner Res, 1999, 14(11): 1848-1854.

[25] Martin D R, Ritter C S, Slatopolsky E, et al. Acute regulation of parathyroid hormone by dietary phosphate[J]. Am J Physiol Endocrinol Metab, 2005, 289(4): E729-E734.

[26] Yi H, Fukagawa M, Yamato H, et al. Prevention of enhanced parathyroid hormone secretion, synthesis and hyperplasia by mild dietary phosphorus restriction in early chronic renal failure in rats: possible direct role of phosphorus[J]. Nephron, 1995, 70(2): 242-248.

[27] Kilav R, Silver J, Naveh-Many T. Parathyroid hormone gene expression in hypophosphatemic rats[J]. J Clin Invest, 1995, 96(1): 327-333.

[28] Hernández A, Concepción M T, Rodríguez M, et al. High phosphorus diet increases preproPTH mRNA independent of calcium and calcitriol in normal rats[J]. Kidney Int, 1996, 50(6): 1872-1878.

[29] Moallem E, Kilav R, Silver J, et al. RNA-Protein binding and post-transcriptional regulation of parathyroid hormone gene expression by calcium and phosphate[J]. J Biol Chem, 1998, 273(9): 5253-5259.

[30] Yalcindag C, Silver J, Naveh-Many T. Mechanism of increased parathyroid hormone mRNA in experimental uremia: roles of protein RNA binding and RNA degradation[J]. J Am Soc Nephrol, 1999, 10(12): 2562-2568.

[31] Kilav R, Bell O, Le S Y, et al. The parathyroid hormone mRNA 3'-untranslated region AU-rich element is an unstructured functional element[J]. J Biol Chem, 2004, 279(3): 2109-2116.

[32] Sela-Brown A, Silver J, Brewer G, et al. Identification of AUF1 as a parathyroid hormone mRNA 3'-untranslated region-binding protein that determines parathyroid hormone mRNA stability[J]. J Biol Chem, 2000, 275(10): 7424-7429.

[33] Bell O, Gaberman E, Kilav R, et al. The protein phosphatase calcineurin determines basal parathyroid hormone gene expression[J]. Mol Endocrinol, 2005, 19(2): 516-526.

[34] Dinur M, Kilav R, Sela-Brown A, et al. In vitro evidence that upstream of N-ras participates in the regulation of parathyroid hormone messenger ribonucleic acid stability[J]. Mol Endocrinol, 2006, 20(7): 1652-1660.

[35] Nechama M, Ben-Dov I Z, Briata P, et al. The mRNA decay promoting factor K-homology splicing regulator protein post-transcriptionally determines parathyroid hormone mRNA levels[J]. FASEB J, 2008, 22(10): 3458-3468.

[36] Nechama M, Uchida T, Mor Yosef-Levi I, et al. The peptidyl-prolyl isomerase Pin1 determines parathyroid hormone mRNA levels and stability in rat models of secondary hyperparathyroidism[J]. J Clin Invest, 2009, 119(10): 3102-3114.

[37] Silver J, Naveh-Many T. Phosphate and the parathyroid[J]. Kidney Int, 2009, 75(9): 898-905.

[38] Naveh-Many T. Minireview: the play of proteins on the parathyroid hormone messenger ribonucleic Acid regulates its expression[J]. Endocrinology, 2010, 151(4): 1398-1402.

[39] Chande S, Bergwitz C. Role of phosphate sensing in bone and mineral metabolism[J]. Nat Rev Endocrinol, 2018, 14(11): 637-655.

[40] Sabbagh Y. Phosphate as a sensor and signaling molecule[J]. Clin Nephrol, 2013, 79(1): 57-65.

[41] Chavkin N W, Chia J J, Crouthamel M H, et al. Phosphate uptake-independent signaling functions of the type III sodium-dependent phosphate transporter, PiT-1, in vascular smooth

muscle cells[J]. Exp Cell Res, 2015, 333(1): 39-48.

[42] Geng Y, Mosyak L, Kurinov I, et al. Structural mechanism of ligand activation in human calcium-sensing receptor[J]. Elife, 2016, 5: 13662.

[43] Conigrave A D, Mun H C, Delbridge L, et al. L-amino acids regulate parathyroid hormone secretion[J]. J Biol Chem, 2004, 279(37): 38151-38159.

[44] Taïbi F, Metzinger-Le Meuth V, M'Baya-Moutoula E, et al. Possible involvement of microRNAs in vascular damage in experimental chronic kidney disease[J]. Biochim Biophys Acta, 2014, 1842(1): 88-98.

[45] Metzinger-Le Meuth V, Burtey S, Maitrias P, et al. microRNAs in the pathophysiology of CKD-MBD: Biomarkers and innovative drugs[J]. Biochim Biophys Acta Mol Basis Dis, 2017, 1863(1): 337-345.

[46] Jeong S, Oh J M, Oh K H, et al. Differentially expressed miR-3680-5p is associated with parathyroid hormone regulation in peritoneal dialysis patients[J]. PLoS One, 2017, 12(2): e0170535.

[47] Rahbari R, Holloway A K, He M, et al. Identification of differentially expressed microRNA in parathyroid tumors[J]. Ann Surg Oncol, 2011, 18(4): 1158-1165.

[48] Corbetta S, Vaira V, Guarnieri V, et al. Differential expression of microRNAs in human parathyroid carcinomas compared with normal parathyroid tissue[J]. Endocr Relat Cancer, 2010, 17(1): 135-146.

[49] Vaira V, Verdelli C, Forno I, et al. MicroRNAs in parathyroid physiopathology[J]. Mol Cell Endocrinol, 2017, 456: 9-15.

[50] Shilo V, Ben-Dov I Z, Nechama M, et al. Parathyroid-specific deletion of dicer-dependent microRNAs abrogates the response of the parathyroid to acute and chronic hypocalcemia and uremia[J]. FASEB J, 2015, 29(9): 3964-3976.

[51] Shilo V, Mor-Yosef Levi I, Abel R, et al. Let-7 and MicroRNA-148 Regulate Parathyroid Hormone Levels in Secondary Hyperparathyroidism[J]. J Am Soc Nephrol, 2017, 28(8): 2353-2363.

[52] Ulbing M, Kirsch A H, Leber B, et al. MicroRNAs 223-3p and 93-5p in patients with chronic kidney disease before and after renal transplantation[J]. Bone, 2017, 95: 115-123.

译者：周翔宇，西南医科大学附属医院
审校：周敏，中南大学湘雅医院

第六章 甲状旁腺激素在慢性肾脏病中的检测

Etienne Cavalier

一、引言

甲状旁腺激素（PTH）与 $1,25(OH)_2D_3$ 共同在磷酸盐调节中发挥关键作用。PTH主要作用于肾脏和骨骼，通过与表达1型PTH/PTHrP受体（PTH1R）的细胞结合从而发挥作用。PTH1R由1 078个氨基酸组成，属于G蛋白偶联受体，其结构由一个大型氨基（N）末端胞外结构域、7个跨膜螺旋结构域和一个胞内羧基（C）末端构成[1]。PTH分子的第一个N端氨基酸对与受体结合的相互作用必不可少[2]。在肾脏中，PTH通过激活远端肾小管对钙的重吸收并调控肾近端肾小管中 1α-羟化酶的活性，从而促进了 $1,25(OH)_2D_3$ 的合成，后者的活性代谢产物可增加肠道对钙的吸收，同时触发对其内分泌的反馈作用。PTH还通过肾小管顶端磷酸钠协同转运蛋白2a（Npt2a）的内吞作用抑制近端肾小管对磷酸盐的重吸收[3]。长期来看，PTH通过直接调控成骨细胞、间接调控破骨细胞进而介导钙代谢变化。

除骨以外，PTH还作用于其他不同组织，包括脑、心脏、平滑肌、肺、红细胞、淋巴细胞、胰腺、肾上腺、睾丸和运动神经元。由于慢性肾衰竭患者PTH水平升高会对这些细胞产生不良反应，因此也认为PTH是一种尿毒症毒素[4-5]。这些作用通常由PTH1R介导，而第二种PTH受体即PTH2R，也在中枢神经系统、甲状腺、胃肠道、胰岛细胞和心血管系统中表达，但不在肾小管中表达。

二、甲状旁腺激素及甲状旁腺激素片段的合成与代谢

人类PTH基因位于11号染色体短臂[6]，首先是在甲状旁腺主细胞中形成一个大型多肽，然后经过两次连续的蛋白裂解而成，这也是PTH储存在腺体中并

从腺体中分泌的主要形式。PTH一旦分泌，其半衰期仅为2~4 min，主要通过肝脏和肾脏摄取后释放出氨基和羧基末端片段的形式进行分解代谢[7]。在高钙浓度的情况下，当钙敏感受体（CaSR）结合饱和时，甲状旁腺中的PTH也会自行降解，低浓度的细胞外钙会促进PTH（1-84）在循环中的释放。然而，当CaSR被循环中升高的Ca^{2+}水平激活时，会引起甲状旁腺细胞内钙的释放，进而抑制PTH（1-84）分泌至血液循环，这种抑制也伴随着PTH肽段N末端部分的蛋白水解增加。该降解过程产生大的C端片段[一般称为非PTH（1-84），主要指PTH（7-84）]，其半衰期比PTH（1-84）更长[8]，也会在CKD患者的血液中蓄积[9]。这些片段不仅是PTH的降解产物，也是甲状旁腺的分泌物[8]。在正常人中，它们占总PTH的15%~30%，但在CKD患者中，这一比例可为70%~80%。

三、PTH检测分析前的注意事项

（一）PTH的保存稳定性

测定PTH样本是用乙二胺四乙酸（EDTA）抗凝管还是用普通试管保存，以及样本如何处理和储存很重要也富有争议。使用EDTA抗凝管与普通试管相比的优缺点详见文献[10]。简而言之，EDTA抗凝管在样本的预处理方面可以节省时间，因为在离心之前不需要等待样本完全凝固。另外，EDTA可以防止血液凝固引起的干扰，与血清相比也可以获得更多的样本量。另一方面，抗凝剂或纤维蛋白原的存在可能会干扰某些分析钙浓度的方法，如果使用EDTA抗凝样本检测PTH的同时测定钙（对正确解释PTH水平是必需的）或（骨）碱性磷酸酶水平时，需要另外采样进行测定（因为EDTA对钙离子具有螯合作用，而钙离子浓度会影响碱性磷酸酶活性）。因此，PTH在EDTA抗凝管或普通管中的稳定性可能是决定使用哪种样本保存管的主要因素。关于PTH在EDTA抗凝管和血清凝胶管中的稳定性，已经有许多不同的文献和系统综述[11]。然而，这些研究的结果并不一致，主要是由于各项研究设计的不同或对稳定性的定义不同。从这些研究中可以发现，PTH在EDTA抗凝管中比在血清凝胶管中更稳定，尤其是当未处理的样本必须在室温下保存一段时间。如果样本可以快速处理，推荐使用血清凝胶管，因为它具有能够同时测定钙和（骨）碱性磷酸酶的优点[12]。很少有研究正确评估PTH在-20℃或-80℃下的长期稳定性，而且这些研究检测方法不同，结果的解释也很复杂。总体而言，在-20℃或-80℃下血清、血浆中的PTH大约可以稳定保存1年。

（二）检测分析前的其他变量

1. 取样部位

在临床实践中，测定PTH的样本一般采自肘前静脉，但在血液透析患者中，常通过中心静脉导管或动静脉内瘘穿刺取样。由于外周取样和中心取样的结果可能会有明显差异[13]，因此国际临床化学联合会（IFCC）在关于PTH检测方面强烈推荐血样应始终从同一取样部位采集，以便在个体内和个体间进行比较[11]。

2. 采样时间

约有20项研究对PTH的昼夜节律进行了研究，其中大部分显示PTH的分泌呈双峰节律，即存在夜间尖峰期、上午低谷期和下午尖峰期[11]。同时还指出，昼夜节律的个体差异很大。由于这些研究的PTH最低点大约都在同一时间段——大多数样本的PTH最低点在上午8:00—10:00。文献中关于食物摄入对PTH浓度影响的研究结果相互矛盾，鉴于饮食中的钙会影响PTH浓度，因此我们建议在早晨空腹状态下检测PTH，这与IFCC（弱）推荐在10:00—16:00采集样本相矛盾。对于血液透析患者，应始终在同一时间采集样本，但并不是必须保持空腹状态。最后，PTH是以自分泌方式分泌，其中约25%以小振幅脉冲方式进行，大约每小时3次[14]。这可能是造成PTH个体内结果差异的重要原因，在解释PTH结果时应加以考虑。

3. 季节性变化

PTH浓度有季节性变化（夏季较低，冬季较高），可能反映了25（OH）D水平的波动情况。在男性青少年中，夏季PTH值降低25%[15]，而在原发性甲状旁腺功能亢进症患者中，这一降幅为11%（均为$P<0.000\ 1$）[16]。值得注意的是，服用维生素D补剂的患者不会出现这种变化[17]。这一发现对于确定PTH的参考值范围非常重要。事实上，根据《无症状原发性甲状旁腺功能亢进症管理指南》的建议，PTH参考值范围应在维生素D充足的患者[即血清中25（OH）D浓度>30 ng/mL]中建立[18]。

四、分析方面的注意事项

（一）PTH的生成测定

Berson等[19]1963年发表了第一篇关于甲状旁腺激素免疫法分析测定的文章。20世纪70年代初，许多实验室采用我们现在所说的第一代检测方法进行PTH测定，即放射免疫分析法。使用靶向多肽C端片段的抗PTH抗体和^{125}I标记的多肽（通常来自牛）进行分析，一般需要7天才能得到结果。

该检测方法会受到PTH的C端片段的严重干扰，在血液透析的患者中尤其明显。1987年，Nichols推出了一款名为"Allegro"的免疫放射测定（IRMA）

试剂盒[20]。这种免疫放射测定法是用一对不同的抗体，即塑料珠包被针对PTH分子（39-84）部分的捕获抗体部分，和识别肽段（13-24）[125]I标记的抗体部分。因此，这种"三明治"检测法不再像第一代检测法会受到C端或中间片段的影响。这种第二代检测试剂盒和后续其他检测试剂盒泛称为"全段"PTH检测，因为它们只检测全长的PTH（1-84）。近几年来市场上出现了几种类似IRMA和全自动化学发光的检测法。其中一些使用抗N端抗体，如Allegro检测试剂盒，针对PTH的近端（13-24）部分；而另一类则是识别PTH更远端的（26-32）表位，如Roche Elecsys全段PTH检测试剂盒。

尽管第二代试剂盒的结果更加贴合临床，但也很快发现了其局限性。有研究报道，第二代试剂盒高估了慢性肾衰患者继发性甲状旁腺功能亢进症的程度，检测结果提示"全段"PTH浓度升高，而患者却表现为低转运型骨病的组织学特征[21-22]。这种明显偏差在1998年得到了解释，一些"全段"PTH检测法以不同的交叉反应率（50%~100%）识别了一种不同于PTH（1-84）的PTH分子，该分子在高压液相色谱（HPLC）中与合成型PTH（7-84）片段共沉淀[23]。这些"非PTH（1-84）"分子主要指"PTH（7-84）"。1999年，Scantibodies实验室开发了第一个第三代PTH检测方法[24]。这种IRMA法称为完整PTH检测法或生物全段PTH检测法，其与"全段"PTH检测使用抗C端抗体类似，但使用的是抗N端抗体直接识别（1-4）肽段最前端的氨基酸。因此，IRMA法不会检测到"非（1-84）"的PTH片段。目前，已有各式各样的第三代检测平台可进行PTH的自动检测。

（二）PTH检测的标准化

PTH检测方法尚未实现标准化，由于检测方法不同，其结果也不同，这对分析方法间的差异性有很大影响。为此，IFCC于2010年成立了PTH标准化工作小组，于2017年发布了优化PTH检测的方法与要点[25]。根据PTH（1-84）结果，如果所有PTH检测方法都能用相同的试剂进行校准，方法间的一致性必将得到改善。因此，工作组建议采用国际公认的唯一标准品，如WHO的PTH IS 95/646。该标准品由重组人PTH（1-84）组成，每个安瓿瓶中含有100 μg的PTH（1-84）。然而，由于该标准品的可替代性尚须进行正式评估，因此该标准目前还未实施。另外，目前尚无PTH检测的候选参考流程。至此，文献报道了两种液质联用（LCMS/MS）检测流程[26-27]，但缺乏灵敏度和重复性评价，因此这些方法有待考量。PTH测定的标准化将是新成立的IFCC骨代谢委员会最重要的挑战之一。理论上，就算所有的PTH检测可以在非CKD患者中实现标准化，但对于CKD患者却不可能实现标准化。事实上，只要肾小球滤过率（GFR）下降，PTH片段就会开始堆积，这些片段可在不同程度上被市场上第二代（"全段"）PTH检测中使用的抗体识别。因此，这些方法无法实现标准化，只有第三代PTH检测法才可能在所有人群中实现完全标准化。

（三）PTH的氧化

PTH肽段上有两个蛋氨酸，一个位于第8位，另一个位于第18位。这些蛋氨酸很容易被氧化，尤其是对处于强烈氧化应激状态的血液透析患者[28]。许多研究（主要是20世纪80年代）表明，氧化状态的PTH没有活性：它与PTH受体结合的亲和力较低，并且与受体结合后不能产生环腺苷酸；由此氧化的PTH丧失了对平滑肌细胞的生物学调控效应，不能刺激新生的骨细胞的碱性磷酸酶活性，在不同动物模型中均不能调节钙磷代谢[29]。免疫分析法可同时识别氧化型和非氧化型PTH，而检测非氧化型的唯一方法是将抗体固定在亲和柱上选择性捕获氧化型PTH，并进行色谱分析，然后用任一PTH检测方法测定非氧化型PTH。由于交叉反应性（或基质效应）的不同，不同PTH检测方法中使用的抗体对氧化PTH的识别程度也不同[30]。另外，需要解决的一个重要问题是明确PTH的氧化是在体内还是体外发生。最近的一项研究证明非氧化的PTH在EDTA血浆中保持稳定，采样后180 min直到离心时也没有发生氧化，间接回答了这一问题[30]。因此，一种完全标准化的第四代PTH检测方法引起人们的兴趣，它可以很容易地检测非氧化型PTH（1~84）。一项研究表明，按照三分位数划分，非氧化型PTH最高水平的患者与最低水平的患者相比其生存率更高，而较高水平的非氧化型PTH可降低病死率[31]。这些结果在EVOLVE试验的患者中得到证实：非氧化型PTH，而不是氧化型或全段PTH，对心血管事件和全因死亡率有预测价值（数据尚未发表，Hocher等在2014年ASN年会上以壁报形式报告）。但在一项研究中该结论未得到证实，纳入的CKD患者其估算肾小球滤过率（estimated glomeruar filtration rate，eGFR）范围为15~89 mL/(min·1.73m^2)[32]，这一阴性结果也可能是由于这些患者还没有进行血液透析。事实上，与非血液透析的CKD患者相比，血液透析患者的氧化应激压力更大。

五、分析后的注意事项

（一）生物变异度与最小显著性变化

生物变异度对于确立分析方法的最小偏差、变异系数的最佳值至关重要，它可以计算出允许的总误差。生物变异度也主要用于计算最小显著性变化（least significant change，LSC），即两个连续变量值间具有生物学意义的最小变化百分比。探索个体内变异（within-subject biologic variation，CV_i）和个体间变异（between-subject biologic variation，CVg）的过程非常复杂，大多数实验室都会参考Westgard网站，其提供了一个理想的生物变异数据库（https://www.westgard.com/biodatabase1.htm）。从该网站可以看出，血浆中PTH的CV,和CVg分别为25.3%和43.4%，而血清中则分别为25.9%和23.8%，这些数据基于2008年Viljoen等[33]和Ankrah-Tetteh等[34]的研究。自2008年以来，有研究对健康受试者和血液透析患者的PTH生物学变化进行了评估显示，健康受试者和血液透析患者的CV,非常相似，而后者的CVg则显著增高，这也与理论结果一致。根据这些数据可以计算出，患者和健康受试者的LSC都在60%左右，该结果具有重要的临床和分析意义。从临床角度看，LSC为60%意味着如果患者或健康受试者的PTH结果增加（或减少）不超过60%，就不会有明显的生物学变化。例如某受试者的基线PTH值为50 ng/L（第二代罗氏PTH检测的参考值上限），如果其PTH浓度变化>30 ng/L，即受试者的PTH高于80 ng/L或低于20 ng/L，PTH的这种显著变化将认为具有生物学意义。同样，若血液透析患者PTH的基线值为300 ng/L，如果PTH变化高于或低于180 ng/L（即>480 ng/L或<120 ng/L）则被视为有意义的变化。这也是KDIGO指南坚持根据PTH变化趋势而不是单一考虑数值的原因之一。

（二）参考区间

对于血液透析患者，KDIGO指南推荐以PTH正常值上限的2~9倍作为参考区间[35]。因此，PTH正常范围上限的定义至关重要，这就提出了在招募参考人群建立PTH正常值时应确立纳入/排除标准的问题，即人群的排除标准可以定义为任何可能引起PTH浓度升高或降低的情况。其中血清25（OH）D浓度过低在正常人群中非常常见[36]，因此，在为确定PTH正常值而招募的所谓"健康人群"中这种情况可能普遍存在。所以，将维生素D缺乏者从血清PTH参考值的参考人群中排除似乎很合理，且在最近的两份关于无症状原发性甲状旁腺功能亢进症的诊断和管理指南中也强烈建议将其排除[18]。我们在一些研究中也证明，将血清25（OH）D浓度低的受试者从参考人群中排除，可使血清PTH的正常上限降低20%~35%，具体取决于所使用的检测方法[37-38]。除了25（OH）D水平，在确定PTH参考值时还应考虑到肾功能。当eGFR低于60 mL/(min·1.73m^2)时，PTH一般会升高。由于一些所谓健康的受试者（尤其是年龄超过60岁的受试者）也可能存在肾功能的下降但被忽视，因此在确定参考值时必须同时检测肌酐以确定eGFR。其他参数如年龄、BMI、膳食钙摄入量和种族也可能影响PTH参考范围，需要进一步研究以确定是否应根据这些参数对PTH参考值进行分层。我们已经证明，根据这些标准建立PTH参考范围可以明显改善患者的KDIGO分级[38]。

参考文献

[1]　Ramasamy I. Inherited disorders of calcium homeostasis[J]. Clin Chim Acta, 2008, 394(1-2): 22-41.

[2] Gardella T J, Axelrod D, Rubin D, et al. Mutational analysis of the receptor-activating region of human parathyroid hormone[J]. J Biol Chem, 1991, 266(20): 13141-13146.

[3] Pfister M F, Ruf I, Stange G, et al. Parathyroid hormone leads to the lysosomal degradation of the renal type II Na/Pi cotransporter[J]. Proc Natl Acad Sci, 1998, 95(4): 1909-1914.

[4] Rodriguez M, Lorenzo V. Parathyroid hormone, a uremic toxin[J]. Semin Dial, 2009, 22(4): 363-368.

[5] Bro S, Olgaard K. Effects of excess PTH on nonclassical target organs[J]. Am J Kidney Dis, 1997, 30(5): 606-620.

[6] Naylor S L, Sakaguchi A Y, Szoka P, et al. Human parathyroid hormone gene (PTH) is on short arm of chromosome 11[J]. Somatic Cell Genet, 1983, 9(5): 609-616.

[7] Segre G V, Perkins A S, Witters L A, et al. Metabolism of parathyroid hormone by isolated rat Kupffer cells and hepatocytes[J]. J Clin Invest, 1981, 67(2): 449-457.

[8] Yamashita H, Gao P, Cantor T, et al. Large carboxy-terminal parathyroid hormone (PTH) fragment with a relatively longer half-life than 1-84 PTH is secreted directly from the parathyroid gland in humans[J]. Eur J Endocrinol, 2003, 149(4): 301-306.

[9] D'AMOUR P, LAZURE C, LABELLE F. Metabolism of radioiodinated carboxy-terminal fragments of bovine parathyroid hormone in normal and anephric rats[J]. Endocrinology, 1985, 117(1): 127-134.

[10] Cavalier E, Plebani M, Delanaye P, et al. Considerations in parathyroid hormone testing[J]. Clinical Chemistry and Laboratory Medicine, 2015, 53(12): 1913-1919.

[11] Hanon E A, Sturgeon C M, Lamb E J. Sampling and storage conditions influencing the measurement of parathyroid hormone in blood samples: a systematic review[J]. Clin Chem Lab Med, 2013, 51(10): 1925-1941.

[12] Schleck M L, Souberbielle J C, Delanaye P, et al. Parathormone stability in hemodialyzed patients and healthy subjects: comparison on non-centrifuged EDTA and serum samples with second- and third-generation assays[J]. Clin Chem Lab Med, 2017, 55(8): 1152-1159.

[13] Vulpio C, Bossola M, Speranza D, et al. Influence of blood sampling site on intact parathyroid hormone concentrations in hemodialysis patients[J]. Clin Chem, 2010, 56(3): 489-490.

[14] Samuels M H, Veldhuis J D, Kramer P, et al. Episodic secretion of parathyroid hormone in postmenopausal women: assessment by deconvolution analysis and approximate entropy[J]. J Bone Miner Res, 1997, 12(4): 616-623.

[15] Guillemant J, Cabrol S, Allemandou A, et al. Vitamin D-dependent seasonal variation of PTH in growing male adolescents[J]. Bone, 1995, 17(6): 513-516.

[16] Nevo-Shor A, Kogan S, Joshua B Z, et al. Seasonal changes in serum calcium, PTH and vitamin D levels in patients with primary hyperparathyroidism[J]. Bone, 2016, 89: 59-63.

[17] Cong E, Walker M D, Kepley A, et al. Seasonal Variability in Vitamin D Levels No Longer Detectable in Primary Hyperparathyroidism[J]. J Clin Endocrinol Metab, 2015, 100(9): 3452-3459.

[18] Bilezikian J P, Brandi M L, Eastell R, et al. Guidelines for the Management of Asymptomatic Primary Hyperparathyroidism: Summary Statement from the Fourth International Workshop[J]. J Clin Endocrinol Metab, 2014, 99(10): 3561-3569.

[19] Berson S A, Yalow R S, Aurbach G D, et al. IMMUNOASSAY OF BOVINE AND HUMAN

PARATHYROID HORMONE[J]. Proc Natl Acad Sci U S A,1963,49(5): 613-617.

[20] Nussbaum S R, Zahradnik R J, Lavigne J R, et al. Highly sensitive two-site immunoradiometric assay of parathyrin, and its clinical utility in evaluating patients with hypercalcemia[J]. Clin Chem,1987,33(8): 1364-1367.

[21] Quarles L D, Lobaugh B, Murphy G. Intact parathyroid hormone overestimates the presence and severity of parathyroid-mediated osseous abnormalities in uremia[J]. J Clin Endocrinol Metab,1992,75(1): 145-150.

[22] Wang M, Hercz G, Sherrard D J, et al. Relationship between intact 1–84 parathyroid hormone and bone histomorphometric parameters in dialysis patients without aluminum toxicity[J]. Am J Kidney Dis,1995,26(5): 836-844.

[23] Lepage R, Roy L, Brossard J H, et al. A non-(1-84) circulating parathyroid hormone (PTH) fragment interferes significantly with intact PTH commercial assay measurements in uremic samples[J]. Clin Chem,1998,44(4): 805-809.

[24] John M R, Goodman W G, Gao P, et al. A novel immunoradiometric assay detects full-length human PTH but not amino-terminally truncated fragments: implications for PTH measurements in renal failure[J]. J Clin Endocrinol Metab,1999,84(11): 4287-4290.

[25] Sturgeon C M, Sprague S, Almond A, et al. Perspective and priorities for improvement of parathyroid hormone (PTH) measurement—A view from the IFCC Working Group for PTH[J]. Clin Chim Acta,2017,467: 42-47.

[26] Kumar V, Barnidge D R, Chen L S, et al. Quantification of serum 1-84 parathyroid hormone in patients with hyperparathyroidism by immunocapture in situ digestion liquid chromatography-tandem mass spectrometry[J]. Clin Chem,2010,56(2): 306-313.

[27] Lopez M F, Rezai T, Sarracino D A, et al. Selected reaction monitoring-mass spectrometric immunoassay responsive to parathyroid hormone and related variants[J]. Clin Chem,2010,56(2): 281-290.

[28] Himmelfarb J, Stenvinkel P, Ikizler TA, et al. The elephant in uremia: oxidant stress as a unifying concept of cardiovascular disease in uremia[J/OL]. Kidney Int,2002,62(5): 1524-1538.

[29] Hocher B, Yin L. Why Current PTH Assays Mislead Clinical Decision Making in Patients with Secondary Hyperparathyroidism[J]. Nephron,2017,136(2): 137-142.

[30] Ursem S R, Vervloet M G, Hillebrand J J G, et al. Oxidation of PTH: in vivo feature or effect of preanalytical conditions?[J]. Clin Chem Lab Med,2018,56(2): 249-255.

[31] Hocher B, Armbruster F P, Stoeva S, et al. Measuring Parathyroid Hormone (PTH) in Patients with Oxidative Stress–Do We Need a Fourth Generation Parathyroid Hormone Assay?[J]. PLoS One,2012,7(7): e40242.

[32] Seiler -Mussler S, Limbach A S, Emrich I E, et al. Association of Nonoxidized Parathyroid Hormone with Cardiovascular and Kidney Disease Outcomes in Chronic Kidney Disease[J]. Clin J Am Soc Nephrol,2018,13(4): 569-576.

[33] Viljoen A, Singh D K, Twomey P J, et al. Analytical quality goals for parathyroid hormone based on biological variation[J]. Clin Chem Lab Med,2008,46(10): 1438-1442.

[34] Ankrah-Tetteh T, Wijeratne S, Swaminathan R. Intraindividual variation in serum thy roid hormones, parathyroid hormone and insulin-like growth factor-1[J]. Ann Clin Biochem,

2008, 45: 167-169.

[35]　Kidney Disease: Improving Global Outcomes(KDIGO) CKD-MBD Work Group.KDIGO clinical practice guideline for the diagnosis, evaluation, prevention, and treatment of Chronic Kidney Disease-Mineral and Bone Disorder (CKD-MBD)[J]. Kidney Int, 2009, 76(Suppl 113): S1-S2.

[36]　Touvier M, Deschasaux M, Montourcy M, et al. Interpretation of plasma PTH concentrations according to 25OHD status, gender, age, weight status, and calcium intake: importance of the reference values[J]. J Clin Endocrinol Metab, 2014, 99(4): 1196-1203.

[37]　Souberbielle J C, Fayol V, Sault C, et al. Assay-specific decision limits for two new automated parathyroid hormone and 25-hydroxyvitamin D assays[J]. Clin Chem, 2005, 51(2): 395-400.

[38]　Cavalier E, Delanaye P, Vranken L, et al. Interpretation of serum PTH concentrations with different kits in dialysis patients according to the KDIGO guidelines: importance of the reference (normal) values[J]. Nephrol Dial Transplan, 2011, 27(5): 1950-1956.

译者：吕俊远，遵义医科大学附属医院
审校：王慧玲，湖南省人民医院（湖南师范大学附属第一医院）

第七章 甲状旁腺激素与矿物质和骨代谢异常生化标志物的关系

Pablo A. Ureña-Torres, Jordi Bover, Martine Cohen-Solal

一、引言

慢性肾脏疾病（CKD）不可避免地导致矿物质和骨代谢异常（MBD）。在CKD患者中观察到大量的生化改变，包括天然活性维生素D代谢物减少、低钙血症、高磷酸盐血症、高甲状旁腺激素（PTH）、高成纤维细胞生长因子23（FGF23）、高骨硬化蛋白和低克洛索蛋白（Klotho），它们单独或共同影响矿物质和骨代谢，并最终影响骨的质量和数量[1]。此外，试图使这些生化标志物稳定或正常化的药物通常都直接或间接地影响骨代谢，包括钙盐、磷结合剂、维生素D化合物、拟钙剂、双膦酸盐和其他新兴疗法。

通常的骨代谢循环生物标志物，无论是单独还是联合使用，都不能很好地预测CKD-MBD中肾性骨营养不良（renal osteodystrophy，ROD）的类型[2]。因此，要确定ROD诊断，骨活检的定性和定量组织形态学评估仍然是金标准。骨组织形态学命名系统主要描述了CKD中的5种肾性骨营养不良，如纤维囊性骨炎或高转化性骨病、低转化性骨病、骨软化、与高转化性骨病和骨软化相关的混合病变和微量金属（铝、氟、锶）超标导致的骨病[1]。CKD-MBD的这种分类主要基于3个参数：四环素双标记后的骨形成率（bone formation rate，BFR）、骨容积、表面未矿化骨基质的数量，即是否存在矿化缺陷。遗憾的是，CKD患者仍然很少进行骨活检，主要是因为很难找到有经验的团队和合适的设备来分析它们。另一个解释是因为它是有创的，且会给患者带来痛苦的感受。因此，人们在寻找可靠且无创的CKD骨代谢生物标志物方面付出了巨大的努力。这些CKD-MBD中骨转换的生物标志物在识别特定情况、识别风险患者，以及指导患者量身定制的治疗干预方面具有重要意义。

甲状旁腺激素通常不被认为是骨代谢的生物标志物，然而甲状旁腺激素却是骨转换和骨矿化极为重要的调节因子之一。间歇性生理剂量的甲状旁腺激素可以增加骨形成和骨量，而超出生理剂量和持续性的高或低的甲状旁腺激素却会导致骨丢失，并增加骨折的风险和患者病死率[3-4]。无论何种类型的甲状旁腺激素测定，甲状旁腺激素值与BFR和大多数组织形态计量学参数都有较好的相关性。然而，在BFR正常或低的透析患者中，大约30%PTH值为200~600 pg/mL，或是参考值上限的2~9倍[5]。基于这些发现，第二代和第三代PTH检测是最常用和有用的ROD诊断生物标志物。然而，我们应该记住，甲状旁腺激素主要反映甲状旁腺的活动程度，并在一定程度上反映骨转换的程度。骨由细胞（10%的成骨细胞和破骨细胞，以及90%的骨细胞）和细胞外基质[75%的无机物，主要以羟基磷灰石的形式存在，25%的有机蛋白，主要是Ⅰ型胶原蛋白（85%）和非胶原蛋白成分（15%）]组成[6]。胶原相关蛋白，如Ⅰ型前胶原羧基末端肽（type Ⅰ collagen C-terminal pro-peptides，PⅠCP）和Ⅰ型前胶原氨基末端肽（type Ⅰ collagen N-terminal pro-peptide，PⅠNP）和胶原交联分子，以及非胶原蛋白，如骨特异性碱性磷酸酶（bone specific alkaline phosphatase，BSAP）和抗酒石酸酸性磷酸酶5b（tartrate resistant acid phosphatase-5b，TRAP-5b），都可能是评估ROD的有用工具。新的分子，如FGF23、Klotho、骨硬化蛋白和Dkk1（Dickkopf-1）也可能成为骨代谢生物标志物。本文就甲状旁腺激素与骨代谢生物标志物的关系作一综述。

二、甲状旁腺和骨重塑

甲状旁腺激素是控制骨重塑的主要分子。如前所述，间歇性生理剂量的甲状旁腺激素会增加骨形成和骨量[7-8]，然而，超出生理剂量和持续性的高或低的甲状旁腺激素会导致骨质流失，并增加死亡风险[9]。在CKD中，随着肾功能的下降，全段PTH和片段PTH的比例发生改变，转化为循环中全段PTH的减少和片段PTH的增加。正常人片段PTH占80%，全段PTH占20%，包括全段PTH、非PTH（1-84）和氨基片段PTH[10]。另一方面，CKD患者有95%的片段PTH，却只有5%的全段PTH[10]。然而，无论我们测量的是何种类型的甲状旁腺激素，如20世纪90年代的几项研究所示，甲状旁腺激素、BFR和大多数组织学参数之间总是具有较好的相关性[11-12]。其中一项研究检查了96例血液透析或腹膜透析患者的骨活检，发现血清甲状旁腺激素水平与BFR呈显著正相关。值得注意的是，一些正常或低BFR的患者血清甲状旁腺激素水平为200~600 pg/mL。在另一项对97例透析患者的研究中也发现了类似的结果，其中超过1/3的患者在血清甲状旁腺激素水平超过300 pg/mL的情况下出现骨转换低的组织学迹象。综上所述，这些结果有助于KDIGO指南的制定，并建议透析患者的

PTH值应维持在正常值上限的2~9倍[1]。然而，尽管存在争议，血清甲状旁腺激素水平，无论是通过第二代或第三代检测，都是诊断ROD最有用的生物标志物。

三、甲状旁腺激素和钙

甲状旁腺激素在将血钙水平维持在非常狭窄的范围方面起着至关重要的作用。甲状旁腺激素通过直接作用于肾脏、骨骼和间接作用于肠道来发挥这一作用[3,13]。在肾脏中，它刺激亨利氏袢升支和远端小管对钙的重吸收。在骨骼中，它刺激骨骼重塑并将钙释放到细胞外环境。在肠道中，甲状旁腺激素通过活性维生素D_3间接刺激钙的吸收。实际上，它刺激肾近端小管1α-羟化酶的活化和25（OH）D_3向骨化三醇的转化，通过直接刺激几种肠道钙转运蛋白。甲状旁腺激素合成分泌障碍和/或其对骨骼的作用模式往往与血清钙水平的变化有关。

通过尿钙排泄、肠钙吸收和骨骼钙释放之间的平衡，血清钙水平维持在一个狭窄的范围内。甲状旁腺钙敏感受体（CaSR）会检测血清钙水平的任何变化，并调节甲状旁腺激素的分泌[14]。血清钙水平下降会增加甲状旁腺激素水平，从而增加肾小管对钙的重吸收、骨吸收和钙释放。相反，血清钙水平增加激活CaSR，从而减少甲状旁腺激素分泌和骨吸收，并增加尿钙排泄。在CKD的情况下，*CaSR*基因是正常表达的，但其在甲状旁腺细胞中的表达降低。

PTH通过结合并激活成骨细胞的PTH受体1（PTHR1）在骨中起作用。它刺激骨皮质和骨小梁的重塑，并刺激钙释放到细胞外环境。PTH的分解代谢作用是通过刺激核因子配体受体激活剂（RANKL）的产生，以及减少成骨细胞的硬化蛋白和护骨因子（OPG）的产生来实现的。这导致破骨细胞生成、破骨活性和骨吸收的增加[3,4,15]。在甲状旁腺激素过量产生的情况下，如在CKD出现严重继发性甲状旁腺功能亢进时，可以观察到高钙血症，这是继发于甲状旁腺激素诱导的骨吸收增加后，骨骼中钙的过度释放，以及肾脏无法排泄这种骨源性钙的过度负荷（三发性甲状旁腺功能亢进症）导致的。矛盾的是，在骨转换极低或动力性骨病的情况下，也可以观察到高血清钙水平，这是因为骨骼的缓冲活性降低，以及无法从饮食或药物中摄取过量的钙，同时伴有肾衰竭。

四、甲状旁腺激素和磷

甲状旁腺激素也是第一个参与调节血液中磷酸盐的激素[3]。甲状旁腺激素通过刺激骨吸收和钙释放，也释放骨磷酸盐，可能导致高磷酸盐血症。然而，由于肾脏磷酸钠协同转运蛋白2a（NPT2a）和磷酸钠协同转运蛋白2c（NPT2c）共转运体的内化和肾小管磷酸盐重吸收的减少，甲状旁腺激素增加了尿中磷酸盐的排泄。因此，在可靠的PTH测定方法出现之前，近端肾小管最大磷酸盐转运量的测定作为原发性甲状旁腺功能亢进症的标志物应用了很长时间[16]。在CKD中，PTH的尿磷酸盐效应受到肾细胞中PTHR1进行性丢失的限制[17]。因此，尽管CKD中PTH和尿磷酸盐部分排泄增加，但在CKD后期，尿中每日磷酸盐排泄减少，导致高磷酸盐血症[18]。高磷酸盐血症降低甲状旁腺CaSR的表达和对钙的敏感性，使甲状旁腺细胞对PTH合成中钙的抑制作用不敏感，导致PTH的分泌增多[19-20]。

骨在高磷酸盐血症的控制中起着至关重要的作用，不管是在骨吸收过程中释放磷酸盐，或是在骨矿化过程中储存磷酸盐。骨提供的磷酸盐量取决于骨重塑的程度，而骨重塑的程度是由成骨细胞活性和破骨细胞活性之间的平衡所决定的。骨也通过骨细胞负责产生FGF23[21]。一些例子说明了骨在调节血液中磷酸盐中的重要性，首先是原发性和继发性甲状旁腺功能亢进症（SHPT）患者甲状旁腺切除术后的高磷酸盐血症正常化[22]。其次是在NPT2a致残性突变和低磷酸盐血症性高尿磷的受试者中观察到的骨去矿化现象[23]。在CKD中，加速的骨重建，如SHPT和混合性骨病，可能是高磷酸盐血症的原因。相反，低骨重塑，如骨软化、动力性骨病和铝超载，也可以解释某些高磷酸盐血症[24]。

五、甲状旁腺激素和镁

镁是人体细胞内第二丰富的阳离子，只有少量的镁存在于细胞外空间（2%），在血浆中含量不足1%。镁是许多酶促反应中重要的辅助因子，它还参与维持血管张力、心脏节律、血小板活性和骨形成[25]。肾脏通过远曲小管的TRPM5通道对镁代谢的微调起主要作用。在CKD中，血清镁水平通常升高，并可能影响骨代谢，因为它与甲状旁腺激素存在复杂的相互依赖作用。甲状旁腺产生PTH在生理上受钙的控制，镁虽然比钙少很多，但也可以发挥类似的作用，激活CaSR，抑制PTH分泌[26-27]。镁对PTH的抑制作用主要发生在中低血钙浓度时，而正常至高血钙浓度会减弱镁对PTH的抑制作用[28]。多项研究表明血清镁与甲状旁腺激素水平呈负相关[29-30]。因此，慢性高血清镁水平可能导致低血清甲状旁腺激素水平，并可能在动力性骨病的发病机制中发挥作用，并与较高的死亡风险相关[31-32]。此外，由于镁是一种有效的血管钙化抑制剂，低血清镁水平可能也参与了CKD血管钙化的发生和进展。

六、甲状旁腺激素和维生素D

天然维生素D、胆钙化醇（D_3）和麦角钙化醇（D_2）是激素前体，在矿物质和骨骼稳态中发挥重要作用。维生素D通过其主要活性代谢物1,25（OH）$_2$$D_3$刺激肠道吸收，以及肾脏对钙和磷酸盐的重吸收。在甲状旁腺，维生素D抑

制甲状旁腺激素的产生。因此，低循环维生素D水平必然导致健康人以及CKD患者血清甲状旁腺激素浓度升高。在临床实践中，从未对维生素D_2或D_3进行测量，对1,25（OH）$_2D_3$的测量也很少进行评估。通常评估的是其羟基化形式25（OH）D_3的循环浓度，这是维生素D的标准生物标志物。但这一数值并不能反映其活性代谢物1,25（OH）$_2D_3$的浓度，但两种代谢物表现出良好的相关性。一些机构包括世界卫生组织、医学研究所、KDOQI和KDIGO已经将维生素D缺乏症定义为低于15 ng/mL，15~30 ng/mL为不足，>30 ng/mL为充足，超过150 ng/mL为中毒。这些值是基于以下4个因素推荐的：维生素D与甲状旁腺激素的关系；与肠道钙吸收的关系；与骨密度或骨折的关系；与跌倒、行走距离和肌肉力量的关系。然而，大多数情况下，唯一使用的标准是它与PTH的关系。

在普通人群中，血清甲状旁腺激素和25（OH）D水平呈负相关，这在CKD患者中也有发现。在法国的NephroTest队列研究中，包括1 000多例CKD患者，我们发现80%的CKD 3~5期患者存在维生素D缺乏[25（OH）D<15 ng/mL]或不足[25（OH）D在15~30 ng/mL]，仅20%维生素D状态正常[33]。在这些患者中，校正肾功能、年龄、种族和离子钙后，当循环25（OH）D浓度达到20 ng/mL后PTH开始显著增加[33-34]，高于20 ng/mL时，血清甲状旁腺激素水平可能在正常范围内。在另一项较小的西班牙研究中，25（OH）D<20 ng/mL是3~5期CKD患者死亡和进展的独立预测因子，当达到或超过CKD指南建议的最佳水平30 ng/mL时，没有额外的益处[35]。

七、甲状旁腺激素和FGF23/Klotho轴

PTH通过对骨细胞的直接刺激作用和对1,25（OH）$_2D_3$合成的间接刺激作用，显著提高健康受试者血清FGF23水平[36]。在CKD中，血清磷酸盐水平随着肾功能的下降而升高，通过刺激PTH和FGF23的产生，直接或间接地促进了CKD-MBD相关的骨骼脆性[37]。研究认为，肾小球滤过率为10~15 mL/min的CKD患者，血清FGF23水平的升高早于PTH水平的升高（FGF23峰值为57 mL/min，而PTH为46 mL/min）[38]。正常情况下，FGF23通过刺激甲状旁腺CaSR和VDR表达抑制PTH产生和甲状旁腺细胞增殖[39-40]。然而，在CKD中，增生的甲状旁腺细胞对FGF23的抑制作用表现出低反应。FGF23不能抑制PTH合成，也不影响CaSR和VDR在甲状旁腺表达，部分原因是Klotho和FGFR1的表达减少[39]。

FGF23循环水平也被发现是预测透析患者难治性SHPT发生的最重要因素。事实上，在2年的随访后，尽管基础甲状旁腺激素值相当，但基础FGF23>7 500 ng/L的透析患者血清甲状旁腺激素水平显著升高，并对活性维生素D治疗产生耐药性[41]。此外，在严重SHPT的透析患者中，血清PTH和FGF23

水平密切相关，手术切除甲状旁腺降低PTH后，血清FGF23浓度显著降低[42]。类似地，在SHPT透析患者中，口服西那卡塞或静脉采用拟钙剂如依特卡肽的患者FGF23下降＞30%的比例高于安慰剂治疗的患者[43-44]。此外，口服拟钙剂诱导的FGF23降低与较低的心血管疾病病死率和心血管事件发生率相关。

FGF23主要由骨细胞产生，其主要生理作用是在肾脏刺激尿磷酸盐排泄和抑制骨化三醇合成[45]。然而，有研究表明，FGF23也可能在骨矿化调控中发挥重要作用[46]。事实上，在缺乏FGF23的情况下（如FGF23敲除动物），以及在FGF23过量的情况下（如Klotho敲除动物），都存在严重的骨矿化缺陷[45-46]。同样，在肾功能正常的儿童和CKD透析儿童中，高FGF23值与骨样厚度和骨样成熟时间的减少有关[47]。最近的一项研究表明，FGF23通过FGFR3特异性地调节组织非特异性碱性磷酸酶（tissue non-specific alkaline phosphatase，TNAP）的活性，而不依赖于Klotho，从而调节骨矿化。FGF23抑制TNAP，通过该途径增加细胞外焦磷酸盐浓度，减少游离无机磷酸盐的数量，并间接刺激骨桥蛋白基因表达（一种已知的骨矿化抑制剂）[48]。

八、骨形成标志物

（一）甲状旁腺激素和AP

如前所述，骨组织的细胞成分由10%的成骨细胞和破骨细胞，以及90%的骨细胞组成[49]。这些细胞产生的细胞外基质可分为无机基质（75%）和有机基质（25%），前者主要以羟基磷灰石的形式存在，后者主要由Ⅰ型胶原蛋白（85%）和非胶原蛋白（15%）组成。因此，分析细胞代谢和构成骨基质25%的蛋白质是评估ROD的有用工具。在这些蛋白中，骨特异性碱性磷酸酶（alkaline phosphatases，AP）和骨钙素（osteocalcin，OCN）是最常用的骨形成生物标志物，而TRAP则是最常用的骨吸收生物标志物[50]。

AP是膜结合糖蛋白酶，有利于磷酸酶酯水解和磷酸盐矿化。组织特异性AP有3个基因编码，即肠、胎盘和干细胞[51]。TNAP有单个基因编码，它们的差异在于转录后糖基化，这导致了骨、肝脏和肾脏亚型AP。它们被磷脂酶C和D裂解并释放到循环中。在循环中通常发现3种AP亚型，50%为BSAP，45%为肝脏AP，5%为组织特异性AP。此外，最近有报道称一种只在CKD患者血清中循环的亚型，它们由肝脏降解，其血清浓度不受肾功能的影响[52]。BSAP分子量为80 kDa，半衰期相对较长，为1~5天。

透析患者血清BSAP水平与甲状旁腺激素呈正相关。此外，在透析患者中，BSAP与甲状旁腺激素和总AP（正常/低转运性骨病）相比，能更好地区分高转运性骨病。BSAP≥20 ng/mL，单独或联合PTH 200 pg/mL时，诊断高转运性骨病的敏感性、特异性和可预测性最高，可排除正常或低转运性骨病患者（表7-1）[51,53]。在另一项对137例血液透析患者进行的研究中，桡骨远端骨密

表7–1　高转运性骨病血液透析患者的血清BSAP和甲状旁腺激素水平之间的相关性（单位：%）

高转运性骨病	PTH ≥ 200 pg/mL	总 AP ≥ 200 ng/mL	BSAP ≥ 20 ng/mL	PTH ≥ 200 pg/mL，BSAP ≥ 20 ng/mL
敏感性	72	50	100	100
特异性	80	90	100	80
PPV	92	94	84	94
NPV	47	36	100	100

注：BSAP，骨特异性碱性磷酸酶；PTH，甲状旁腺激素；PPV，阳性预测值；NPV，阴性预测值。AP ≥ 20 ng/mL，单独或联合 PTH 200 pg/mL，对诊断高转运性骨病患者具有最高的敏感性、特异性和可预测性，并排除正常或低转运性骨病患者。

度降低的患者血清BSAP水平明显高于那些骨密度正常的患者[54]。高血清BSAP水平也被证明可以预测骨骼对活性维生素D治疗的反应[55]，并在甲状旁腺切除术后的前3个月显著增加[22]。总之，大量证据表明血清BSAP水平单独或联合PTH可能是评估CKD骨转换程度的有用工具。

（二）甲状旁腺激素和OCN

OCN主要由成骨细胞产生。其γ羧化非活性形式沉积在细胞外骨基质中，骨吸收后转化为活性未羧化（uncarboxylated，uOC）形式，并释放到循环中[56]。在循环中，74%的OCN以完整的形式循环，26%以片段的形式循环。其中，至少有4个片段，即氨基（N）端、中部区域N端、中部区域羧基（C）端和C端OCN[57-58]。与健康个体相比，肾功能下降的受试者血清uOC形式的OCN水平显著且进行性降低。它们也与CKD受试者亚临床动脉粥样硬化的风险密切相关[59]。研究表明，透析患者血清总OCN水平与血清PTH、BSAP水平呈显著正相关。此外，组织学证实骨转运高的透析患者血清OCN水平明显高于骨转运正常或低的患者[51]。然而，部分由于骨吸收过程中多个OCN片段释放到循环中，血清OCN水平在诊断低骨转运性和动力性骨病时特异性较差（50%）[60]。

（三）甲状旁腺激素和P1NP

Ⅰ型胶原蛋白由成骨细胞产生并分泌至细胞外环境，充当骨骼矿化基质。包括两种相关分子：PⅠNP和PⅠCP，由成骨细胞产生释放到循环中，作为骨形成的生物标志物。然而，多项研究结果表明，PⅠNP和PⅠCP对骨形成有作用还是对骨吸收有作用，至今没有定论，仍需要更多的研究来验证[12,51,61]。其中一项研究测定了37例血液透析患者的PⅠCP，利用可用的骨活检数据，没有发现低转运性骨病患者或高转运性骨病患者血清PⅠCP水平的任何差异[12]。然而，在另一项研究中，两组透析患者的血清PⅠNP水平存在显著差异，在每年骨密度损失较大的患者中更高，而在骨密度损失较少的患者中更低[62-63]。同样，PⅠNP的高水平与股骨颈骨折的最高风险和骨密度的最低值相关[64]。一般来说，骨质疏松的绝经后妇女和透析患者的血清PTH水平与PⅠNP呈正相关，但还需要更大规模的验证性研究[51,62,65]。

九、骨吸收生物标志物

（一）甲状旁腺激素和TRAP-5b

抗酒石酸酸性磷酸酶（TRAP）是一种在酸性条件下具有最佳活性的金属酶，是活性破骨细胞的产物，因此，它被用作骨吸收速率的生物标志物。血清TRAP-5b水平不受肾功能下降的影响，而CKD和透析患者的血清TRAP-5b水平高于健康人群[66]。一项包含58例透析患者的研究显示，TRAP-5b的最高四分位水平与桡骨远端最大的骨密度损失有关[67]。在另外一项包含103例透析患者的研究也发现了类似的结果，他们的TRAP-5b高四分位水平与第二掌骨的最低骨密度（bone mineral density，BMD）值相关。有趣的是，这种骨吸收生物标志物与另一种骨吸收标志物Ⅰ型胶原交联氨基末端肽（N-terminal telopeptide of type Ⅰ collagen，NTX）密切相关[68]。最后，SHPT透析患者血清TRAP-5b水平明显高于对照组和甲状旁腺激素正常患者。事实上，TRAP-5b与破骨细胞表面、破骨细胞数量、BFR和矿化趋同率的相关性比PTH更好[69]。

（二）PTH和交联分子

一些胶原相关分子已被用于评估骨吸收程度，包括NTX、Ⅰ型胶原交联羧基末端肽（C-terminal telopeptide of type Ⅰ collagen，CTX）及其交联分子吡啶啉（pyridinoline，PYD）和脱氧吡啶啉（deoxypyridinoline，DPD）。NTX被肾脏清除，在CKD的情况下，血清NTX水平随着肾脏清除率的降低而升高。然而，这已经在一些研究中进行了评估。在接受双膦酸盐（利塞膦酸盐）治疗，以预防糖皮质激素相关的骨丢失的CKD患者中，研究表明血清NTX水平降低与骨吸收指数降低具有相关性[70]。在另一项对113例桡骨远端患者的研究中，NTX更高的四分位水平与桡骨远端骨密度的最大降幅相关[71]。BONAFIDE研究评估了血清NTX浓度。SHPT透析患者接受西那卡塞治疗1年后，血清NTX水平从378 nmol/L显著下降到249 nmol/L，随后PTH和BFR也随之下降[72]。考虑到血清CTX水平，与Ⅰ型胶原吡啶交联终肽相似，它们在表现出高转运性骨病和低转运性骨病（33 ng/mL *vs* 40 ng/mL）的透析患者之间没有差异[12]。然而，交联分子吡啶啉在高转运性骨病的患者中明显高于低转运性骨病的患者。血清PYD水平也与甲状旁腺激素、破骨细胞表面和数量密切相关，而这两者都是骨吸收的标志[12]。有趣的是，日本的另一项研究证实了我们的发现，并发现PYD和CTX之间存在良好的相关性。CTX更高的四分位水平与桡骨远端骨丢失速度更快相关[73]。总之，胶原蛋白衍生的骨生物标志物，无论是形成（P I NP和P I CP）还是吸收（NTX、CTX、PYD和DPD），都被肾脏消除，并在CKD的情况下积累。它们作为CKD-MBD的诊断工具需要进一步和更多的骨组织研究。

十、结论和展望

总之，CKD总是导致异常的骨转换、骨容量和骨矿化。骨活检仍然是诊断肾性骨营养不良，以及监测影响骨代谢治疗的金标准。血清甲状旁腺激素浓度与骨代谢生物标志物之间的关系复杂，尚未完全阐明CKD或透析治疗的患者与其之间的关系。甲状旁腺激素并不总是与骨重塑程度相关，在缺乏骨组织的情况下，它不能被认为是一个准确的标志物。显然，需要进一步基于骨组织形态计量学的研究来更好地了解新旧、单独或联合PTH或其他骨代谢生物标志物对CKD-MBD的预测诊断价值。

声明

Pablo A. Ureña-Torres已经获得了安进、安斯泰来、艾伯维、阿斯利康、葛兰素史克、维信、费森尤斯和维福制药的咨询费。Jordi Bover和Martine Cohen-Solal没有收到与此工作相关的咨询费。

参考文献

[1]   Kidney Disease: Improving Global Outcomes (KDIGO) CKD-MBD Work Group. KDIGO clinical practice guideline for the diagnosis, evaluation, prevention, and treatment of Chronic Kidney Disease-Mineral and Bone Disorder (CKD-MBD)[J]. Kidney Int Suppl, 2009, 76(Suppl 113): S1-S2.

[2]   Bover J, Ureña P, Brandenburg V, et al. Adynamic bone disease: from bone to vessels in chronic kidney disease[J]. Semin Nephrol, 2014, 34(6): 626-640.

[3]   Potts J T. Parathyroid hormone: past and present[J]. J Endocrinol, 2005, 187(3): 311-325.

[4]   Wein M N, Kronenberg H M. Regulation of Bone Remodeling by Parathyroid Hormone[J]. Cold Spring Harb Perspect in Med, 2018, 8(8): a031237.

[5]   Barreto F C, Barreto D V, Moysés R M A, et al. K/DOQI-recommended intact PTH levels do not prevent low-turnover bone disease in hemodialysis patients[J]. Kidney Int, 2008, 73(6): 771-777.

[6]   Baron R. Anatomy and Ultrastructure of Bone[M]. Favus MJ. Primer on the metabolic bone

diseases and disorders of mineral metabolism. 2nd ed. New York: Raven Press, Ltd, 1993: 3–9.

[7] Jilka R L, O'Brien C A, Ali A A, et al. Intermittent PTH stimulates periosteal bone formation by actions on post-mitotic preosteoblasts[J]. Bone, 2009, 44(2): 275-286.

[8] Thomas T. Intermittent parathyroid hormone therapy to increase bone formation[J]. Joint Bone Spine, 2006, 73(3): 262-269.

[9] Floege J, Kim J, Ireland E, et al. Serum iPTH, calcium and phosphate, and the risk of mortality in a European haemodialysis population[J]. Nephrol Dial Transplant, 2011, 26(6): 1948-1955.

[10] Brossard J H, Cloutier M, Roy L, et al. Accumulation of a non-(1-84) molecular form of parathyroid hormone (PTH) detected by intact PTH assay in renal failure: importance in the interpretation of PTH values[J]. J Clin Endocrinol Metab, 1996, 81(11): 3923-3929.

[11] Qi Q, Monier-Faugere M C, Geng Z, et al. Predictive value of serum parathyroid hormone levels for bone turnover in patients on chronic maintenance dialysis[J]. Am J Kidney Dis, 1995, 26(4): 622-631.

[12] Ureña P, Ferreira A, Kung V T, et al. Serum pyridinoline as a specific marker of collagen breakdown and bone metabolism in hemodialysis patients[J]. J Bone Miner Res, 1995, 10(6): 932-939.

[13] Ureña P, Kong X F, Abou-Samra A B, et al. Parathyroid hormone (PTH)/PTH-related peptide receptor messenger ribonucleic acids are widely distributed in rat tissues[J]. Endocrinology, 1993, 133(2): 617-623.

[14] Brown E M, Gamba G, Riccardi D, et al. Cloning and characterization of an extracellular Ca(2+)-sensing receptor from bovine parathyroid[J]. Nature, 1993, 366(6455): 575-580.

[15] Ma Y L, Cain R L, Halladay D L, et al. Catabolic effects of continuous human PTH (1--38) in vivo is associated with sustained stimulation of RANKL and inhibition of osteoprotegerin and gene-associated bone formation[J]. Endocrinology, 2001, 142(9): 4047-4054.

[16] Bilezikian J P, Brandi M L, Eastell R, et al. Guidelines for the management of asymptomatic primary hyperparathyroidism: summary statement from the Fourth International Workshop[J]. J Clin Endocrinol Metab, 2014, 99(10): 3561-3569.

[17] Ureña P, Kubrusly M, Mannstadt M, et al. The renal PTH/PTHrP receptor is down-regulated in rats with chronic renal failure[J]. Kidney Int, 1994, 45(2): 605-611.

[18] Moranne O, Froissart M, Rossert J, et al. Timing of onset of CKD-related metabolic complications[J]. J Am Soc Nephrol, 2009, 20(1): 164-171.

[19] Geng Y, Mosyak L, Kurinov I, et al. Structural mechanism of ligand activation in human calcium-sensing receptor[J]. Elife, 2016, 5: e13662.

[20] Rodriguez M, Nemeth E, Martin D. The calcium-sensing receptor: a key factor in the pathogenesis of secondary hyperparathyroidism[J]. Am J Physiol Renal Physiol, 2005, 288(2): F253-F264.

[21] Komaba H, Fukagawa M. FGF23: a key player in mineral and bone disorder in CKD[J]. Nefrologia, 2009, 29(5): 392-396.

[22] Ureña P, Basile C, Grateau G, et al. Short-term effects of parathyroidectomy on plasma biochemistry in chronic uremia[J]. Kidney Int, 1989, 36(1): 120-126.

[23] Prié D, Beck L, Urena P, et al. Recent findings in phosphate homeostasis[J]. Curr Opin Nephrol Hypertens, 2005, 14(4): 318-324.

[24] Ureña Torres P A, Cohen-Solal M. Not all hyperphosphataemias should be treated[J]. Nephrol Dial Transplant, 2019, 34(7): 1077-1079.

[25] Maguire M E, Cowan J A. Magnesium chemistry and biochemistry[J]. Biometals, 2002, 15(3): 203-210.

[26] Vetter T, Lohse M J. Magnesium and the parathyroid[J]. Curr Opin Nephrol Hypertens, 2002, 11(4): 403-410.

[27] Kawata T, Nagano N. The calcium receptor and magnesium metabolism[J]. Clin Calcium, 2005, 15(11): 43-50.

[28] Rodríguez-Ortiz M E, Canalejo A, Herencia C, et al. Magnesium modulates parathyroid hormone secretion and upregulates parathyroid receptor expression at moderately low calcium concentration[J]. Nephrol Dial Transplant, 2014, 29(2): 282-289.

[29] Navarro J F, Mora C, Jiménez A, et al. Relationship between serum magnesium and parathyroid hormone levels in hemodialysis patients[J]. Am J Kidney Dis, 1999, 34(1): 43-48.

[30] Navarro J F, Mora C, Macia M, et al. Serum magnesium concentration is an independent predictor of parathyroid hormone levels in peritoneal dialysis patients[J]. Perit Dial Int, 1999, 19(5): 455-461.

[31] Fournier A, Oprisiu R, Moriniere P, et al. Low doses of calcitriol or calcium carbonate for the prevention of hyperparathyroidism in predialysis patients?[J]. Nephrol Dial Transplant, 1996, 11(7): 1493-1495.

[32] Sakaguchi Y, Fujii N, Shoji T, et al. Magnesium modifies the cardiovascular mortality risk associated with hyperphosphatemia in patients undergoing hemodialysis: a cohort study[J]. PLoS One, 2014, 9(12): e116273.

[33] Ureña-Torres P, Metzger M, Haymann J P, et al. Association of kidney function, vitamin D deficiency, and circulating markers of mineral and bone disorders in CKD[J]. Am J Kidney Dis, 2011, 58(4): 544-553.

[34] Metzger M, Houillier P, Gauci C, et al. Relation between circulating levels of 25(OH) vitamin D and parathyroid hormone in chronic kidney disease: quest for a threshold[J]. J Clin Endocrinol Metab, 2013, 98(7): 2922-2928.

[35] Molina P, Górriz J L, Molina M D, et al. What is the optimal level of vitamin D in non-dialysis chronic kidney disease population?[J]. World J Nephrol, 2016, 5(5): 471-481.

[36] Burnett-Bowie S M, Henao M P, Dere M E, et al. Effects of hPTH(1-34) infusion on circulating serum phosphate, 1,25-dihydroxyvitamin D, and FGF23 levels in healthy men[J]. J Bone Miner Res, 2009, 24(10): 1681-1685.

[37] Komaba H, Fukagawa M. FGF23-parathyroid interaction: implications in chronic kidney disease[J]. Kidney Int, 2010, 77(4): 292-298.

[38] Gutierrez O, Isakova T, Rhee E, et al. Fibroblast growth factor-23 mitigates hyperphosphatemia but accentuates calcitriol deficiency in chronic kidney disease[J]. J Am Soc Nephrol, 2005, 16(7): 2205-2215.

[39] Canalejo R, Canalejo A, Martinez-Moreno J M, et al. FGF23 fails to inhibit uremic parathyroid glands[J]. J Am Soc Nephrol, 2010, 21(7): 1125-1135.

[40]　Krajisnik T, Björklund P, Marsell R, et al. Fibroblast growth factor-23 regulates parathyroid hormone and 1alpha-hydroxylase expression in cultured bovine parathyroid cells[J]. J Endocrinol, 2007, 195(1): 125-131.

[41]　Nakanishi S, Kazama J J, Nii-Kono T, et al. Serum fibroblast growth factor-23 levels predict the future refractory hyperparathyroidism in dialysis patients[J]. Kidney Int, 2005, 67(3): 1171-1178.

[42]　Sato T, Tominaga Y, Ueki T, et al. Total parathyroidectomy reduces elevated circulating fibroblast growth factor 23 in advanced secondary hyperparathyroidism[J]. Am J Kidney Dis, 2004, 44(3): 481-487.

[43]　Moe S M, Chertow G M, Parfrey P S, et al. Cinacalcet, Fibroblast Growth Factor-23, and Cardiovascular Disease in Hemodialysis: The Evaluation of Cinacalcet HCl Therapy to Lower Cardiovascular Events (EVOLVE) Trial[J]. Circulation, 2015, 132(1): 27-39.

[44]　Block G A, Bushinsky D A, Cheng S, et al. Effect of Etelcalcetide vs Cinacalcet on Serum Parathyroid Hormone in Patients Receiving Hemodialysis With Secondary Hyperparathyroidism: A Randomized Clinical Trial[J]. JAMA, 2017, 317(2): 156-164.

[45]　Shimada T, Kakitani M, Yamazaki Y, et al. Targeted ablation of Fgf23 demonstrates an essential physiological role of FGF23 in phosphate and vitamin D metabolism[J]. J Clin Invest, 2004, 113(4): 561-568.

[46]　Shimada T, Mizutani S, Muto T, et al. Cloning and characterization of FGF23 as a causative factor of tumor-induced osteomalacia[J]. Proc Natl Acad Sci U S A, 2001, 98(11): 6500-6505.

[47]　Wesseling-Perry K, Pereira R C, Wang H, et al. Relationship between plasma fibroblast growth factor-23 concentration and bone mineralization in children with renal failure on peritoneal dialysis[J]. J Clin Endocrinol Metab, 2009, 94(2): 511-517.

[48]　Murali S K, Andrukhova O, Clinkenbeard E L, et al. Excessive Osteocytic Fgf23 Secretion Contributes to Pyrophosphate Accumulation and Mineralization Defect in Hyp Mice[J]. PLoS Biol, 2016, 14(4): e1002427.

[49]　Bover J, Ureña P, Aguilar A, et al. Alkaline Phosphatases in the Complex Chronic Kidney Disease-Mineral and Bone Disorders[J]. Calcif Tissue Int, 2018, 103: 111-124.

[50]　Mazzaferro S, Tartaglione L, Rotondi S, et al. News on biomarkers in CKD-MBD[J]. Semin Nephrol, 2014, 34(6): 598-611.

[51]　Ureña P, De Vernejoul M C. Circulating biochemical markers of bone remodeling in uremic patients[J]. Kidney Int, 1999, 55(6): 2141-2156.

[52]　Haarhaus M, Fernström A, Magnusson M, et al. Clinical significance of bone alkaline phosphatase isoforms, including the novel B1x isoform, in mild to moderate chronic kidney disease[J]. Nephrol Dial Transplant, 2009, 24(11): 3382-3389.

[53]　Couttenye M M, D'Haese P C, VanHoof V O, et al. Bone alkaline phosphatase (BAP) compared to PTH in the diagnosis of adynamic bone disease (ABD)[J]. Nephrol Dial Transplant, 1994, 9: 905.

[54]　Ueda M, Inaba M, Okuno S, et al. Serum BAP as the clinically useful marker for predicting BMD reduction in diabetic hemodialysis patients with low PTH[J]. Life Sci, 2005, 77(10): 1130-1139.

[55] Ureña P, Bernard-Poenaru O, Cohen-Solal M, et al. Plasma bone-specific alkaline phosphatase changes in hemodialysis patients treated by alfacalcidol[J]. Clin Nephrol, 2002, 57(4): 261-273.

[56] Ferron M, McKee M D, Levine R L, et al. Intermittent injections of osteocalcin improve glucose metabolism and prevent type 2 diabetes in mice[J]. Bone, 2012, 50(2): 568-575.

[57] Garnero P, Grimaux M, Seguin P, et al. Characterization of immunoreactive forms of human osteocalcin generated in vivo and in vitro[J]. J Bone Miner Res, 1994, 9(2): 255-264.

[58] Rosenquist C, Qvist P, Bjarnason N, et al. Measurement of a more stable region of osteocalcin in serum by ELISA with two monoclonal antibodies[J]. Clin Chem, 1995, 41(10): 1439-1445.

[59] Zhang M, Ni Z, Zhou W, et al. Undercarboxylated osteocalcin as a biomarker of subclinical atherosclerosis in non-dialysis patients with chronic kidney disease[J]. J Biomed Sci, 2015, 22(1): 75.

[60] Couttenye M M, D'Haese P C, Van Hoof V O, et al. Low serum levels of alkaline phosphatase of bone origin: a good marker of adynamic bone disease in haemodialysis patients[J]. Nephrol Dial Transplant, 1996, 11(6): 1065-1072.

[61] Couttenye M M, D'Haese P C, Deng J T, et al. High prevalence of adynamic bone disease diagnosed by biochemical markers in a wide sample of the European CAPD population[J]. Nephrol Dial Transplant, 1997, 12(10): 2144-2150.

[62] Cavalier E, Delanaye P, Collette J, et al. Evaluation of different bone markers in hemodialyzed patients[J]. Clin Chim Acta, 2006, 371(1-2): 107-111.

[63] Ueda M, Inaba M, Okuno S, et al. Clinical usefulness of the serum N-terminal propeptide of type I collagen as a marker of bone formation in hemodialysis patients[J]. Am J Kidney Dis, 2002, 40(4): 802-809.

[64] Nickolas T L, Cremers S, Zhang A, et al. Discriminants of prevalent fractures in chronic kidney disease[J]. J Am Soc Nephrol, 2011, 22(8): 1560-1572.

[65] Dusceac R, Niculescu D A, Dobre R, et al. Chronic hemodialysis is associated with lower trabecular bone score, independent of bone mineral density: a case-control study[J]. Arch Osteoporos, 2018, 13(1): 125.

[66] Yamada S, Inaba M, Kurajoh M, et al. Utility of serum tartrate-resistant acid phosphatase (TRACP5b) as a bone resorption marker in patients with chronic kidney disease: independence from renal dysfunction[J]. Clin Endocrinol (Oxf), 2008, 69(2): 189-196.

[67] Shidara K, Inaba M, Okuno S, et al. Serum levels of TRAP5b, a new bone resorption marker unaffected by renal dysfunction, as a useful marker of cortical bone loss in hemodialysis patients[J]. Calcif Tissue Int, 2008, 82(4): 278-287.

[68] Hamano T, Tomida K, Mikami S, et al. Usefulness of bone resorption markers in hemodialysis patients[J]. Bone, 2009, 45 Suppl 1: S19-S25.

[69] Chu P, Chao T Y, Lin Y F, et al. Correlation between histomorphometric parameters of bone resorption and serum type 5b tartrate-resistant acid phosphatase in uremic patients on maintenance hemodialysis[J]. Am J Kidney Dis, 2003, 41(5): 1052-1059.

[70] Fujii N, Hamano T, Mikami S, et al. Risedronate, an effective treatment for glucocorticoid-induced bone loss in CKD patients with or without concomitant active vitamin D (PRIUS-

CKD)[J]. Nephrol Dial Transplant, 2007, 22(6): 1601-1607.

[71]　Hamano T, Fujii N, Nagasawa Y, et al. Serum NTX is a practical marker for assessing antiresorptive therapy for glucocorticoid treated patients with chronic kidney disease[J]. Bone, 2006, 39(5): 1067-1072.

[72]　Behets G J, Spasovski G, Sterling L R, et al. Bone histomorphometry before and after long-term treatment with cinacalcet in dialysis patients with secondary hyperparathyroidism[J]. Kidney Int, 2015, 87(4): 846-856.

[73]　Okuno S, Inaba M, Kitatani K, et al. Serum levels of C-terminal telopeptide of type I collagen: a useful new marker of cortical bone loss in hemodialysis patients[J]. Osteoporos Int, 2005, 16(5): 501-509.

译者：杨平，空军军医大学唐都医院
审校：许辉，中南大学湘雅医院

第八章　甲状旁腺激素对血液系统的影响

Naoto Hamano, Hirotaka Komaba, Masafumi Fukagawa

一、引言

　　骨骼由细胞和细胞外基质组成，而细胞外基质由无机成分（如磷酸钙）和有机物质（如胶原蛋白）组成。骨基质的形成主要受到成骨细胞、破骨细胞和骨细胞3种细胞的相互协同作用调节。成骨细胞来源于间充质干细胞，调节骨生成，并最终转化为骨细胞。破骨细胞是由骨髓来源的单核细胞/巨噬细胞系统的祖细胞分化融合形成的。

　　骨髓（bone marrow，BM）由造血干细胞（hematopoietic stem cell，HSC）和骨髓基质细胞组成。HSC是具有自我更新和分化为所有血细胞谱系（包括白细胞、红细胞和血小板）能力的细胞（表8-1）[1]。由造血干细胞和周围支持组织所构成的特定微环境称为造血干细胞生态位，在这个微环境中，造血干细胞与其他细胞间的交互作用参与正常的造血过程[2]。骨髓基质细胞，也称为间充质干细胞，是一种不具有造血能力的干细胞，可分化为成骨细胞、软骨细胞、脂肪细胞或骨骼肌细胞。

　　据报道，甲状旁腺激素（PTH）不仅能调节骨代谢，而且影响血细胞的产生和功能。甲状旁腺功能亢进症（HPT）通过导致骨髓纤维化而抑制正常造血进程，但已有研究证实PTH有可能通过直接或间接作用于造血干细胞来促进该细胞的存活。此外，最近一些集中在成骨细胞和HSC之间的相互作用的研究，揭示了HSC生态位链类似于成骨细胞，有选择性地排列于内膜表面[3]。PTH影响HSC和成骨细胞谱系之间的相互作用。在本章中，我们总结了PTH对红细胞、白细胞和血小板增殖和活性的病理影响，并概述了PTH在造血过程中的生理作用。

表8-1　骨髓中的细胞

前体	成熟细胞
造血干细胞	
髓系谱系	
BFU-C、CFU-C、成红细胞	红细胞
巨核细胞	血小板
CFU-M	单核细胞、巨噬细胞
CFU-G	多形核白细胞
淋巴谱系	
Pre-pro-B、Pro-B、Pre-B	B 细胞
Pro-T、Pre-T	T 细胞
Pre-NK	NK 细胞
间充质干细胞	
前成骨细胞	成骨细胞、骨细胞
前脂肪细胞	脂肪细胞
前软骨细胞	软骨细胞
骨骼肌成肌细胞	骨骼肌细胞

二、甲状旁腺激素和红细胞生成

骨髓中未成熟的红系祖细胞受到促红细胞生成素（erythropoietin，EPO）的刺激，从而分化为成熟的红细胞，然后被释放到外周循环中。正常人体内的红细胞寿命平均为120天[4]，衰老的红细胞主要在肝脏和脾脏中被清除。正常红细胞生成减少或破坏增加会导致血红蛋白浓度下降和氧气供应不足。这种情况被称为贫血。

终末期肾病（ESRD）与贫血和继发性甲状旁腺功能亢进症（SHPT）的高发生率相关。肾性贫血主要是由在肾脏中产生的用于维持正常血红蛋白水平的EPO的分泌功能受损引起的。此外，许多其他因素也可能参与贫血的病理生理过程，包括缺铁、炎症、出血和营养不良等。此外，多项研究表明SHPT也可能在肾性贫血的发病中起作用。

（一）甲状旁腺功能亢进症相关的贫血发病机制

1. 骨髓纤维化

骨髓纤维化的特点是骨髓发生广泛纤维化，导致贫血、肝脾肿大和髓外造血[5]。原发性骨髓纤维化常见于骨髓增生性疾病的患者中，原因是造血干细胞基因突变。而继发性骨髓纤维化则见于患有实体肿瘤的患者。SHPT也被认为是发生继发性骨髓纤维化的可能原因之一[6]。最近有研究对血清中持续高水平甲状旁腺激素导致骨髓纤维化的发病机制进行了探究。

Lotinun等[7]使用从连续给予PTH（1-34）的大鼠骨骼组织中提取的mRNA对5 531个基因进行了微阵列分析，发现血小板衍生的生长因子-A（platelet derived growth factor-A，PDGF-A）的表达增加。研究人员还证实了PDGF-A抑制剂唑嘧胺（Trapidil）可以抑制骨髓纤维化。免疫组化染色显示PDGF-A主要在肥大细胞中表达，这提示骨髓纤维化与肥大细胞之间可能存在相互作用。同一研究团队Lowry等的随访研究显示，受体酪氨酸激酶抑制剂格列卫（Gleevec）和磷脂酰肌醇3（phosphoinositide 3，PI3）激酶特异性抑制剂渥曼青霉素（Wortmannin）均可减轻因PTH（1-34）连续输注诱导的大鼠骨髓纤维化。这些结果表明PDGFA通过PI3信号通路加速PTH诱导的骨髓纤维化[8]。本研究还证实了PTH输注后肥大细胞从骨髓重新分布到骨表面，这支持成熟肥大细胞可能在骨髓纤维化的发病机制中起关键作用。

与这些实验研究结果一致，多项临床研究也表明，持续高血清甲状旁腺激素水平与骨髓纤维化相关。Zingraff等[9]在SHPT患者甲状旁腺切除术（PTx）的前后进行了骨活检，并比较了骨髓纤维化的程度。研究表明，在骨髓纤维化改善的患者中，红细胞比容水平也会增加，这表明SHPT的严重程度与骨髓纤维化的程度有关，骨髓纤维化是一种可逆性疾病，而纤维化的改善可能会改善骨髓纤维化患者贫血严重程度。Rao等[10]对接受重组人EPO（recombinant human EPO，rhEPO）治疗的血液透析患者进行了骨组织活检，发现与对rhEPO有良好反应的患者相比，对EPO反应较低的患者PTH水平更高，破骨细胞数量更多，侵蚀面更大，骨髓纤维化程度也越重。总之，这些数据表明，SHPT可能导致骨髓纤维化并损害正常红细胞的生成，从而导致贫血程度加重和对EPO反应性降低。

2. 红系祖细胞的产生受到抑制

爆裂型红细胞集落生成单位（erythro cytic burst-forming unit，BFU-E）和红细胞集落生成单位（erythro cytic colony-forming unit，CFU-E）是红系祖细胞，并表达PTH/PTH相关蛋白受体（PTH/PTH-related protein receptor，PPR）。这一事实支持PTH直接作用于这些细胞。Meytes等[11]从人外周血中收集并培养BFU-E，并表明牛PTH（1-84）抑制BFU-E集落形成，而PTH失活消除了这种效应。然而，当他们使用牛PTH（1-34）时，这些结果无法重复，到目前为止，造成结果有差异的原因尚未查明。Taniguchi等[12]发现透析患者骨髓中BFU-E和CFU-E密度低于健康志愿者。

研究人员还从健康志愿者的骨髓中获得了CFU-E，证实将尿毒症血清添加到培养基中可抑制CFU-E集落形成。尿毒症血清中PTH水平越高，这种作用越显著。进一步证明人PTH（1-34）治疗以剂量依赖性方式抑制CFU-E集落形成。这些结果表明PTH在体外抑制早期红系祖细胞CFU-E的增殖。

然而，随后的几项研究产生了相互矛盾的结果。Dunn等[13]证实添加浓度为正常水平10~100倍的牛PTH（1-84）不能抑制培养胎鼠肝细胞中的红细胞生成或血红素合成。Komatsuda等[14]研究了人PTH（1-34）（最大浓度为300 ng/mL）或人PTH（1-84）（最大浓度为5 000 pg/mL）对从健康志愿者收集的CFU-E或BFU-E的影响，发现人PTH既不抑制红细胞生成，也无法抑制粒细胞生成。这两项研究结果不支持PTH抑制红细胞生成的假说。因此，综上所述，目前尚不清楚PTH是否作用于红系祖细胞并对红细胞的生成产生抑制作用。

3. 促红细胞生成素（EPO）合成抑制

EPO主要由肾脏分泌，在造血干细胞分化为红系谱系中起着至关重要的作用[15-16]。EPO的产生与缺氧诱导因子（hypoxia-inducible factor，HIF）密切相关[17]。在常氧条件下，脯氨酰羟化酶（prolyl hydroxylase，PHD）的羟基化作用和E3泛素连接酶（如von Hippel-Lindau蛋白）的泛素化作用诱导HIF的蛋白酶体依赖性降解，从而抑制HIF的转录活性。在缺氧条件下，抑制PHD活性可抑制HIF降解并增强HIF向细胞核的移位，在细胞核中HIF形成二聚体并通过在共有序列上结合缺氧反应元件（hypoxia responsive element，HRE）启动基因表达。已知HIF可调节800多个基因的表达，包括EPO、血管内皮生长因子（vascular endothelial growth factor，VEGF）和血小板衍生生长因子B（platelet derived growth factor subunit B，PDGFB）[18]。HIF与表达FOXD-1的基质衍生细胞（包括管周间质成纤维细胞样细胞、肾素产生细胞或血管平滑肌细胞）中的HRE结合导致EPO分泌[19-20]。慢性肾脏病（CKD）患者的这些缺氧反应受损，导致EPO分泌不足和肾性贫血。需要给予红细胞生成刺激剂（erythropoiesis stimulating agent，ESA）以补偿内源性EPO相对或绝对缺乏，但某些透析患者的血红蛋白水平没有充分升高，这被称为ESA低反应性。这种情况由多种因素引起，包括缺铁、炎症、营养不良和SHPT。

一些研究评估了PTx对内源性EPO浓度的影响。一项针对原发性甲状旁腺功能亢进症（PHPT）患者的观察性研究表明，PTx不会改变内源性EPO水平[21]。然而，几项针对终末期肾脏病伴发SHPT患者的研究表明，PTx术后循环EPO水平显著升高[21-22]。因此，PTH水平升高可能导致ESRD患者内源性EPO生成减少，尽管目前尚不清楚这是否直接影响EPO生成细胞。然而，在Borawski

等对透析患者进行的横断面研究中，血清完整PTH水平与血红蛋白或循环EPO水平无关[23]。类似地，McGonigle等[24]报告，接受血液透析或连续非卧床腹膜透析的ESRD患者的血清完整PTH水平与红细胞比容之间没有关联，PTx不会影响血清EPO浓度或红细胞比容。总之，PTH是否会导致ESRD患者的EPO生成减少或ESA低反应性目前尚不清楚。

有趣的是，Wong等[25]最近的一项实验研究表明，在UMR 106.01成熟成骨细胞中，人PTH（1-34）降低了正常氧条件下HIF-1α水平和HIF信号的表达。这一结果提出了这样的假设，即PTH也可能抑制肾脏中产生EPO的细胞中的HIF信号，从而抑制EPO的产生，这需要进一步的研究来验证。

4. 红细胞存活期缩短

正常人红细胞的寿命约为120天[4]。三磷酸腺苷（adenosine triphosphate，ATP）在维持红细胞形态方面起着至关重要的作用。高渗透压、氧化应激、能量消耗、高温，以及各种外源性和内源性物质均可触发钙内流入红细胞，从而降低细胞内ATP，从而导致红细胞沉积[26-29]。一些研究已经证实了在尿毒症患者中，PTH被认为存在会缩短红细胞的寿命的可能。

Bogin等[30]从健康志愿者处收集培养的红细胞，表明牛PTH（1-84）和牛PTH（1-34）加速钙内流入红细胞并增加了红细胞的渗透脆性。Akmal等[31]进行的另一项研究，从5/6肾切除的狗、5/6肾切除术和甲状腺-甲状旁腺切除术的狗及对照动物中采集了51Cr标记的红细胞，并比较了3组红细胞的体外寿命。虽然5/6肾切除狗的红细胞寿命明显短于对照组，但接受5/6肾切除术和甲状腺-甲状旁腺切除术的狗的红细胞寿命与对照组动物相当，因此表明PTH使得尿毒症动物的红细胞寿命缩短。

（二）甲状旁腺功能亢进症和贫血的治疗

SHPT的治疗方案包括维生素D受体激活剂（vitamin D receptor activator，VDRA）、钙受体激动剂、经皮乙醇注射疗法和PTx，而PTx是PHPT的标准和最终治疗。降低PHPT和SHPT患者中PTH水平的主要目的是改善骨骼和矿物质代谢紊乱，但多项研究表明，降低PTH疗法也可改善贫血。

1. 甲状旁腺切除术

PTx是PHPT和SHPT的最终治疗方法。之前的几项研究表明，PTx术后血红蛋白水平会短暂性降低，但长期内会升高。Zingraff等[9]进行的一项开创性早期研究表明，在患有SHPT的透析患者中，PTx术后平均红细胞比容水平从24.4%增加到30.9%。此外，他们在PTx后6~9个月进行了骨组织活检，发现骨髓纤维化有改善的患者的红细胞比容水平升高更为显著。另一团队也报道，在基线时骨髓纤维化更严重且红细胞比容水平更低的SHPT患者中，经PTx治疗后贫血的改善效果更为显著[32]。这些数据表明，严重HPT相关性骨髓纤维化可导致贫血，而PTx可部分逆转骨髓纤维化并导致贫血。

　　然而，骨髓纤维化并不总是与ERSD患者的肾性贫血相关。Mandolfo等[33]对重度SHPT患者进行骨组织活检，发现骨髓纤维化程度与贫血严重程度之间并没有相关性。尽管如此，他们发现接受ESA给药的患者红细胞比容显著升高，在PTx后ESA使用剂量减少，表明ESA反应性改善。类似地，Coen等[34]发现45例患有SHPT的透析患者在接受PTx后，血红蛋白水平升高，并且这种升高在不同的手术过程中是一致的（即甲状旁腺次全切除和甲状旁腺全切除伴或不伴自体移植）。这项研究包括16例接受ESA的患者，研究人员发现，即使ESA的平均剂量减低，血红蛋白水平也会升高。Yasunaga等[35]还证明了SHPT患者在PTx后1年的血红蛋白水平升高。有趣的是，他们还发现PTx术后，内源性EPO水平（22.6±6.3）mU/mL上升到（143.8±170.1）mU/mL，血清白蛋白水平从（3.9±0.3）g/dL上升到（4.2±0.4）g/dL，这些可以解释术后贫血的改善。最后，Trunzo等[36]证明在患有SHPT的透析患者中，PTx导致血红蛋白水平升高和rhEPO给药剂量降低。总之，PTx可以改善SHPT的肾性贫血，这种作用不仅可以通过减轻骨髓纤维化，也可以通过增加肾脏或肾外EPO生成增加和改善营养状况等来介导。

　　几项研究也验证了PTx对PHPT患者贫血的影响。Bhadada等[37]报告，大约一半的PHPT患者会并发贫血，75%的贫血患者在骨活检中发现骨髓纤维化。研究人员观察到在PTx术后，既往存在骨髓纤维化的患者贫血有所改善。因此，无论是PHPT还是SHPT，PTx治疗均可以改善重度HPT患者的贫血。

2. 钙受体激动剂

　　PTH的分泌主要由甲状旁腺主细胞中表达的钙敏感受体（CaSR）调节，该受体感应离子钙浓度的变化。钙受体激动剂结合CaSR并变构抑制PTH的分泌。西那卡塞（Cinacalcet）在临床上应用于PHPT和SHPT，而新开发的维拉卡肽（Etelcalcetide）和依伏卡塞（Evocalcet）目前只能用于患有SHPT的尿毒症患者[38-40]。西那卡塞已经在临床上使用了很长时间，并被认为可以降低病死率和心血管疾病的风险[41-42]。此外，最近的几份报告表明，服用西那卡塞后贫血有所改善。

　　一项对40例透析患者的回顾性研究表明，在开始服用西那卡塞1年后，达贝泊汀（Darbepoetin）的剂量显著降低，而血红蛋白水平保持不变[43]。在总PTH水平降低30%以上的应答者中，总PTH的变化与达贝泊汀的剂量减少有关。Tanaka等[44]对3 201例患有SHPT的透析患者进行了一项为期3年的多中心前瞻性队列研究的二次分析，以评估使用西那卡塞是否与贫血改善相关。研究证明在调整潜在混杂因素后，西那卡塞使达到目标血红蛋白水平的概率增加1.1倍。这些研究表明，西那卡塞可以增加对ESA的反应，从而改善肾性贫血。

3. 维生素D受体激活剂（VDRA）和营养性维生素D

维生素D受体在甲状旁腺主细胞中表达，并在调节PTH分泌中发挥作用。因此，VDRA给药和补充营养性维生素D是治疗SHPT的可选方案，尤其对维生素D缺乏的患者。一些研究发现，是否使用VDRA或营养性维生素D治疗与透析患者贫血或ESA低反应性的改善有关。

Albitar等[45]证明在患有SHPT的透析患者中，服用阿尔法骨化醇导致血红蛋白浓度和网织红细胞计数升高，同时总PTH水平降低。另一项研究表明，无论是否使用ESA，接受静脉注射骨化三醇的透析患者血红蛋白水平均升高，同时PTH水平降低[46]。值得注意的是，仅在PTH水平被显著抑制的患者中发现使用骨化三醇与血红蛋白水平升高相关。这提示VDRA给药后贫血改善是通过降低PTH水平而实现的。

据报道，半数以上的透析患者存在维生素D不足，即血清25-羟基维生素D[25（OH）D]水平低于30 ng/mL[47]。已经证实维生素D缺乏与贫血有关[48]，并且几项研究已证实补充营养性维生素D能改善ESA低反应性。

Rianthavorn等[49]进行的一项小型随机研究，比较了麦角钙化醇（Ergocalciferol）和安慰剂对CKD和维生素D缺乏儿童的影响，麦角钙化醇组显示了ESA低反应性的显著改善，而PTH水平没有变化。Miskulin等[50]进行的一项双盲安慰剂随机对照临床试验，研究麦角钙化醇对ESA反应性的影响。主要结果是6个月内rhEPO剂量的变化。研究纳入了276例维生素D缺乏的透析患者，80%以上的患者同时接受VDRA治疗。研究表明，麦角钙化醇组和安慰剂组的总PTH水平相当，两组rhEPO剂量没有显著变化。PTH水平对麦角钙化醇缺乏反应，这与另一项随机安慰剂对照研究的结果一致，该研究表明，补充胆钙化醇（Cholecalciferol）可降低非血液透析患者的PTH浓度，但对于血液透析患者则没有这种效应[51]。因此，补充营养性维生素D对ESRD患者的总PTH水平几乎没有作用，这可能是该人群贫血没有得到改善的原因。

总之，VDRA可通过降低PTH水平改善贫血或ESA低反应性，但营养维生素D的作用在ESRD患者中并不明显。可在非典型靶器官或靶细胞中检测到维生素D受体的表达，包括免疫系统（T细胞和B细胞、巨噬细胞和单核细胞）、生殖系统（子宫、睾丸、卵巢、前列腺、胎盘和乳腺）、内分泌系统（胰腺、垂体、甲状腺和肾上腺皮质）、肌肉、大脑、皮肤和肝脏，表明维生素D或

VDRA具有多效作用[52]。此外，最近的一项研究表明，HSC中存在维生素D受体[53]。这些数据支持维生素D或VDRA对造血存在直接影响的可能性。然而，目前ESRD患者的临床证据并不支持这种可能性，并表明只有当PTH水平降低时，维生素D或VDRA才能改善贫血。

（三）甲状旁腺激素对造血功能的刺激作用

成骨细胞是来源于间充质干细胞的骨形成细胞。这些细胞排列在骨内膜表面，通过产生胶原、非胶原蛋白（如骨钙素和骨桥蛋白）和蛋白聚糖（如核心蛋白聚糖）来调节钙化作用。成骨细胞中表达的PPR是骨形成和骨吸收的重要介质，转基因小鼠中构成性活化PPR的过度表达会导致骨小梁中成骨细胞和破骨细胞的增加，这一事实也佐证了上述观点[54]。

重要的是，HSC并非随机分布在BM中，而是在骨内膜表面附近更为富集[55]，并且HSC与成骨细胞之间存在相互作用。成骨细胞分泌的G-CSF和肝细胞生长因子在HSC的分化中起着重要作用[3,56]。此外，最近的研究表明，Jagged 1/Notch信号通路参与成骨细胞和HSC的相互作用，并且PTH会影响这种相互作用。

Notch是一种跨膜受体，在细胞分化和细胞功能中发挥重要作用，并通过结合其配体Jagged 1来调节细胞命运的特异性。成骨细胞能产生Jagged 1，PTH能增加其表达[57-58]。成骨细胞产生的Jagged 1不仅通过自分泌方式激活Notch 1来调节细胞命运的决定，而且通过激活这些细胞上的Notch 1来影响HSC的增殖（图8-1）[57-58]。此外，在接受同种异体骨髓移植的小鼠中，大鼠PTH（1-34）每周给药5次，持续4周，然后进行致死剂量的照射，有利于移植HSC的存活[57]。

除Jagged 1/Notch信号通路外，钙黏着蛋白-11还参与PTH调节的成骨细胞和HSC的相互作用（图8-1）。钙黏着蛋白-11是一种由基质细胞衍生细胞（特别是成纤维细胞）选择性表达的黏附分子，被认为是重要的炎症介质之一[59]。Yao等[60]分离并扩增了从健康志愿者中获得的骨髓基质细胞，并对这些细胞和分离的CD34+ HSC进行了共培养，以研究PTH对CD34+ HSC增殖的影响。当与PTH共培养时，培养扩增的人骨髓基质细胞扩增为CD34+ HSC的能力增强，但当与转移小室系统共培养时这种能力完全消失，这表明HSC和骨髓基质细胞之间通过黏附分子的直接相互作用是增强这种能力的必要条件。研究还证实PTH增加了骨髓基质细胞中钙黏着蛋白-11的表达，并且通过小干扰RNA减少骨髓基质细胞的钙黏着蛋白-11表达，消除经PTH处理的骨髓基质细胞对HSC扩增的增强效应。这项研究表明钙黏着蛋白-11是骨髓基质细胞与HSC之间黏附的重要分子，PTH通过增加钙黏着蛋白-11的表达支持HSC的增殖。此外，他们评估了致死性照射小鼠接受同种异体骨髓移植后给予人PTH（1-34）治疗的效

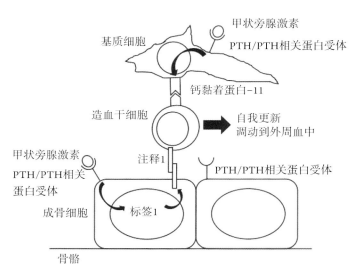

PTH，甲状旁腺激素。

图8-1　PTH参与的导致造血干细胞自我更新和流入外周循环的
信号传导示意图

果，并证明PTH给药增加了骨髓基质细胞钙黏着蛋白-11的表达，提高了小鼠
的存活率。总之，这些实验数据支持PTH可能促进HSC的增殖。

最近的研究也表明，PTH加速HSC动员进入外周循环。一项对PHPT患者
的临床研究表明，PHPT患者外周血中的HSC计数明显高于健康志愿者，PTx导
致外周HSC减少[61]。在该研究人群中，促进BM细胞动员进入外周血的细胞因
子水平，如VEGF的水平与健康志愿者相当，这表明PTH促进HSC动员的作用
与这些细胞因子无关。Yu等[62]进行的另一项研究评估了特立帕肽[Teriparatide，
人PTH（1-34）]对绝经后骨质疏松症患者外周HSC和其他血液学标志物长达
24个月的影响。只有HSC计数在3个月时显著增加，而白细胞、T细胞、B细
胞、红细胞和血小板的数量在整个研究期间没有显著变化。因此，尽管其机制
尚不清楚，但特立帕肽可能增强HSC向外周血的动员。已知HSC动员到外周血
中在癌细胞生长和梗死后心脏重塑中起作用，但也建议采集自体干细胞。

假设PTH对增加HSC和增强其动员进入外周循环的效应增加了PTH促进骨
髓移植术后植入的概率，同时白细胞、红细胞和血小板等供体来源的造血功
能完全恢复。基于这些可能性，越来越多的研究探索了骨髓移植后PTH预处理
对血液系统的影响。Ballen等[63]进行的Ⅰ期试验，评估了特立帕肽给药用于动
员HSC进入外周血的安全性和有效性。共有20例经历了外周血干细胞采集1次
或2次不成功的患者在清髓治疗后接受了40~100 μg特立帕肽14天的递增剂量和

10 μg/kg的重组粒细胞集落刺激因子药物非格司亭（Filgrastim）治疗。特立帕肽给药耐受性良好，在先前1次和2次动员失败的患者中，分别有40%和47%的患者HSC成功动员到外周血中。随着从外周血中采集更多的HSC，植入的成功率也随之增加。这些数据表明，特立帕肽是骨髓移植后促进造血的一种有前景的药物。

众所周知，从脐带血（umbilical cord blood，UCB）中收集的HSC数量有限，即使是使用2个UCB单位，植入和免疫重建通常缓慢，导致感染和二次恶性肿瘤的风险升高[64-65]。因此，已经进行的几项临床试验，试图通过使用UCB的HSC实现早期植入。然而，之前研究表明，从UCB采集的HSC经体外扩增并不能改善这些细胞转移到受体后的存活率[66-67]。在越来越多的PTH促进造血的证据和Ⅰ期试验结果表明PTH预处理成功动员HSC进入外周血的证据基础之上，进行了Ⅱ期试验，以检查PTH预处理对UCB移植的疗效[68]。本试验评估了在清髓或降低强度的双份UCB移植之后，100 μg/d皮下注射特立帕肽是否能提高UCB移植患者的植入率。所有13例患者均植入了中性粒细胞和血小板，但4例患者因移植相关并发症在100天内死亡，导致研究提前终止，尽管这些死亡不是由特立帕肽相关的不良反应引起的。研究认为，没有证据表明PTH影响血细胞计数的恢复。尽管本研究无法排除PTH促进HSC移植后植入的可能性，但迄今为止还没有进行其他试验，目前尚不清楚HSC移植术后全身特立帕肽给药是否能使患者临床获益。

由于特立帕肽能强效诱导骨形成，许多临床试验评估了间歇性使用特立帕肽治疗绝经后骨质疏松症的疗效。研究发现与血液系统相关的不良反应很少被报道；仅在日本进行的一项研究中发现白细胞增多，但发病率低于1%[62,69-70]。这些结果表明，在绝经后骨质疏松症的女性患者中，使用特立帕肽对外周循环成熟血细胞的影响有限。

总之，PTH给药可增加HSC的产生，并对HSC的存活产生有利影响。此外，特立帕肽可以诱导HSC动员到外周血中。然而，特立帕肽对人血液学状态的影响尚未被很好地记录，且发现差异的原因仍不清楚。需要进一步的研究来评估PTH给药是否会增加移植后HSC的增殖，并可能成为这种情况下促进植入的新策略。

三、甲状旁腺激素和免疫

在哺乳动物中，免疫系统包括两大分支：固有免疫和获得性免疫。体液因素和细胞因素在免疫过程中都很重要。固有免疫的体液因素包括炎症和补体，细胞因素包括中性粒细胞、嗜酸性粒细胞、嗜碱性粒细胞、肥大细胞、巨噬细胞、NK细胞和树突状细胞。至于获得性免疫，B细胞参与体液免疫，T细胞参与细胞免疫。

　　众所周知，ESRD患者免疫功能低下。据报道，透析患者由感染性疾病导致的年病死率是普通人群的100倍或更高[71]。高龄、糖尿病、白蛋白水平低、导管插入、透析器重复使用、高磷酸盐血症和碱性磷酸酶水平升高被证明与较高的感染相关死亡风险相关[72-74]。此外，更高的PTH水平也与透析患者的感染性死亡有关[75]。一些基础研究表明，PTH对白细胞的功能有不利影响，这表明PTH对人免疫系统有负向作用。

（一）甲状旁腺激素和多形核白细胞

　　固有免疫是抵御异物或微生物侵入人体的第一道防线，其中中性粒细胞、嗜酸性粒细胞和嗜碱性粒细胞起着重要作用。一些研究比较了透析患者和健康志愿者的多形核白细胞（polymorphonuclear leukocyte，PMN）功能，以评估PTH对免疫相关细胞功能的影响。Massry等[76]证明透析患者PMN中的弹性蛋白酶释放显著减少。Doherty等[77]证明透析患者尤其是PTH水平较高的透析患者，PMN的迁移减少。同一组也报道SHPT患者的PMN胞浆中的钙静息水平较高，ATP含量较低。他们还证明这些患者中的细胞吞噬功能受到抑制，而这种抑制作用可以被钙离子通道阻滞剂维拉帕米（Verapamil）所恢复[78-80]。这些结果提示了PTH干扰PMN的细胞吞噬功能或随机迁移的可能，进而导致固有免疫受损。然而值得强调的是，上述研究对从SHPT患者和健康志愿者收集的PMN进行了比较，这无法将PTH的作用与其他尿毒症毒素的作用区分开，因此无法确定PTH对免疫系统的影响。未来的研究应比较不同PTH水平的透析患者中PMN的功能。

（二）甲状旁腺激素和巨噬细胞

　　巨噬细胞是髓系的单核细胞，最初来源于HSC。巨噬细胞不仅在外周血中循环，而且定居在肝脏中称为库普弗细胞，定居在肺中则称为朗格汉斯细胞，定居在脑中称为小胶质细胞。几十年来，破骨细胞被认为是存在于骨组织中的巨噬细胞。然而，破骨细胞并不表达F4/80抗原，在几乎所有其他组织局部驻留巨噬细胞中都可以检测到这种抗原。事实上，在MAFIA（巨噬细胞Fas诱导的凋亡，Macrophage Fas-induced apoptosis）转基因小鼠中，破骨细胞并没有减少，这允许巨噬细胞有条件地消耗，表明破骨细胞来源于髓系祖细胞，不同于其他组织常驻的巨噬细胞[81-82]。值得注意的是，研究人员证实了骨髓中存在不同于破骨细胞的F4/80阳性细胞[83]。这些细胞被称为骨巨噬细胞，并已被证明能调控这些细胞附近的成骨细胞功能。

　　Chang等[83]证明，MAFIA转基因小鼠没有成熟的成骨细胞并显示出骨矿化的变化。研究人员进一步进行了成骨细胞和骨巨噬细胞的共培养，并证明成骨细胞仅在与骨巨噬细胞共培养时诱导钙化，这表明骨巨噬细胞在成骨细胞诱导的矿化中起重要作用。Cho等[81]表明，向小鼠间歇性注射PTH可增加骨内膜和骨膜周围区域的骨巨噬细胞数量。他们还证明，MAFIA转基因小鼠的骨皮质和骨小梁体积减小，PTH注射不会刺激骨形成。这些数据表明，骨巨噬细胞在PTH诱导的骨形成加速过程中起着关键作用。

综上所述，可以认为骨巨噬细胞通过与成骨细胞的交互对话在骨代谢调节中发挥关键作用。关于破骨细胞分化的性质和机制还有很多待了解，需要进一步的研究来确定PTH在这一过程中的作用。

（三）甲状旁腺激素和B淋巴细胞

B细胞是体液免疫的核心介质，能识别细菌和病毒，并通过合成和释放抗体协助免疫过程。人和牛淋巴细胞均表达PPR，而PTH通过激活腺苷酸环化酶影响B细胞的功能[84]。

Alexiewicz等[85]从健康志愿者和透析患者获取外周血，并评估PTH对分离后的B细胞功能的影响。研究证实B细胞表达PPR，并证明PTH直接作用于B细胞，并通过增加细胞内环腺苷酸（cAMP）的产生抑制其分化。Gaciong等[86]表明，牛PTH（1-84）和合成的牛PTH（1-34）抑制了从透析患者或正常受试者获得的由培养单核细胞产生的金黄色葡萄球菌刺激的免疫球蛋白。他们还发现在5/6肾切除大鼠中，PTx导致抗金黄色葡萄球菌抗体的数量减少[87]。这些发现表明在SHPT的情况下PTH抑制B细胞的分化和功能。

Kotzmann等[88]在PTx前和PTx后6个月检查了12例PHPT患者和9例性别和年龄匹配的对照受试者，以确定PTH对血清免疫球蛋白水平和外周血淋巴细胞免疫表型的影响。他们发现PTx后PHPT患者的免疫球蛋白水平没有变化，与对照组相当。同样，PTx后T淋巴细胞（CD3）、B淋巴细胞（CD19）、NK细胞（CD16/56）和单核细胞（CD16）的水平也没有变化。因此，与SHPT患者相比，高PTH对PHPT患者免疫系统的影响相对较小。

然而，PTH对B细胞的影响在之前特立帕肽治疗骨质疏松症患者的临床试验中尚未探讨。因此，仍不清楚间歇性给予PTH（1-34）是否影响B细胞分化和功能。

（四）甲状旁腺激素和T淋巴细胞

T细胞是在免疫中起重要作用的另一类淋巴细胞。T细胞在胸腺中经历阳性选择和阴性选择的教化过程。成熟T细胞可分为不同的亚群，即产生细胞因子，并与B细胞相互作用的CD4+ T细胞、对受感染细胞或癌细胞产生细胞毒性作用的CD8+ T细胞，以及被认为可以抵抗自身免疫疾病的调节性T细胞[89]。在实验研究中，研究人员经常使用植物血凝素（phytohemagglutinin，PHA），这是一种植物凝集素，通过T细胞受体刺激T细胞母细胞转化、分化和增殖。众所周知，PHA诱导的淋巴细胞增殖程度是T细胞介导免疫的指标。

T细胞产生的白细胞介素2（interleukin-2，IL-2）在T淋巴细胞和B淋巴细胞的增殖和分化中起关键作用。IL-2的表达取决于T细胞的细胞质钙离子浓度。PTH诱导钙内流入多种细胞，因此可能影响T细胞合成IL-2。Klinger等[90]从健康受试者中分离出淋巴细胞，并探究加入牛PTH（1-34）或牛PTH（1-84）是否影响IL-2的产生和PHA诱导的T细胞增殖。研究发现，PTH（1-34）和PTH（1-84）均以剂量依赖的方式加速PHA诱导的T细胞增殖，而灭活的PTH（1-84）没有产生类似的效果。值得注意的是，已知PTH通过PPR增加细胞内cAMP。但在本研究中，细胞内cAMP的激活剂毛喉素（Forskolin）并没有诱导T细胞增殖，这表明PTH通过cAMP非依赖性途径刺激T细胞增殖。他们还证明，PTH（1-84）处理可增强PHA诱导IL-2生成。这些结果表明PTH刺激T细胞增殖和IL-2的生成。

然而，这些实验结果没有在临床研究中得到证实。Tzanno-Martins等[91]检测了接受PTx的严重SHPT患者[平均总PTH（1 425±623）pg/mL]的T细胞功能。研究显示，PTx治疗后4个月，PHA诱导的淋巴增殖反应显著增加，但IL-2的水平无显著变化。

Kotzmann等[88]检查了PHPT患者，发现与正常受试者相比，CD4$^+$ T细胞的比例增加，CD8$^+$ T细胞的比例减少。然而，PTx并未改变这些患者CD4$^+$ T细胞和CD8$^+$ T细胞的数量，表明PTH对CD4/CD8的影响有限。综上所述，目前尚不清楚PTH是否影响T细胞功能和细胞免疫，需要通过进一步的研究来证实。

（五）甲状旁腺激素和骨骼细胞-免疫细胞交互对话

HSC在BM中形成特定的微环境，称为壁龛，HSC和相邻细胞之间的交互对话对HSC的分化和增殖很重要。免疫细胞来源于HSC，并在从HSC分化后释放到外周循环中。越来越多的证据表明，PTH在HSC和相邻细胞之间的交互对话中起重要作用，尤其是免疫相关细胞B细胞和T细胞的分化。

Tokoyoda等[92]首先通过揭示早期祖B细胞直接接触表达C-X-C基序的趋化因子12（CXCL12）和IL-7的骨髓基质细胞，证明了BM壁龛在B细胞发育中的重要性。随后几项研究表明，BM壁龛中的骨髓基质细胞对B细胞分化非常重要，成骨细胞谱系支持促进造血。此外，对于成骨细胞谱系的分化至关重要的PPR信号已经被证实可以加速淋巴细胞的分化和成熟。

Zhu等[93]证明B细胞分化需要附着在成骨细胞上，这是通过成骨细胞表达的血管细胞黏附分子1（vascular cell adhesion molecule 1，VCAM1）、基质细衍生因子1（stromal cell-derived factor 1，SDF1）和PTH诱导的IL-7信号通路所介导的。研究发现，由非成骨基质细胞产生的c-Kit配体、IL-6和IL-3的加入可诱导BM生成。此外，选择性消除成骨细胞的转基因小鼠显示BM中的pre-pro-B细胞和pro-B细胞严重消耗。这些结果支持了成骨细胞在B细胞黏附和成熟中的重要性。基于G蛋白α亚单位Gsα是PPR信号通路的下游介导因子之一，Wu等[94]利用Osx1-Cre构建了具有成骨细胞谱系特异性缺失Gsα的小鼠，检测了Gsα对B细胞分化的影响并探索参与该过程的趋化因子。正如预期的那样，成骨细胞特异性Gsα敲除的小鼠在BM和外周血中的pre-B细胞显著减少。这些小鼠的血清IL-7水平降低，皮下注射IL-7部分恢复了pro-B细胞和pre-B细胞的数量。这些数据表明，成骨细胞谱系细胞中的Gsα依赖性信号通路至少部分以IL-7依赖性方式调节B细胞的分化和增殖。

　　Panaroni等[95]研究了成骨细胞谱系细胞中Osx1-Cre介导的PPR缺失、成熟成骨细胞中骨钙素-Cre介导的缺失和骨细胞中Dmp1-Cre介导的缺失的小鼠之间B淋巴细胞生成的差异。与对照小鼠相比，成骨细胞谱系细胞中PPR缺失的转基因小鼠的B细胞数量减少，CXCL12的表达相当，BM中IL-7的表达减少。相反，在成熟成骨细胞或骨细胞特异性PPR缺失的小鼠中，pre-B细胞在BM中增加。这些结果表明，PTH作用于未成熟的成骨细胞谱系细胞并刺激IL-7的产生，而IL-7反过来又诱导pre-B细胞的分化，但这种作用不发生在更成熟的成骨细胞或骨细胞中。总之我们可以得出结论，与BM壁龛中的成骨细胞谱系细胞直接接触对B细胞分化和增殖非常重要，这种作用是通过PTH诱导成骨细胞谱系细胞产生IL-7介导的。

　　研究表明，成骨细胞谱系细胞在B细胞分化和增殖中起作用，而T细胞在成骨细胞谱系细胞的分化和增殖过程中起作用。

　　通过注射抗CD4/CD8抗体，Gao等[96]利用缺乏T细胞的小鼠，研究了连续注射人PTH（1-34）对骨代谢的影响。骨组织形态计量学显示，注射2周PTH小鼠的破骨细胞数量明显增加并诱导了骨吸收，但在T细胞耗竭的小鼠中没有这一现象。研究人员进一步证明，PTH治疗不能增加T细胞耗竭小鼠骨髓中的破骨细胞形成，而向T细胞耗竭的骨髓中加入CD4+ T细胞或CD8+ T细胞则以剂量依赖的方式增加PTH的破骨细胞生成活性，表明CD4+ T细胞和CD8+ T细胞都能促进PTH诱导的破骨细胞形成。研究还证明，T细胞表达的CD40配体的缺失通过减少骨髓基质细胞数量、RANKL/OPG和破骨细胞生成活性来抑制PTH的骨分解代谢活性。这些数据表明，T细胞通过CD40配体调节基质细胞增殖和功能，在与HPT相关的骨吸收增加中发挥重要作用。

　　T细胞在骨吸收和骨形成中均起重要作用。Terauchi等[97]将人PTH（1-34）间歇性给予T细胞缺陷小鼠和对照小鼠，并证明与对照小鼠相比，T细胞缺陷小鼠的骨形成能力减弱。研究还发现，PTH增加BM中CD8+T细胞产生

Wnt10b，从而诱导这些淋巴细胞激活前成骨细胞中的经典Wnt信号通路。此外，间歇性PTH给药减少了前成骨细胞的凋亡，与对照小鼠相比，T细胞缺失小鼠中的凋亡作用不明显。这些效应可以解释T细胞缺失小鼠中的成骨细胞分化和增殖能力减弱以及骨形成减少。这些研究表明，PTH和T细胞在从成骨祖细胞向成熟成骨细胞谱系细胞的分化中起重要作用。BM中骨细胞和免疫细胞之间的密切相互作用表明，充分理解这种交互对话作用为骨质疏松症和其他骨疾病提供了新型药理治疗靶点。

四、甲状旁腺激素和凝血

血小板和凝血因子是凝血的两个主要因素。在因血管损伤而出血的情况下，通过血管收缩和血小板聚集实现初级凝血。花生四烯酸（AA）和腺苷二磷酸（adenosine diphosphate，ADP）参与血小板聚集。循环凝血因子在正常情况下处于非活化状态，但在与初级凝血同时发生的次级凝血过程中可能会被依次激活。

血栓形成是一种病理过程，其中凝血系统过度激活，并导致血小板聚集而阻止正常血液循环。这一过程促进心血管疾病的发展，心血管疾病是ESRD患者死亡的主要原因。许多观察性研究表明，在透析前和透析患者中，高PTH与心血管疾病风险升高之间存在关联（详见第九章）。血管钙化和内皮功能障碍介导了这种关联，最近的研究也表明血小板聚集和凝血参与了这一过程。

（一）甲状旁腺激素和血小板

一些临床和实验数据表明，PTH影响血小板的数量和功能。1例PHPT的病例报道了PTx有助于贫血、血小板减少症及骨髓纤维化的改善[98]。因此，高PTH与骨髓纤维化之间的关联已被充分证明，可以认为，高PTH可能通过促进骨髓纤维化的发展而减少血小板数量，从而导致出血异常。

至于PTH与血小板功能之间的关联，Ortega等[99]证实血小板表达PPR，并表明PTHrP（1-36）通过MAPK通路增加细胞内钙浓度而诱导血小板聚集。由于PTHrP和PTH具有相同的受体（PPR），因此PTH也会出现类似现象。Verdoia等[100]收集了362例接受阿司匹林加ADP拮抗剂（氯吡格雷或替格瑞洛）双重抗血小板治疗的急性冠状动脉综合征患者或经皮冠状动脉介入治疗稳定心血管疾病患者的外周血，并通过测量治疗后高残留血小板反应性（high residual platelet reactivity，HRPR），来检测AA介导和ADP介导的血小板聚集。研究发现，在服用氯吡格雷的患者中，高水平总PTH与ADP介导的血小板聚集增加有关，而与服用替格瑞洛的患者无关。这些发现表明PTH可能有调节ADP拮抗剂的作用，但这种作用在氯吡格雷和替格瑞洛之间差异的原因尚不清楚。总之，

PTH可能诱导血小板异常聚集，但PTH对血小板聚集的影响是否调节HPT和心血管疾病之间的关系尚不清楚。

（二）甲状旁腺激素和凝血异常

血小板过度聚集可导致动脉血栓形成，凝血因子激活可导致静脉血栓形成，如深静脉血栓形成和肺血栓栓塞。而产生凝血因子的肝细胞表达PPR[101]，增加了PTH影响凝血因子生成的可能性。

病例报道已经证实PHPT患者可发生静脉血栓。Pringle等[102]报道了2例与PHPT相关的肾静脉血栓的病例。Manosroi等[103]报道了1例与甲状旁腺肿瘤相关的锁骨下静脉血栓形成和肺栓塞。然而，值得一提的是，PHPT相关的高钙血症可导致肾性尿崩症，由此产生的血液浓度可能导致这些患者形成血栓。因此，目前尚不清楚PTH是否直接影响凝血或血栓形成。

研究人员验证PHPT或SHPT患者的PTH水平与凝血因子之间的关系。Erem等[104]表明，与健康志愿者相比，PHPT患者的组织型纤溶酶原激活物（tissue-type plasminogen activator，t-PA）和纤溶酶原激活物抑制物（plasminogen activator inhibitor，PAI）-1较高，而组织因子途径抑制物（tissue factor pathway inhibitor，TFPI）较低，表明这些患者处于高凝和低溶状态。然而，另有研究小组进行的一项病例对照研究发现，PTx不会改变PHPT患者的血浆凝血因子，如PAI-1[105]。另一项队列研究表明，在继发于维生素D缺乏的HPT患者中，补充维生素D不会改变凝血因子，如凝血酶原时间，活化的部分凝血活酶时间，凝血因子Ⅶ、凝血因子Ⅷ和凝血因子Ⅹ，即使这些患者PTH水平显著降低[106]。因此，目前尚不清楚PTH是否影响凝血因子的产生。

五、结论

在过去的几十年中，许多研究都集中在PTH的不良反应上，尤其在PHPT和SHPT的患者中，PTH可导致骨髓纤维化、贫血和免疫抑制。然而，最近的研究还发现PTH介导了HSC和骨髓基质细胞（包括成骨细胞、破骨细胞和骨巨噬细胞）之间的相互作用，并在这些细胞的分化和增殖过程中发挥重要作用。尽管有大量基础研究表明PTH具有支持促进造血的潜能，但只有少量证据支持PTH促进造血的临床获益。未来的研究应探讨PTH给药是否支持造血，并改善骨髓移植。

参考文献

[1]　Metcalf D. Concise review: hematopoietic stem cells and tissue stem cells: current concepts and unanswered questions[J]. Stem Cells, 2007, 25(10): 2390-2395.

[2]   Birbrair A，Frenette P S. Niche heterogeneity in the bone marrow[J]. Ann N Y Acad Sci，
        2016，1370(1)：82-96.

[3]   Taichman R S，Reilly M J，Emerson SG. Human osteoblasts support human hematopoietic
        progenitor cells in vitro bone marrow cultures[J]. Blood，1996，87(2)：518-524.

[4]   Dagg J H，Horton P W，Orr J S，et al. A direct method of determining red cell lifespan using
        radioiron: an application of the occupancy principle[J]. Br J Haematol，1972，22(1)：9-19.

[5]   Tefferi A. Myelofibrosis with myeloid metaplasia[J]. N Engl J Med，2000，342(17)：1255-1265.

[6]   Albright F，Aub J C，Bauer W. Hyperparathyroidism: A common and polymorphic condition as
        illustrated by seventeen proved cases from one clinic[J]. JAMA，1934，102(16)：1276–1287.

[7]   Lotinun S，Sibonga J D，Turner R T. Triazolopyrimidine (trapidil), a platelet-derived
        growth factor antagonist, inhibits parathyroid bone disease in an animal model for chronic
        hyperparathyroidism[J]. Endocrinology，2003，144(5)：2000-2007.

[8]   Lowry M B，Lotinun S，Leontovich A A，et al. Osteitis fibrosa is mediated by Platelet-Derived
        Growth Factor-A via a phosphoinositide 3-kinase-dependent signaling pathway in a rat model
        for chronic hyperparathyroidism[J]. Endocrinology，2008，149(11)：5735-5746.

[9]   Zingraff J，Drüeke T，Marie P，et al. Anemia and secondary hyperparathyroidism[J]. Arch
        Intern Med，1978，138(11)：1650-1652.

[10]   Rao D S，Shih M S，Mohini R. Effect of serum parathyroid hormone and bone marrow fibrosis
        on the response to erythropoietin in uremia[J]. N Engl J Med，1993，328(3)：171-175.

[11]   Meytes D，Bogin E，Ma A，et al. Effect of parathyroid hormone on erythropoiesis[J]. J Clin
        Invest，1981，67(5)：1263-1269.

[12]   Taniguchi S，Shibuya T，Harada M，et al. Prostaglandin-mediated suppression of in vitro
        growth of erythroid progenitor cells[J]. Kidney Int，1989，36(4)：712-718.

[13]   Dunn C D，Trent D. The effect of parathyroid hormone on erythropoiesis in serum-free
        cultures of fetal mouse liver cells[J]. Proc Soc Exp Biol Med，1981，166(4)：556-561.

[14]   Komatsuda A，Hirokawa M，Haseyama T，et al. Human parathyroid hormone does not influence
        human erythropoiesis in vitro[J]. Nephrol Dial Transplant，1998，13(8)：2088-2091.

[15]   JACOBSON L O，GOLDWASSER E，FRIED W，et al. Role of the Kidney in Erythropoiesis[J].
        Nature，1957，179：633-634.

[16]   Naets J P. The role of the kidney in erythropoiesis[J]. J Clin Invest，1960，39(1)：102-110.

[17]   Semenza G L，Wang G L. A nuclear factor induced by hypoxia via de novo protein synthesis
        binds to the human erythropoietin gene enhancer at a site required for transcriptional
        activation[J]. Mol Cell Biol，1992，12(12)：5447-5454.

[18]   Schödel J，Oikonomopoulos S，Ragoussis J，et al. High-resolution genome-wide mapping of
        HIF-binding sites by ChIP-seq[J]. Blood，2011，117(23)：e207-e217.

[19]   Koury M J，Haase V H. Anaemia in kidney disease: harnessing hypoxia responses for
        therapy[J]. Nat Rev Nephrol，2015，11(7)：394-410.

[20]   Kobayashi H，Liu Q，Binns T C，et al. Distinct subpopulations of FOXD1 stroma-derived
        cells regulate renal erythropoietin[J]. J Clin Invest，2016，126(5)：1926-1938.

[21]   Ureña P，Eckardt K U，Sarfati E，et al. Serum erythropoietin and erythropoiesis in primary
        and secondary hyperparathyroidism: effect of parathyroidectomy[J]. Nephron，1991，59(3)：

384-393.

[22]　Washio M，Iseki K，Onoyama K，et al. Elevation of serum erythropoietin after subtotal parathyroidectomy in chronic haemodialysis patients[J]. Nephrol Dial Transplant，1992，7(2)：121-124.

[23]　Borawski J，Pawlak K，Myśliwiec M. Inflammatory markers and platelet aggregation tests as predictors of hemoglobin and endogenous erythropoietin levels in hemodialysis patients[J]. Nephron，2002，91(4)：671-681.

[24]　McGonigle R J，Wallin J D，Husserl F，et al. Potential role of parathyroid hormone as an inhibitor of erythropoiesis in the anemia of renal failure[J]. J Lab Clin Med，1984，104(6)：1016-1026.

[25]　Wong A，Loots G G，Yellowley C E，et al. Parathyroid hormone regulation of hypoxia-inducible factor signaling in osteoblastic cells[J]. Bone，2015，81：97-103.

[26]　Dunn M J. Red blood cell calcium and magnesium: effects upon sodium and potassium transport and cellular morphology[J]. Biochim Biophys Acta，1974，352(1)：97-116.

[27]　White J G. Effects of an ionophore, A23187, on the surface morphology of normal erythrocytes[J]. Am J Pathol，1974，77(3)：507-518.

[28]　Weed R I，LaCelle P L，Merrill E W. Metabolic dependence of red cell deformability[J]. J Clin Invest，1969，48(5)：795-809.

[29]　Lang E，Qadri S M，Lang F. Killing me softly - suicidal erythrocyte death[J]. Int J Biochem Cell Biol，2012，44(8)：1236-1243.

[30]　Bogin E，Massry S G，Levi J，et al. Effect of parathyroid hormone on osmotic fragility of human erythrocytes[J]. J Clin Invest，1982，69(4)：1017-1025.

[31]　Akmal M，Telfer N，Ansari A N，et al. Erythrocyte survival in chronic renal failure. Role of secondary hyperparathyroidism[J]. J Clin Invest，1985，76(4)：1695-1698.

[32]　Barbour G L. Effect of parathyroidectomy on anemia in chronic renal failure[J]. Arch Intern Med，1979，139(8)：889-891.

[33]　Mandolfo S，Malberti F，Farina M，et al. Parathyroidectomy and response to erythropoietin therapy in anaemic patients with chronic renal failure[J]. Nephrol Dial Transplant，1998，13(10)：2708-2709.

[34]　Coen G，Calabria S，Bellinghieri G，et al. Parathyroidectomy in chronic renal failure: short- and long-term results on parathyroid function, blood pressure and anemia[J]. Nephron，2001，88(2)：149-155.

[35]　Yasunaga C，Matsuo K，Yanagida T，et al. Early effects of parathyroidectomy on erythropoietin production in secondary hyperparathyroidism[J]. Am J Surg，2002，183(2)：199-204.

[36]　Trunzo J A，McHenry C R，Schulak J A，et al. Effect of parathyroidectomy on anemia and erythropoietin dosing in end-stage renal disease patients with hyperparathyroidism[J]. Surgery，2008，144(6)：915-918.

[37]　Bhadada S K，Bhansali A，Ahluwalia J，et al. Anaemia and marrow fibrosis in patients with primary hyperparathyroidism before and after curative parathyroidectomy[J]. Clin Endocrinol (Oxf)，2009，70(4)：527-532.

[38]　Block G A，Bushinsky D A，Cunningham J，et al. Effect of Etelcalcetide vs Placebo

on Serum Parathyroid Hormone in Patients Receiving Hemodialysis With Secondary Hyperparathyroidism: Two Randomized Clinical Trials[J]. JAMA, 2017, 317(2): 146-155.

[39] Block G A, Bushinsky D A, Cheng S, et al. Effect of Etelcalcetide vs Cinacalcet on Serum Parathyroid Hormone in Patients Receiving Hemodialysis With Secondary Hyperparathyroidism: A Randomized Clinical Trial[J]. JAMA, 2017, 317(2): 156-164.

[40] Fukagawa M, Yokoyama K, Shigematsu T, et al. A phase 3, multicentre, randomized, double-blind, placebo-controlled, parallel-group study to evaluate the efficacy and safety of etelcalcetide (ONO-5163/AMG 416), a novel intravenous calcimimetic, for secondary hyperparathyroidism in Japanese haemodialysis patients[J]. Nephrol Dial Transplant, 2017, 32(10): 1723-1730.

[41] Trial Investigators E, Chertow G M, Block G A, et al. Effect of cinacalcet on cardiovascular disease in patients undergoing dialysis[J]. N Engl J Med, 2012, 367(26): 2482-2494.

[42] Moe S M, Chertow G M, Parfrey P S, et al. Cinacalcet, Fibroblast Growth Factor-23, and Cardiovascular Disease in Hemodialysis: The Evaluation of Cinacalcet HCl Therapy to Lower Cardiovascular Events (EVOLVE) Trial[J]. Circulation, 2015, 132(1): 27-39.

[43] Battistella M, Richardson R M, Bargman J M, et al. Improved parathyroid hormone control by cinacalcet is associated with reduction in darbepoetin requirement in patients with end-stage renal disease[J]. Clin Nephrol, 2011, 76(2): 99-103.

[44] Tanaka M, Yoshida K, Fukuma S, et al. Effects of Secondary Hyperparathyroidism Treatment on Improvement in Anemia: Results from the MBD-5D Study[J]. PLoS One, 2016, 11(10): e0164865.

[45] Albitar S, Genin R, Fen-Chong M, et al. High-dose alfacalcidol improves anaemia in patients on haemodialysis[J]. Nephrol Dial Transplant, 1997, 12(3): 514-518.

[46] Goicoechea M, Vazquez M I, Ruiz M A, et al. Intravenous calcitriol improves anaemia and reduces the need for erythropoietin in haemodialysis patients[J]. Nephron, 1998, 78(1): 23-27.

[47] Singer R F. Vitamin D in dialysis: defining deficiency and rationale for supplementation[J]. Semin Dial, 2013, 26(1): 40-46.

[48] Kiss Z, Ambrus C, Almasi C, et al. Serum 25(OH)-cholecalciferol concentration is associated with hemoglobin level and erythropoietin resistance in patients on maintenance hemodialysis[J]. Nephron Clin Pract, 2011, 117(4): 373-378.

[49] Rianthavorn P, Boonyapapong P. Ergocalciferol decreases erythropoietin resistance in children with chronic kidney disease stage 5[J]. Pediatr Nephrol, 2013, 28(8): 1261-1266.

[50] Miskulin D C, Majchrzak K, Tighiouart H, et al. Ergocalciferol Supplementation in Hemodialysis Patients With Vitamin D Deficiency: A Randomized Clinical Trial[J]. J Am Soc Nephrol, 2016, 27(6): 1801-1810.

[51] Marckmann P, Agerskov H, Thineshkumar S, et al. Randomized controlled trial of cholecalciferol supplementation in chronic kidney disease patients with hypovitaminosis D[J]. Nephrol Dial Transplant, 2012, 27(9): 3523-3531.

[52] Verstuyf A, Carmeliet G, Bouillon R, et al. Vitamin D: a pleiotropic hormone[J]. Kidney Int, 2010, 78(2): 140-145.

[53] Cortes M, Chen M J, Stachura D L, et al. Developmental Vitamin D Availability Impacts Hematopoietic Stem Cell Production[J]. Cell Rep, 2016, 17(2): 458-468.

[54] Calvi L M，Sims N A，Hunzelman J L，et al. Activated parathyroid hormone/parathyroid hormone-related protein receptor in osteoblastic cells differentially affects cortical and trabecular bone[J]. J Clin Invest，2001，107(3)：277-286.

[55] Lord B I，Testa N G，Hendry J H. The relative spatial distributions of CFUs and CFUc in the normal mouse femur[J]. Blood，1975，46(1)：65-72.

[56] Taichman R S，Emerson S G. Human osteoblasts support hematopoiesis through the production of granulocyte colony-stimulating factor[J]. J Exp Med，1994，179(5)：1677-1682.

[57] Calvi L M，Adams G B，Weibrecht K W，et al. Osteoblastic cells regulate the haematopoietic stem cell niche[J]. Nature，2003，425(6960)：841-846.

[58] Weber J M，Forsythe S R，Christianson C A，et al. Parathyroid hormone stimulates expression of the Notch ligand Jagged1 in osteoblastic cells[J]. Bone，2006，39(3)：485-493.

[59] Chang S K，Noss E H，Chen M，et al. Cadherin-11 regulates fibroblast inflammation[J]. Proc Natl Acad Sci U S A，2011，108(20)：8402-8407.

[60] Yao H，Miura Y，Yoshioka S，et al. Parathyroid hormone enhances hematopoietic expansion via upregulation of cadherin-11 in bone marrow mesenchymal stromal cells[J]. Stem Cells，2014，32(8)：2245-2255.

[61] Brunner S，Theiss H D，Murr A，et al. Primary hyperparathyroidism is associated with increased circulating bone marrow-derived progenitor cells[J]. Am J Physiol Endocrinol Metab，2007，293(6)：E1670-E1675.

[62] Yu E W，Kumbhani R，Siwila-Sackman E，et al. Teriparatide (PTH 1-34) treatment increases peripheral hematopoietic stem cells in postmenopausal women[J]. J Bone Miner Res，2014，29(6)：1380-1386.

[63] Ballen K K，Shpall E J，Avigan D，et al. Phase I trial of parathyroid hormone to facilitate stem cell mobilization[J]. Biol Blood Marrow Transplant，2007，13(7)：838-843.

[64] Ballen K K，Cutler C，Yeap B Y，et al. Donor-derived second hematologic malignancies after cord blood transplantation[J]. Biol Blood Marrow Transplant，2010，16(7)：1025-1031.

[65] Cahu X，Rialland F，Touzeau C，et al. Infectious complications after unrelated umbilical cord blood transplantation in adult patients with hematologic malignancies[J]. Biol Blood Marrow Transplant，2009，15(12)：1531-1537.

[66] de Lima M，McMannis J，Gee A，et al. Transplantation of ex vivo expanded cord blood cells using the copper chelator tetraethylenepentamine: a phase I/II clinical trial[J]. Bone Marrow Transplant，2008，41(9)：771-778.

[67] Delaney C，Heimfeld S，Brashem-Stein C，et al. Notch-mediated expansion of human cord blood progenitor cells capable of rapid myeloid reconstitution[J]. Nat Med，2010，16(2)：232-236.

[68] Ballen K，Mendizabal A M，Cutler C，et al. Phase II trial of parathyroid hormone after double umbilical cord blood transplantation[J]. Biol Blood Marrow Transplant，2012，18(12)：1851-1858.

[69] Fujita T，Inoue T，Morii H，et al. Effect of an intermittent weekly dose of human parathyroid hormone (1-34) on osteoporosis: a randomized double-masked prospective study using three dose levels[J]. Osteoporos Int，1999，9(4)：296-306.

[70] Neer R M，Arnaud C D，Zanchetta J R，et al. Effect of parathyroid hormone (1-34) on

fractures and bone mineral density in postmenopausal women with osteoporosis[J]. N Engl J Med, 2001, 344(19): 1434-1441.

[71] Sarnak M J, Jaber B L. Mortality caused by sepsis in patients with end-stage renal disease compared with the general population[J]. Kidney Int, 2000, 58(4): 1758-1764.

[72] Powe N R, Jaar B, Furth S L, et al. Septicemia in dialysis patients: incidence, risk factors, and prognosis[J]. Kidney Int, 1999, 55(3): 1081-1090.

[73] Plantinga L C, Fink N E, Melamed M L, et al. Serum phosphate levels and risk of infection in incident dialysis patients[J]. Clin J Am Soc Nephrol, 2008, 3(5): 1398-1406.

[74] Blayney M J, Pisoni R L, Bragg-Gresham J L, et al. High alkaline phosphatase levels in hemodialysis patients are associated with higher risk of hospitalization and death[J]. Kidney Int, 2008, 74(5): 655-663.

[75] Young E W, Albert J M, Satayathum S, et al. Predictors and consequences of altered mineral metabolism: the Dialysis Outcomes and Practice Patterns Study[J]. Kidney Int, 2005, 67(3): 1179-1187.

[76] Massry S G, Schaefer R M, Teschner M, et al. Effect of parathyroid hormone on elastase release from human polymorphonuclear leucocytes[J]. Kidney Int, 1989, 36(5): 883-890.

[77] Doherty C C, LaBelle P, Collins J F, et al. Effect of parathyroid hormone on random migration of human polymorphonuclear leukocytes[J]. Am J Nephrol, 1988, 8(3): 212-219.

[78] Alexiewicz J M, Smogorzewski M, Fadda G Z, et al. Impaired phagocytosis in dialysis patients: studies on mechanisms[J]. Am J Nephrol, 1991, 11(2): 102-111.

[79] Massry S, Smogorzewski M. Dysfunction of polymorphonuclear leukocytes in uremia: role of parathyroid hormone[J]. Kidney Int Suppl, 2001, 78: S195-S196.

[80] Hörl W H, Haag-Weber M, Mai B, et al. Verapamil reverses abnormal [Ca2+i] and carbohydrate metabolism of PMNL of dialysis patients[J]. Kidney Int, 1995, 47(6): 1741-1745.

[81] Cho S W, Soki F N, Koh A J, et al. Osteal macrophages support physiologic skeletal remodeling and anabolic actions of parathyroid hormone in bone[J]. Proc Natl Acad Sci U S A, 2014, 111(4): 1545-1550.

[82] Gordon S, Plüddemann A, Martinez Estrada F. Macrophage heterogeneity in tissues: phenotypic diversity and functions[J]. Immunol Rev, 2014, 262(1): 36-55.

[83] Chang M K, Raggatt L J, Alexander K A, et al. Osteal tissue macrophages are intercalated throughout human and mouse bone lining tissues and regulate osteoblast function in vitro and in vivo[J]. J Immunol, 2008, 181(2): 1232-1244.

[84] Perry H M 3rd, Chappel J C, Bellorin-Font E, et al. Parathyroid hormone receptors in circulating human mononuclear leukocytes[J]. J Biol Chem, 1984, 259(9): 5531-5535.

[85] Alexiewicz J M, Klinger M, Pitts T O, et al. Parathyroid hormone inhibits B cell proliferation: implications in chronic renal failure[J]. J Am Soc Nephrol, 1990, 1(3): 236-244.

[86] Gaciong Z, Alexiewicz J M, Linker-Israeli M, et al. Inhibition of immunoglobulin production by parathyroid hormone. Implications in chronic renal failure[J]. Kidney Int, 1991, 40(1): 96-106.

[87] Gaciong Z, Alexiewicz J M, Massry S G. Impaired in vivo antibody production in CRF rats: role of secondary hyperparathyroidism[J]. Kidney Int, 1991, 40(5): 862-867.

[88] Kotzmann H，Köller M，Abela C，et al. Effects of parathyroid hormone and serum calcium on the phenotype and function of mononuclear cells in patients with primary hyperparathyroidism[J]. Eur J Clin Invest，1998，28(5)：353-358.

[89] Dominguez-Villar M，Hafler D A. Regulatory T cells in autoimmune disease[J]. Nat Immunol，2018，19(7)：665-673.

[90] Klinger M，Alexiewicz J M，Linker-Israeli M，et al. Effect of parathyroid hormone on human T cell activation[J]. Kidney Int，1990，37(6)：1543-1551.

[91] Tzanno-Martins C，Futata E，Jorgetti V，et al. Restoration of impaired T-cell proliferation after parathyroidectomy in hemodialysis patients[J]. Nephron，2000，84(3)：224-227.

[92] Tokoyoda K，Egawa T，Sugiyama T，et al. Cellular niches controlling B lymphocyte behavior within bone marrow during development[J]. Immunity，2004，20(6)：707-718.

[93] Zhu J，Garrett R，Jung Y，et al. Osteoblasts support B-lymphocyte commitment and differentiation from hematopoietic stem cells[J]. Blood，2007，109(9)：3706-3712.

[94] Wu J Y，Purton L E，Rodda S J，et al. Osteoblastic regulation of B lymphopoiesis is mediated by Gs{alpha}-dependent signaling pathways[J]. Proc Natl Acad Sci U S A，2008，105(44)：16976-16981.

[95] Panaroni C，Fulzele K，Saini V，et al. PTH Signaling in Osteoprogenitors Is Essential for B-Lymphocyte Differentiation and Mobilization[J]. J Bone Miner Res，2015，30(12)：2273-2286.

[96] Gao Y，Wu X，Terauchi M，et al. T cells potentiate PTH-induced cortical bone loss through CD40L signaling[J]. Cell Metab，2008，8(2)：132-145.

[97] Terauchi M，Li J Y，Bedi B，et al. T lymphocytes amplify the anabolic activity of parathyroid hormone through Wnt10b signaling[J]. Cell Metab，2009，10(3)：229-240.

[98] Bhadada S K，Sridhar S，Ahluwalia J，et al. Anemia and thrombocytopenia improves after curative parathyroidectomy in a patient of primary hyperparathyroidism (PHPT)[J]. J Clin Endocrinol Metab，2012，97(5)：1420-1422.

[99] Ortega A，Pérez de Prada M T，Mateos-Cáceres P J，et al. Effect of parathyroid-hormone-related protein on human platelet activation[J]. Clin Sci (Lond)，2007，113(7)：319-327.

[100] Verdoia M，Pergolini P，Rolla R，et al. Parathyroid Hormone Levels and High-Residual Platelet Reactivity in Patients Receiving Dual Antiplatelet Therapy With Acetylsalicylic Acid and Clopidogrel or Ticagrelor[J]. Cardiovasc Ther，2016，34(4)：209-215.

[101] Watson P H，Fraher L J，Hendy G N，et al. Nuclear localization of the type 1 PTH/PTHrP receptor in rat tissues[J]. J Bone Miner Res，2000，15(6)：1033-1044.

[102] Pringle A，Smith E K. Renal vein thrombosis in acute hyperparathyroidism[J]. Br Med J，1964，2(5410)：675-676.

[103] Manosroi W，Wannasai K，Phimphilai M. Pulmonary Embolism and Subclavian Vein Thrombosis in a Patient with Parathyroid Carcinoma: Case Report and Review of Literature[J]. J Med Assoc Thai，2015，98(9)：925-933.

[104] Erem C，Kocak M，Nuhoglu I，et al. Increased plasminogen activator inhibitor-1, decreased tissue factor pathway inhibitor, and unchanged thrombin-activatable fibrinolysis inhibitor levels in patients with primary hyperparathyroidism[J]. Eur J Endocrinol，2009，160(5)：863-868.

[105] Farahnak P，Lärfars G，Sten-Linder M，et al. Mild primary hyperparathyroidism: vitamin D

deficiency and cardiovascular risk markers[J]. J Clin Endocrinol Metab, 2011, 96(7): 2112-2118.

[106] Elbers L P B, Wijnberge M, Meijers J C M, et al. Coagulation and fibrinolysis in hyperparathyroidism secondary to vitamin D deficiency[J]. Endocr Connect, 2018, 7(2): 325-333.

译者：郑焱华，空军军医大学唐都医院

审校：黄鹏，中南大学湘雅医院

第九章　尿毒症毒素：甲状旁腺激素

Victoria Vo, Stuart M. Sprague

在慢性肾脏病（CKD）达到尿毒症阶段时，肾功能减退，体内残留的毒性代谢产物和其他化合物的升高，最终导致多器官功能障碍。这种功能障碍由尿毒症毒素介导，患者出现临床症状和器官病理生理改变。随着肾功能的下降，许多物质在血液中升高，但这些升高的物质并非都与器官功能障碍相关。在界定尿毒症患者体内升高的物质是否为尿毒症毒素时，Massry采用了类似科赫法则的方式[1-3]。基于这种方法，Massry/Koch建立了评估某种化合物是否为尿毒症毒素的适用标准：①化学上可识别和可量化；②与非尿毒症患者相比，该物质在尿毒症患者血清中升高；③升高的物质与病理生理症状或器官功能障碍相关；④可证明该物质的生物活性，即在尿毒症患者血清水平的浓度下，该物质在体内或体外试验中可导致症状或器官功能障碍。

欧洲尿毒症毒素（european uremic toxin，EUTox）工作组的研究人员于1999年建立了一个数据库，该数据库推动了一项名为"识别未知的尿毒症毒素，确定尿毒症毒性的特征，研发慢性肾脏病新治疗方法"的研究。目前该研究在进行中[4]。该数据库采用类似于Massry/Koch假设的标准来确定尿毒症毒素[5]。

尿毒症蓄积产物通常与蛋白质和氨基酸代谢后的低分子毒素有关，如尿素、胍、吲哚、芳香酸、脂族胺、芳香胺和肽[1,6]。在临床中，血尿素氮（blood urea nitrogen，BUN）被用作血液中低分子量尿毒症毒素、肾脏清除率和透析清除率的替代标志物。虽然血液中尿素含量丰富，且随着肾功能的下降而急剧上升，但其是否被归为尿毒症毒素，一直存在争议。既往的人体和动物模型研究探讨了尿素的作用及其对尿毒症状态的贡献，尚未表明高尿素水平会导致尿毒症相关的症状[7]，但仍有人担心尿素可能在尿毒症中起到未知的作用[8]。

虽然理论上来说许多低分子量化合物对尿毒症状态有重要作用，但中分子理论认为许多分子量较大的化合物（分子量500~12 000 Da）可能起主要作用[2,6]。甲状旁腺激素（PTH）是中分子毒素之一，其升高的原因包括内源性生成过多、降解减少和肾清除受损[9]。

Massry[1]提出，PTH作为尿毒症毒素符合科赫和EUTox工作组提出的所有标准。PTH不仅可以导致CKD患者的骨骼和矿物质紊乱，而且对许多其他器官都有尿毒症毒素作用（表9-1）。它以意想不到的方式影响人体许多系统，且与其对骨骼和矿物质的作用大相径庭。尽管PTH对这些器官的作用令人惊讶，但大多数作用仍主要通过钙调节介导。

表9-1 PTH升高介导的尿毒症的病理生理表现

器官系统	病理生理影响
肌肉骨骼	肌无力——降低骨骼肌线粒体活性,减少氨基酸和脂肪酸代谢[10-12]; 肾性骨营养不良——直接激活骨细胞,刺激OPG-RANKL信号通路,细胞凋亡[13]
心血管	心脏纤维化——增加了心肌细胞的细胞内钙浓度,导致心率加快和早期细胞死亡[14]和心脏成纤维细胞活化[15]; 血管钙化——高钙磷酸盐产物[16]
呼吸	肺动脉高压——肺钙化[17]
血液	免疫反应降低——T淋巴细胞增殖减少,B淋巴细胞产生减少[18],吞噬功能受损[19]; 贫血——红细胞内钙增加会影响其完整性并诱发溶血[20]; 通过骨髓纤维化影响红细胞生成[21-22]
神经	脑病——增加大脑灰质和白质中的钙浓度[23-24]; 周围神经病变——通过提高神经钙水平降低运动神经传导速度[25-26]
内分泌	葡萄糖不耐受——PTH介导的胰岛β细胞胰岛素分泌减少[27-28]; 高脂血症/高甘油三酯血症——肝组织脂蛋白脂酶下调[29-30]
皮肤	瘙痒——可能由高钙磷乘积引起[31-34]
软组织	钙化性尿毒症动脉病变/钙化防御[35-37]

虽然PTH作为一种尿毒症毒素影响许多器官系统，但在CKD患者中，PTH导致CKD患者最突出的并发症是贫血、软组织坏死和心血管疾病。了解PTH如何影响这些过程非常重要，因为每个过程都是复杂的疾病过程，受PTH参与的许多病理途径影响。

CKD患者的贫血主要与红细胞生成素生成减少和反应受损有关。研究发现，血清PTH升高对红细胞集落生长有直接抑制作用[21]；继发性甲状旁腺功能亢进症可导致骨髓纤维化[22]，进而影响红细胞生成；PTH还通过增加渗透脆性直接影响红细胞（RBC）寿命[20]，导致尿毒症患者红细胞寿命缩短。此外，

PTH还可影响血液其他成分，包括白细胞。动物研究表明，PTH作用于多形核白细胞并减少其吞噬作用[19]，体外模型发现PTH可减少T淋巴细胞增殖和B淋巴细胞的产生[18]。

尿毒症的一个主要并发症是软组织坏死，其原因为高钙磷酸盐产物和血管钙化导致的组织缺血，也称为钙化防御或钙化性尿毒症动脉病变[37]。病例报道表明，即使在低钙磷酸盐情况下，如果患者存在三发性甲状旁腺功能亢进症，肾移植后钙化防御等仍可能持续存在。这表明PTH在这些病变的发展和维持中有独立作用[35-37]，并可能解释为什么一些患者会出现钙化防御，而另一些患者不会出现。除软组织坏死外，高钙磷酸盐也会导致肺钙化，这可导致肺动脉高压[17]和瘙痒。瘙痒是困扰晚期CKD和终末期肾病（ESRD）患者的尿毒症症状。虽然确切的机制尚不清楚，但推测，高钙磷酸盐会导致瘙痒的发展，因为这种症状在甲状旁腺切除术后有所改善，有时甚至消失[31-34]。

作为尿毒症毒素，PTH的一个重要病理生理作用是导致心脏纤维化。动物研究发现，升高的PTH选择性激活心脏成纤维细胞，增加胶原产生和沉积，导致心肌间质纤维化[15]。此外，其他动物实验已经证明，升高的PTH可刺激和增加心肌细胞的搏动速率，并导致细胞早期死亡[14]。这对于了解PTH如何导致ESRD患者发病率和病死率增加具有重要意义。

除了PTH对各器官的直接作用外，甲状旁腺功能亢进症是慢性肾脏病矿物质和骨异常（CKD-MBD）相关的矿物质紊乱的中心环节，对CKD和ESRD患者的心血管疾病的发病率和心血管疾病病死率有显著影响[38]。CKD患者的肾功能下降时，体内磷酸盐潴留，血清钙浓度下降。维持正常矿物质稳态的生理/激素机制最终失效。随着CKD的发展，矿物质代谢的变化包括PTH和成纤维细胞生长因子23（FGF23）的显著增加，Klotho和骨化三醇的显著减少[39]。这些机制被描述为PTH-VitD-FGF23轴[40]或FGF23-PTH内分泌环[41]。

FGF23主要由骨细胞和成骨细胞产生，作为一种内分泌激素，能够调节血清磷、钙、$1,25(OH)_2D_3$、PTH。FGF23作用于甲状旁腺上的Klotho-FGFR1复合物，导致PTH基因表达下调，PTH分泌减少，并且能抑制甲状旁腺细胞增殖[42]。在人类和动物模型中，PTH升高可导致血清FGF23浓度升高。在动物模型中，切除甲状旁腺可纠正FGF23的异常升高[43-44]。这些研究表明，PTH可刺激FGF23的分泌。PTH对FGF23分泌的刺激和FGF23对PTH分泌的负反馈构成了骨甲状旁腺激素轴[41]。

也有研究表明，$1,25(OH)_2D_3$水平与FGF23水平呈正相关：增加$1,25(OH)_2D_3$水平可刺激FGF23升高[45-46]。FGF23反过来作用于肾脏中的Klotho-FGFR1受体复合物，而该复合物通过抑制1α-羟化酶的作用和刺激24-羟化酶，进而减少$1,25(OH)_2D_3$的产生[47-48]。这与PTH对肾脏的作用相反：PTH可增加$1,25(OH)_2D_3$的产生，升高的$1,25(OH)_2D_3$反过来抑制了PTH的产生。这种正负反馈系统包括PTH-VitD-FGF23轴。

FGF23也参与血磷的调节。通过肠内外磷负荷评估血磷升高的研究表明，FGF23升高与血磷升高相关[49-50]，且血磷也是骨源性FGF23的关键调节因子。FGF23作用于肾脏中的Klotho-FGFR1受体复合物，通过下调近端小管[47]顶端的NaPi-2a协同转运蛋白，减少肾脏对磷的重吸收，从而导致尿磷排出增加，降低血磷。

除了对CKD患者骨矿物质的影响，血清FGF23也是一种尿毒症毒素。随着肾功能的下降，血清FGF23随着血磷和PTH的升高而升高。血清FGF23升高与心肌细胞肥大[51]和左心室肥大相关，最终导致舒张功能障碍、充血性心力衰竭和心律失常[52-53]。FGF23对心脏的作用靶点是FGFR4。FGFR4是不与Klotho偶联的受体，这与FGF23在其他靶器官中的作用机制不同[51]。FGF23通过对心脏的作用和对心功能的影响，增加了CKD和ESRD人群的心血管疾病病死率[52,54]。

总之，PTH是一种尿毒症毒素，可引起全身多系统损害，包括肌肉疾病、神经系统异常、贫血、瘙痒、心肌疾病，并且是CKD-MBD相关的矿物质代谢紊乱的主要原因。如果不给予干预，会明显增加发病率和病死率。因此，临床实践指南建议密切监测PTH水平，确定变化趋势，并给予适当的治疗。

参考文献

[1] Massry S G. Is parathyroid hormone a uremic toxin?[J]. Nephron, 1977, 19(3): 125-130.

[2] Glassock R J. Uremic toxins: what are they? An integrated overview of pathobiology and classification[J]. J Ren Nutr, 2008, 18(1): 2-6.

[3] Dobre M, Meyer T W, Hostetter T H. Searching for uremic toxins[J]. Clin J Am Soc Nephrol, 2013, 8(2): 322-327.

[4] EUTox working group. European Uremic Toxin Work Group of the ESAO[DB/OL]. [2010-11-28]https://www.uremic-toxins.org/.

[5] Vanholder R, Argilés A, Baurmeister U, et al. Uremic Toxicity: Present State of the Art[J]. Int J Artif Organs, 2001, 24(10): 695-725.

[6] Barreto F C, Stinghen A E, de Oliveira R B, et al. The quest for a better understanding of chronic kidney disease complications: an update on uremic toxins[J]. J Bras Nefrol, 2014, 36(2): 221-235.

[7] Depner T A. Uremic toxicity: urea and beyond[J]. Semin Dial, 2001, 14(4): 246-251.

[8] Lau W L, Vaziri N D. Urea, a true uremic toxin: the empire strikes back[J]. Clin Sci (Lond), 2017, 131(1): 3-12.

[9] Slatopolsky E, Martin K, Hruska K. Parathyroid hormone metabolism and its potential as a uremic toxin[J]. Am J Physiol, 1980, 239(1): F1-F12.

[10] Baczynski R, Massry S G, Magott M, et al. Effect of parathyroid hormone on energy metabolism of skeletal muscle[J]. Kidney Int, 1985, 28(5): 722-727.

[11] Garber A J. Effects of parathyroid hormone on skeletal muscle protein and amino acid

metabolism in the rat[J]. J Clin Invest, 1983, 71(6): 1806-1821.

[12] Smogorzewski M, Piskorska G, Borum P R, et al. Chronic renal failure, parathyroid hormone and fatty acids oxidation in skeletal muscle[J]. Kidney Int, 1988, 33(2): 555-560.

[13] Sprague S M, Moe S M. The case for routine parathyroid hormone monitoring[J]. Clin J Am Soc Nephrol, 2013, 8(2): 313-318.

[14] Bogin E, Massry S G, Harary I. Effect of parathyroid hormone on rat heart cells[J]. J Clin Invest, 1981, 67(4): 1215-1227.

[15] Amann K, Ritz E, Wiest G, et al. A role of parathyroid hormone for the activation of cardiac fibroblasts in uremia[J]. J Am Soc Nephrol, 1994, 4(10): 1814-1819.

[16] Contiguglia S R, Alfrey A C, Miller N L, et al. Nature of soft tissue calcification in uremia[J]. Kidney Int, 1973, 4(3): 229-235.

[17] Akmal M, Barndt R R, Ansari A N, et al. Excess PTH in CRF induces pulmonary calcification, pulmonary hypertension and right ventricular hypertrophy[J]. Kidney Int, 1995, 47(1): 158-163.

[18] Klinger M, Alexiewicz J M, Linker-Israeli M, et al. Effect of parathyroid hormone on human T cell activation[J]. Kidney Int, 1990, 37(6): 1543-1551.

[19] Chervu I, Kiersztejn M, Alexiewicz J M, et al. Impaired phagocytosis in chronic renal failure is mediated by secondary hyperparathyroidism[J]. Kidney Int, 1992, 41(6): 1501-1505.

[20] Bogin E, Massry S G, Levi J, et al. Effect of parathyroid hormone on osmotic fragility of human erythrocytes[J]. J Clin Invest, 1982, 69(4): 1017-1025.

[21] Meytes D, Bogin E, Ma A, et al. Effect of parathyroid hormone on erythropoiesis[J]. J Clin Invest, 1981, 67(5): 1263-1269.

[22] Rao D S, Shih M S, Mohini R. Effect of serum parathyroid hormone and bone marrow fibrosis on the response to erythropoietin in uremia[J]. N Engl J Med, 1993, 328(3): 171-175.

[23] Guisado R, Arieff A I, Massry S G, et al. Changes in the electroencephalogram in acute uremia. Effects of parathyroid hormone and brain electrolytes[J]. J Clin Invest, 1975, 55(4): 738-745.

[24] Akmal M, Goldstein D A, Multani S, et al. Role of uremia, brain calcium, and parathyroid hormone on changes in electroencephalogram in chronic renal failure[J]. Am J Physiol, 1984, 246(5): F575-F579.

[25] Avram M M, Feinfeld D A, Huatuco A H. Search for the uremic toxin: Decreased motor-nerve conduction velocity and elevated parathyroid hormone in uremia[J]. N Engl J Med, 1978, 298(18): 1000-1003.

[26] Goldstein D A, Chui L A, Massry S G. Effect of parathyroid hormone and uremia on peripheral nerve calcium and motor nerve conduction velocity[J]. J Clin Invest, 1978, 62(1): 88-93.

[27] Akmal M, Massry S G, Goldstein D A, et al. Role of parathyroid hormone in the glucose intolerance of chronic renal failure[J]. J Clin Invest, 1985, 75(3): 1037-1044.

[28] Mak R H, Bettinelli A, Turner C, et al. The influence of hyperparathyroidism on glucose metabolism in uremia[J]. J Clin Endocrinol Metab, 1985, 60(2): 229-233.

[29] Lacour B, Roullet J B, Liagre A M, et al. Serum lipoprotein disturbances in primary and secondary hyperparathyroidism and effects of parathyroidectomy[J]. Am J Kidney Dis, 1986, 8(6): 422-429.

[30] Klin M, Smogorzewski M, Ni Z, et al. Abnormalities in hepatic lipase in chronic renal failure: role of excess parathyroid hormone[J]. J Clin Invest, 1996, 97(10): 2167-2173.

[31] Massry S G, Popovtzer M M, Coburn J W, et al. Intractable pruritus as a manifestation of secondary hyperparathyroidism in uremia: disappearance of itching after subtotal parathyroidectomy[J]. N Engl J Med, 1968, 279(13): 697-700.

[32] Chou F F, Ho J C, Huang S C, et al. A study on pruritus after parathyroidectomy for secondary hyperparathyroidism[J]. J Am Coll Surg, 2000, 190(1): 65-70.

[33] Tajbakhsh R, Joshaghani H R, Bayzayi F, et al. Association between pruritus and serum concentrations of parathormone, calcium and phosphorus in hemodialysis patients[J]. Saudi J Kidney Dis Transpl, 2013, 24(4): 702-706.

[34] Makhlough A, Emadi N, Sedighi O, et al. Relationship between serum intact parathyroid hormone and pruritus in hemodialysis patients[J]. Iran J Kidney Dis, 2013, 7(1): 42-46.

[35] Massry S G, Gordon A, Coburn J W, et al. Vascular calcification and peripheral necrosis in a renal transplant recipient. Reversal of lesions following subtotal parathyroidectomy[J]. Am J Med, 1970, 49(3): 416-422.

[36] Richardson J A, Herron G, Reitz R, et al. Ischemic ulcerations of skin and necrosis of muscle in azotemic hyperparathyroidism[J]. Ann Intern Med, 1969, 71(1): 129-138.

[37] Sprague S M. Painful skin ulcers in a hemodialysis patient[J]. Clin J Am Soc Neph, 2014, 9(1): 166-173.

[38] El Hilali J, de Koning E J, van Ballegooijen A J, et al. Vitamin D, PTH and the risk of overall and disease-specific mortality: Results of the Longitudinal Aging Study Amsterdam[J]. J Steroid Biochem Mol Biol, 2016, 164: 386-394.

[39] Pavik I, Jaeger P, Ebner L, et al. Secreted Klotho and FGF23 in chronic kidney disease Stage 1 to 5: a sequence suggested from a cross-sectional study[J]. Nephrol Dial Transplant, 2013, 28(2): 352-359.

[40] Blau J E, Collins M T. The PTH-Vitamin D-FGF23 axis[J]. Rev Endocr Metab Disord, 2015, 16(2): 165-174.

[41] Silver J, Rodriguez M, Slatopolsky E. FGF23 and PTH--double agents at the heart of CKD[J]. Nephrol Dial Transplant, 2012, 27(5): 1715-1720.

[42] Ben-Dov I Z, Galitzer H, Lavi-Moshayoff V, et al. The parathyroid is a target organ for FGF23 in rats[J]. J Clin Invest, 2007, 117(12): 4003-4008.

[43] Lavi-Moshayoff V, Wasserman G, Meir T, et al. PTH increases FGF23 gene expression and mediates the high-FGF23 levels of experimental kidney failure: a bone parathyroid feedback loop[J]. Am J Physiol Renal Physiol, 2010, 299(4): F882-F889.

[44] Burnett-Bowie S M, Henao M P, Dere M E, et al. Effects of hPTH(1-34) infusion on circulating serum phosphate, 1,25-dihydroxyvitamin D, and FGF23 levels in healthy men[J]. J Bone Miner Res, 2009, 24(10): 1681-1685.

[45] Collins M T, Lindsay J R, Jain A, et al. Fibroblast growth factor-23 is regulated by 1alpha,25-dihydroxyvitamin D[J]. J Bone Miner Res, 2005, 20(11): 1944-1950.

[46] Nishi H, Nii-Kono T, Nakanishi S, et al. Intravenous calcitriol therapy increases serum concentrations of fibroblast growth factor-23 in dialysis patients with secondary hyperparathyroidism[J]. Nephron Clin Pract, 2005, 101(2): c94-c99.

[47] Saito H，Kusano K，Kinosaki M，et al. Human fibroblast growth factor-23 mutants suppress Na+-dependent phosphate co-transport activity and 1alpha,25-dihydroxyvitamin D3 production[J]. J Biol Chem，2003，278(4)：2206-2211.

[48] Shimada T，Kakitani M，Yamazaki Y，et al. Targeted ablation of Fgf23 demonstrates an essential physiological role of FGF23 in phosphate and vitamin D metabolism[J]. J Clin Invest，2004，113(4)：561-568.

[49] Burnett S M，Gunawardene S C，Bringhurst F R，et al. Regulation of C-terminal and intact FGF-23 by dietary phosphate in men and women[J]. J Bone Miner Res，2006，21(8)：1187-1196.

[50] Scanni R，vonRotz M，Jehle S，et al. The human response to acute enteral and parenteral phosphate loads[J]. J Am Soc Nephrol，2014，25(12)：2730-2739.

[51] Leifheit-Nestler M，Grabner A，Hermann L，et al. Vitamin D treatment attenuates cardiac FGF23/FGFR4 signaling and hypertrophy in uremic rats[J]. Nephrol Dial Transplant，2017，32(9)：1493-1503.

[52] Isakova T，Xie H，Yang W，et al. Fibroblast growth factor 23 and risks of mortality and end-stage renal disease in patients with chronic kidney disease[J].JAMA，2011，305(23)：2432-2439.

[53] Glassock R J，Pecoits-Filho R，Barberato S H. Left ventricular mass in chronic kidney disease and ESRD[J]. Clin J Am Soc Nephrol，2009，4(Suppl 1)：S79-S91.

[54] Wolf M. Update on fibroblast growth factor 23 in chronic kidney disease[J]. Kidney Int，2012，82(7)：737-747.

译者：刁宗礼，首都医科大学附属北京友谊医院
审校：佘键涛，邵阳市中心医院

第十章　新旧维生素D化合物对继发性甲状旁腺功能亢进症的抑制治疗

David Goldsmith

　　25-羟基维生素D[25（OH）D]的缺乏或相对不足，以及由此导致的1,25-二羟基维生素D[1,25（OH）$_2$D]缺乏在慢性肾脏病（CKD）或终末期肾脏病（ESRD）患者中普遍常见，这些与慢性高磷酸盐血症均是继发性甲状旁腺功能亢进症（SHPT）发病机制中的关键组成部分。因此，目前的指南推荐通过营养性维生素D替代品来纠正维生素D缺乏症[1-2]，尽管目前没有充分的证据支持。然而有很多人持乐观的态度，认为维生素D能减少心血管疾病、感染和癌症的发生，认为在某种程度上同样也适用于CKD患者。但是一项纳入了25 871例参与者（包括5 106例黑种人）的长期、随机、大样本研究（VITAL研究），推翻了"万能维生素"这一论断。研究结果显示，补充维生素D与降低心血管事件或以癌症为主要终点的风险无关。在5.3年的中位随访期间，1 617例参与者被诊断为癌症[维生素D组793例，安慰剂组824例；风险比（hazard ratio，HR）：0.96；95%可信区间（CI）：0.88~1.06；P=0.47]。其中805例参与者发生了重大心血管事件（维生素D组396例，安慰剂组409例；HR 0.97；95%CI：0.85~1.12；P=0.69）。其他次要终点的分析中，各风险比为：癌症死亡总人数341例，HR 0.83，95%CI：0.67~1.02；乳腺癌HR 1.02，95%CI：0.79~1.31；前列腺癌HR 0.88，95%CI：0.72~1.07；结直肠癌HR 1.09，95%CI：0.73~1.62；主要心血管事件同时进行冠状动脉重建术HR 0.96，95%CI：0.86~1.08；心肌梗死HR 0.96，95%CI：0.78~1.19；卒中HR 0.95，95%CI：0.76~1.20；心血管原因导致的死亡HR 1.11，95%CI：0.88~1.40；全因性死亡人数978例，HR 0.99，95%CI：0.87~1.12。本研究未发现高钙血症或其他不良事件的额外风险[3]。

　　25（OH）D缺乏常常出现在CKD 3~4期患者中，与疾病的不良预后相关。

2017年，美国肾脏基金会（National Kidney Foundation，NKF）主办了一场关于慢性肾脏病中维生素D的"热点大讨论"会议，并于2018年报道，其结果似乎令人惊讶[4]。会议争论的原因在于对CKD患者维生素D浓度的最佳、充分、不足或缺乏的定义存在争议，缺乏标准。会议概述了3个专家组的审议情况：首先，在新的测量方法推广前，专家组同意临床医生将25（OH）D浓度在未受到激素反馈调节的影响（即PTH升高）情况下，以>20 ng/mL作为"充足"的临床标准。其次，无论PTH浓度如何，当CKD患者的25（OH）D浓度<15 ng/mL时应予以处理；25（OH）D浓度在15~20 ng/mL的患者，如果没有证据表明PTH升高，可以不处理。专家组一致认为，在给予活性维生素D化合物之前，应补充营养性维生素D（胆钙化醇、麦角钙化醇或骨化二醇）。而这些化合物与低25（OH）D水平相关的重要结局有待进一步评估，如进展为终末期肾病、感染、骨折率、住院和全因死亡率等[5]。

遗憾的是，学术界单纯地认为测量血清/血浆PTH是评估骨骼健康和纯度的可靠方法。但事实一再证明并非如此，应当将包括骨特异性碱性磷酸酶等其他生物标志物也考虑在内[6-9]。

虽然营养性维生素D替代品很容易将25（OH）D浓度恢复到接近或甚至高于生理水平，但治疗维生素D不足的真正目标仍然是治疗SHPT，使患者的PTH浓度免受维生素D的调节[10]。因此，虽然指南推荐使用维生素D替代品治疗CKD的25（OH）D缺乏，但也有人断言，在CKD患者中使用营养性维生素D替代品几乎没有任何临床获益。

与此相反，使用维生素D治疗肾性骨病已成为一种临床习惯，有着将近60年的实践历史，但证据较弱。然而在常规临床实践中，使用维生素D来预防或逆转SHPT对CKD患者骨骼的影响，最多也就30年。实践中主要使用大剂量的合成维生素D化合物，而非天然化合物。但是，不同品种、制剂或给药方式的维生素D带来的药理影响是否统一尚不能推断。令人失望的是，即使在2020年，补充维生素D治疗3b~5期CKD患者的临床获益证据也异常匮乏。

虽然有许多研究报道了补充维生素D能显著增加血清维生素D浓度，抑制血清PTH浓度，但它们很少关注骨折、住院率和死亡率等作为临床结局的最终指标。2020年，随着维生素D和胆钙化醇或麦角钙化醇（单独或多种）的广泛使用，临床实践模式已经发生改变。在笔者看来，今后相当长的一段时间内几乎都不可能进行安慰剂对照试验，尤其是涉及具有临床意义的终点结局（如骨折、住院治疗、甲状旁腺切除术和死亡等）。我们不禁自问，到底需要实现什么样的目标，以及如何最好地平衡获益和损失。

最近一个有趣的发现，它模糊了支持者与反对者在CKD中使用维生素D的分歧。缓释骨化二醇胶囊（extended-release calcidiol，ERC）30 μg最近被美国食品和药品监督管理局批准用于治疗3~4期CKD和维生素D不足[血清总25（OH）D<75 nmol/L][11]的SHPT。骨化二醇[25（OH）D$_3$]是活性骨化三醇[1,25（OH）$_2$D$_3$]的前激素。ERC具有亲脂性，可逐渐释放骨化二醇，纠正维生素D不足，增加血清骨化三醇，从而抑制CKD患者甲状旁腺激素的产生，而不干扰正常的维生素D和矿物质代谢。随机对照试验（RCT）已经证明，非修饰的营养性维生素D对治疗SHPT无效（常规剂量使用时，最高相当于4 000 IU/d），而维生素D受体激活剂（VDRA）可以非常容易且显著地纠正PTH浓度升高，但高钙血症和高磷酸盐血症的发生风险显著增加[11-12]。这也正是改善全球肾脏病预后组织（KDIGO）建议这些VDRA药物不应用于CKD 3期、CKD 4期、CKD 5期的原因。

ERC似乎为医疗人员提供了一种新的治疗选择。RCT证明，它可以安全有效地控制SHPT，而不影响血清钙磷浓度（限于试验剂量、试验对象和长达12个月的随访）。因此，这一发现可能在表面上弥合了两派的对立观点。我们亟须用最终临床结局指标（骨折、生存期、患者检测报告）来证明这样的临床实践的确能够获益[11-12]。

参考文献

[1] Kidney Disease: Improving Global Outcomes (KDIGO) CKD-MBD Work Group. KDIGO clinical practice guideline for the diagnosis, evaluation, prevention, and treatment of Chronic Kidney Disease-Mineral and Bone Disorder (CKD-MBD)[J]. Kidney Int Suppl, 2009, 76(Suppl 113): S1-S2.

[2] National Kidney Foundation. K/DOQI clinical practice guidelines for bone metabolism and disease in chronic kidney disease[J]. Am J Kidney Dis, 2003, 42(4 Suppl 3): S1-201.

[3] Manson J E, Cook N R, Lee I M, et al. Vitamin D Supplements and Prevention of Cancer and Cardiovascular Disease[J]. N Engl J Med, 2019, 380(1): 33-44.

[4] Melamed M L, Chonchol M, Gutiérrez O M, et al. The Role of Vitamin D in CKD Stages 3 to 4: Report of a Scientific Workshop Sponsored by the National Kidney Foundation[J]. Am J Kidney Dis, 2018, 72(6): 834-845.

[5] O'Flaherty D, Sankaralingam A, Scully P, et al. The relationship between intact PTH and biointact PTH (1-84) with bone and mineral metabolism in pre-dialysis chronic kidney disease (CKD)[J]. Clin Biochem, 2013, 46(15): 1405-1409.

[6] Sardiwal S, Magnusson P, Goldsmith D J, et al. Bone alkaline phosphatase in CKD-mineral bone disorder[J]. Am J Kidney Dis, 2013, 62(4): 810-822.

[7] Fernández-Martín J L, Carrero J J, Benedik M, et al. COSMOS: the dialysis scenario of CKD-MBD in Europe[J]. Nephrol Dial Transplant, 2013, 28(7): 1922-1935.

[8] Garrett G, Sardiwal S, Lamb E J, et al. PTH— a particularly tricky hormone: why measure it at all in kidney patients?[J]. Clin J Am Soc Nephrol, 2013, 8(2): 299-312.

[9] Agarwal R, Georgianos P I. Con: Nutritional vitamin D replacement in chronic kidney disease

and end-stage renal disease[J]. Nephrol Dial Transplant, 2016, 31(5): 706-713.

[10] Goldsmith D J A. Pro: Should we correct vitamin D deficiency/insufficiency in chronic kidney disease patients with inactive forms of vitamin D or just treat them with active vitamin D forms?[J]. Nephrol Dial Transplant, 2016, 31(5): 698-705.

[11] Extended-release calcifediol (Rayaldee) for secondary hyperparathyroidism[J]. Med Lett Drugs Ther, 2017, 59(1515): 36-37.

[12] Sprague S M, Crawford P W, Melnick J Z, et al. Use of Extended-Release Calcifediol to Treat Secondary Hyperparathyroidism in Stages 3 and 4 Chronic Kidney Disease[J]. Am J Nephrol, 2016, 44(4): 316-325.

译者：倪烨钦，西湖大学医学院附属杭州市第一人民医院
审校：尹军，衡阳市中心医院

第十一章　新旧拟钙剂在治疗慢性肾脏病-矿物质和骨代谢紊乱中的作用

Luciano Pereira, João M. Frazão

一、引言

慢性肾脏病（CKD）的发病率日益增长，已成为一个公共卫生问题，全世界8%~16%的人口深受其苦[1]。随着CKD病程进展，肾功能损伤导致钙和磷代谢紊乱，造成CKD相关的矿物质和骨代谢异常（CKD-MBD）[2]。肾脏排泄磷酸盐能力减弱，体内磷酸盐累积，刺激成纤维细胞生长因子23（FGF23）和血清甲状旁腺激素（PTH）[3]。FGF23是一种主要由骨细胞分泌的肽类激素，它通过3种途径来降低人体磷酸盐水平：①减少肾小管上皮细胞的重吸收，增加肾脏磷酸盐排泄；②通过其额外的磷酸盐作用刺激PTH分泌，抑制骨化三醇合成，进而降低磷酸盐肠道吸收；③减少胃肠道对钙的吸收。低骨化三醇水平和低血钙水平刺激甲状旁腺分泌PTH，诱发甲状旁腺增生和继发性甲状旁腺功能亢进症（SHPT）。

SHPT与成骨细胞和破骨细胞刺激导致的骨重塑增加有关，最终形成一种高转化性骨病——纤维性骨炎。这种骨病增加了骨折、血管钙化、心血管和全因死亡率[4]。最近的观察数据表明，控制不佳的SHPT与较高的心血管疾病死亡风险以及全因心血管住院风险相关[5]。有趣的是，将患者的全段甲状旁腺激素（intact PTH，iPTH）水平控制在推荐范围内的时间越长，预后越好。事实上，将骨代谢参数（iPTH、钙和磷酸盐血清水平）持续控制在推荐目标范围内，是血液透析患者生存率的一个有力预测因素[6]。

SHPT的经典治疗方法包括采用活性维生素D化合物和磷酸盐结合剂来限制胃肠道磷酸盐吸收[7]。然而，由于活性维生素D甾醇的治疗窗很小，在抑制

PTH分泌的同时，也增加肠道中钙和磷酸盐的吸收及血清水平的提升，因此想要达到理想控制目标较困难。

　　钙敏感受体（CaSR）对于维持全身钙稳态至关重要，是治疗骨和矿物质疾病的理想靶点。该受体在包括甲状旁腺细胞在内的多个组织中均有表达[8]。其配体被称为拟钙剂，可分为1型（激动剂），如血清游离钙和其他直接刺激CaSR的二价阴离子，或2型（正变构调节剂），其结合位点与生理性配体有所不同，能够增加CaSR对游离钙的敏感性，导致系统性钙稳态的设定阈值降低（即低浓度的游离钙就可实现内稳态）[8]。从而降低血浆PTH和钙水平（表11-1）[9]，同时也可观察到磷水平和钙磷乘积降低，这表明拟钙剂有能力改善与SHPT相关的4种关键生物标志物（磷和钙降低效应，将拟钙剂与活性维生素D区分开来）[10]。

　　第一代拟钙剂包括苯烷胺R-567和R-568，在血液透析患者应用中因药代动力学问题未能进一步开发[7]。第二代拟钙剂包括西那卡塞（Cinacalcet）和其他从未实现临床应用的药物，如Calindol和AC-265347。西那卡塞是第一个被批准用于临床的2型拟钙剂[11]。

　　西那卡塞能有效降低PTH和钙、磷水平[12]。在经过长达15年的临床实践后，西那卡塞被证明可以有效改善CKD-MBD。

　　维拉卡肽（Etelcalcetide）是一种新型第二代拟钙剂。作为一种静脉注射制剂，其药代动力学原理允许每周3次给药（在血液透析时），提高了疗效和依从性，并减少与西那卡塞相比的胃肠道不良反应。维拉卡肽最近在欧洲获得审批，并被认为是改善CKD-MBD患者预后的"新希望"[13]。

　　依伏卡塞（Evocalcet）是一种新开发的口服拟钙剂，与西那卡塞相比，胃肠道不良反应更少，可被视为SHPT的替代治疗方案[14]。

　　在本章中，我们总结了西那卡塞生化和相关临床结局的作用，讨论了维拉卡肽对改善CKD患者预后的可能影响，并对新的口服拟钙剂依伏卡塞的有效数据进行了探索。

表11-1　甲状旁腺激素抑制治疗对生化指标的影响

	甲状旁腺激素	钙	磷	成纤维细胞生长因子23
维生素 D 类似物	↓	↑	↑	↑
西那卡塞	↓	↓	↓	↓
维拉卡肽	↓↓	↓↓	↓	↓↓
依伏卡塞	↓	↓	↓	↓

注：↑代表上升；↓代表下降。

二、西那卡塞有效控制继发性甲状旁腺功能亢进症

西那卡塞的疗效和安全性在多个随机对照试验中均有研究[11-12,15]。在标准治疗仍未得到充分控制的SHPT患者中，加用活性维生素D和西那卡塞治疗可有效降低PTH水平，同时降低血清钙和磷水平[16]。在一项荟萃分析[17]中，有8项试验（1 429例患者）比较了西那卡塞加标准治疗与安慰剂加标准治疗的多个终点值。试验组的PTH（-290.49 pg/mL，95%CI：-359.91~-221.07），血钙（-0.85 mg/dL，95%CI：-1.14~-0.56），血磷（-0.29 mg/dL，95%CI：-0.50~-0.08）和钙磷乘积（-7.90 mg^2/dL^2，95%CI：-10.25~-5.54）均显著低于对照组。

为了客观地评估西那卡塞降低PTH的效果，活性维生素D类似物的剂量是恒定的。然而，随后的临床研究证实，在不同剂量或恒定剂量的活性维生素D下，西那卡塞仍具有降低PTH的作用。考虑到在临床实践中，西那卡塞经常与维生素D固醇一起使用，因此这一发现很重要[18]。西那卡塞的不良反应和处理建议如表11-2所示。

表11-2　西那卡塞的不良反应和处理建议

不良反应	频率	处理建议
胃肠道事件		
恶心	非常普遍	在透析后/晚上的主餐中给予西那卡塞，如果在增加剂量后出现症状，则应减少或分次使用，包括甲氧氯普胺
呕吐	非常普遍	
腹泻和消化不良	不常见	
厌食症	常见	
低钙血症和神经系统紊乱		
低钙血症	常见	在血钙水平达到8 mg/dL或症状缓解之前，暂停或减少使用西那卡塞。根据临床判断，一些学者建议使用钙基磷酸盐黏合剂、维生素D固醇或调整透析液中的钙含量
头晕和感觉异常	常见	
癫痫发作	不常见	
其他		
皮肤疾病	常见	寻求其他原因，考虑停用药物
肌肉骨骼、结缔组织和骨骼疾病	常见	寻求其他原因，考虑停用药物
免疫系统紊乱	不常见	寻求其他原因，考虑停用药物

西那卡塞除了对PTH有抑制作用外，还可以缩小SHPT患者增生的甲状旁腺体积[19]。Meola等[20]使用高分辨率彩色多普勒超声检查测量了9例行血液透析并患有严重SHPT患者[PTH基线水平：（1 196±381）pg/mL]的甲状旁腺体积。服用西那卡塞24~30个月，基线体积<500 mm³的甲状旁腺体积减小了68%，基线体积≥500 mm³的甲状旁腺体积减小54%。在SHPT动物模型中，西那卡塞表现出对PTH细胞增殖的抑制作用[21]。有趣的是，这种抑制作用仅针对甲状旁腺细胞，在其他表达CaSR的细胞中却未观察到。

三、西那卡塞降低FGF23水平

FGF23水平与CKD的不良临床结局、动脉钙化、左心室肥厚、心血管事件和病死率增加相关[22-27]。通过药物干预，降低FGF23有望对这些重要的临床结局产生有益影响。

CUPID（西那卡塞对腹膜透析患者iPTH降低效应的双臂研究）是一项前瞻性随机对照研究，将腹膜透析3个月以上和PTH>300 pg/mL的患者随机分到西那卡塞组和维生素D组[28]。西那卡塞组的FGF23水平降低（由3 960 RU/mL降至2 325 RU/mL），而维生素D组的FGF23水平升高（由2 085 RU/mL升至2 415 RU/mL）。ACHIEVE（优化继发性甲状旁腺功能亢进症的治疗：拟钙剂和低剂量维生素D与单独使用逐渐加大剂量维生素D的效果对照研究）是一项开放4期多中心随机对照研究，旨在比较递增剂量的西那卡塞加固定低剂量骨化三醇（西那卡塞-D组）与递增剂量的骨化三醇（Flex-D组）的治疗效果[29]。Wetmore等[30]研究报道91例受试者的数据，验证了两组之间FGF23的百分比变化存在显著差异（P=0.002）。西那卡塞-D组的FGF23百分比变化出现下降（-9.7±18.2；P=0.021），而Flex-D组有增加的趋势，但结果不显著（4.1±16.5）。

西那卡塞降低FGF23水平的机制仍有待查明。CUPID研究人员得出结论，西那卡塞与FGF23减少相关，而对PTH、血清钙和磷水平的影响无关。其他人观察到，FGF23水平的降低伴随磷水平的降低[31]。Wetmore等[30]认为钙和磷是西那卡塞降低FGF23水平的原因。相关研究须进一步展开。

有关EVOLVE研究的事后分析为FGF23研究增添了更多信息[32]。西那卡塞组（n=1 338）的FGF23水平下降（由5 555 pg/mL降至2 255 pg/mL；P<0.001），而对照组（n=1 264）FGF23浓度基本保持不变（由5 600 pg/mL变为5 580 pg/mL）。此外，与对照组相比，西那卡塞组有较大比例的患者出现FGF23浓度水平显著下降（≥30%）（28% vs 64%；P<0.001）。而≥30%的FGF23水平降低与心脏疾病病死率（P<0.001）、猝死（P<0.001）和心力衰竭（P=0.04）的风险降低相关。

四、西那卡塞与骨折

与普通人群相比，CKD患者发生骨折的风险明显增加[33-34]。血液透析患者骨折后的病死率和住院率也很高[35]。CKD-MBD患者的骨结构异常。Malluche等[36]证实，高转化性骨病存在骨质和纳米力学异常，如矿物质与基质的比例降低。与转化相关的骨质量改变可能是导致骨力学能力下降的原因之一。

Iimori等[37]在其单中心队列研究中证明，PTH与骨折风险之间呈U型相关，PTH的降低[PTH<150 pg/mL；相对风险（RR）为3.27]或升高（PTH>300 pg/mL，RR为2.69）与临床骨折的高危险性相关。

目前没有专门的随机对照研究来评估SHPT治疗药物（磷酸盐交联剂、维生素D类似物或拟钙剂）能否降低CKD患者的骨折风险。西那卡塞与骨折风险降低相关。4项随机对照3期研究纳入1 184例终末期肾病（ESRD）和控制不佳的SHPT（PTH>300 pg/mL）患者，其安全性数据的事后分析显示，较安慰剂和常规活性维生素D治疗相比，西那卡塞的骨折风险显著降低，RR为0.46（95%CI：0.22~0.95；P=0.04）[38]。

而在EVOLVE试验中，西那卡塞并未显著降低骨折风险[39]。这是因为研究期间有近2/3的患者停止了治疗。随后进行的滞后审查分析结果发现，骨折的RR为0.72（95%CI：0.58~0.90；P=0.003）。接受甲状旁腺切除术和肾移植等联合干预时的RR为0.71（95%CI：0.58~0.87；P=0.001）。此外，当考虑到所有临床骨折的风险时，多变量调整后的RR为0.83（95%CI：0.72~0.98；P=0.02）。综上所述，当考虑到停药、联合干预和累积性临床骨折的事件时，西那卡塞降低了17%~29%的临床骨折发生率[39]。这些数据表明西那卡塞可降低SHPT患者骨折的风险。

两份来自不同组的骨组织形态测量报告，描述了西那卡塞对患者骨组织学的改善效果令人满意[40-41]。在BONAFIDE（SHPT患者的骨活检研究）中，对PTH>300 pg/mL和活检证实为高转化骨病的透析患者（n=77）使用西那卡塞治疗，并在治疗6~12个月后进行第二次骨活检。骨形成和骨重吸收指数均得到改善。最令人印象深刻的是，骨组织学正常的患者数量从基线时的0增加到12个月的20人。

KDIGO指南建议，对CKD的G3a-G5D期伴CKD-MBD和/或骨质疏松风险因素患者进行骨密度（BMD）检测[42]。关于西那卡塞对CKD患者BMD的影响，证据非常少。一些可用数据显示，西那卡塞对股骨颈[43]和股骨近端[44]的BMD有积极影响。然而，其他研究表明，西那卡塞对腰椎的BMD没有影响[44]，或对股骨颈和腰椎骨的骨质流失有不利影响[45]，西那卡塞对BMD的影响及意义有待进一步研究。

五、西那卡塞与血管钙化

SHPT与血管钙化有关。尤其在血液透析患者中，其进展通常比普通人群更快，导致全因死亡率和心血管疾病病死率的风险增加[2]。

在一项单中心前瞻性队列研究（$n=23$）中，Nakayama等[46]通过计算治疗前后（治疗前12个月，治疗时，治疗后12个月、24个月和36个月）的主动脉钙化面积指数（aortic calcification area index，ACAI），评估了西那卡塞对腹主动脉钙化的影响。在观察期内，平均ACAI值没有下降（基线为21.4%，12个月时为23.9%，24个月时为23.7%，36个月时为24.3%）。Tsuruta等[47]比较了西那卡塞组（$n=8$）和对照组（$n=60$）的冠状动脉钙化情况，发现使用西那卡塞后冠状动脉钙化得分出现下降趋势（-0.094/年），而对照组则相反（+0.034/年），但结果没有统计学意义（$P=0.102$）。

ADVANCE研究[48]比较了360例患有SHPT的血液透析患者中血管和心脏瓣膜钙化进展情况。研究分为西那卡塞加低剂量维生素D组（$n=180$）和单用灵活剂量维生素D组（$n=180$）。主要终点是Agatston冠状动脉钙化（coronary artery calcification，CAC）总评分的变化（斑块密度：反映钙化病变内沉积的钙量）。两组间的Agatston CAC中位数增加百分比没有差异。同样，胸主动脉和二尖瓣的Agatston评分变化也无统计学意义。另一方面，主动脉瓣的分层中位治疗差异为-44.7%（95%CI：-85.8%~-6.1%；$P=0.014$）。

ADVANCE研究存在一些局限性。首先，许多西那卡塞组患者接受的维生素D剂量高于方案中规定的剂量。一项事后分析[49]比较了接受西那卡塞治疗患者的CAC进展情况，结果表明，该组的CAC和主动脉瓣钙化的增加百分比变化明显较慢。其他局限性包括开放标签和短期随访（12个月），导致不太可能检测到血管钙化的实质性变化。最后，观察到的钙化进展减少不能仅归因于西那卡塞，维生素D的效应也应考虑在内。

六、西那卡塞与心血管疾病和全因死亡率

磷、钙、PTH和FGF23水平升高与死亡和心血管疾病结局相关[50-52]。Cunningham等[38]在一项事后分析中，结合了4项3期随机对照试验的临床结果数据表明，使用西那卡塞可显著降低心血管住院风险（HR 0.61，95%CI：0.43~0.86），但未显著降低全因死亡率。另一项观察性研究囊括了19 186例接受静脉注射维生素D的血液透析患者[53]，发现西那卡塞与全因死亡率、心血管疾病病死率显著相关，在重度SHPT患者中有更显著的生存益处。Block等[50]描述了西那卡塞的显著生存益处。这些观察结果[54-55]促进了西那卡塞与心血管疾病病死率相关的RCT研究。EVOLVE[56]是一项随机对照试验，纳入3 883例中重度SHPT（PTH中位数为693 pg/mL）的血液透析患者，随机分到西那卡塞组

（n=1 948）或安慰剂组（n=1 935）。所有患者都接受包括磷酸盐黏合剂、维生素D等常规治疗。主要复合终点是死亡时间、心肌梗死、因不稳定型心绞痛住院、心力衰竭或外周血管事件。在未经调整的分析中，试验组有48.2%的患者达到了主要终点，安慰剂组有49.2%的患者达到了主要终点，试验组的RR为0.93（95%CI：0.85~1.02；P=0.11）。调整基线特征后，主要复合终点的RR为0.88（95%CI：0.79~0.97；P=0.008）。事实上，尽管进行了随机分组，但令人意想不到的是，两组之间的年龄差异仍有1年（试验组的平均年龄为55岁，安慰剂组为54岁）。由于年龄是死亡的最有力预测因素之一，所以这种差异可能影响了结果。

此外，由于停用西那卡塞（退出）和在安慰剂组中使用市售西那卡塞（退出），导致EVOLVE的统计效力大打折扣。一项预先指定的滞后审查分析发现，西那卡塞主要复合终点风险（RR为0.85；95%CI：0.76~0.95；P=0.003）和死亡风险（RR为0.83；95%CI：0.73~0.96；P=0.009）显著降低。

另一个预先指定的审查分析比较了年轻患者（<65岁）和老年患者（65岁）[57]。发现西那卡塞降低了老年患者的死亡风险和主要心血管事件的发生，但未降低年轻患者的死亡风险。

尽管EVOLVE试验的初步分析结果为阴性，但预先指定的审查分析显示死亡风险或心血管疾病风险显著降低，表明西那卡塞仍具有潜在益处。

Palmer等[58]发表了一项随机试验的荟萃分析（包括18项试验和7 446例患者），评估拟钙剂对CKD成人病死率和不良事件的影响，发现西那卡塞对全因死亡率几乎没有影响，RR为0.97（95%CI：0.89~1.05），对心血管疾病病死率影响不确切，RR为0.67（95%CI：0.16~2.87）。荟萃分析的结果应谨慎解释，因为超过一半的患者来自EVOLVE试验，包括初步分析结果以及上述讨论的潜在局限性。此外其他都是小型试验，并不是专门用于评估病死率或心血管事件等临床相关结局。

七、维拉卡肽——一种新型静脉拟钙剂

维拉卡肽是一种新型第二代拟钙剂，最近被批准用于治疗SHPT[13]。结构为CaSR的一种8氨基酸肽激动剂，通过共价二硫键与CaSR结合，导致CaSR变构活化，从而降低PTH和钙的内循环水平[59]。与西那卡塞相反，其作为CaSR的直接激动剂发挥作用，即使在无钙条件下也能轻微激活CaSR（表11-3）。当然，有钙条件下会使得下游信号更强。因此，维拉卡肽的作用主要是通过变构激活来介导的[60]。

维拉卡肽具有良好的药代动力学特性，其半衰期比西那卡塞更长，在ESRD患者中半衰期长达7天[61]。在前一个血液透析疗程结束时，通过静脉注射维拉卡肽，其血浆浓度从给药后24 h到下一个透析疗程保持相对恒定[13]。

表11-3　西那卡塞与维拉卡肽的比较(数值以百分比表示,除非另有说明)

	西那卡塞	维拉卡肽
类别	拟钙剂	拟钙剂
批准年份（欧洲）	2004 年	2016 年
作用机制	与钙敏感受体的跨膜片段相互作用，增强受体的信号传导，从而减少甲状旁腺激素的分泌	钙敏感受体的肽激动剂与受体相互作用并激活受体，从而减少甲状旁腺激素的分泌
给药方式	每日口服	在透析结束时进行静脉注射
半衰期	30~40 h	>7 天
排泄	肾脏（80%），粪便（15%）	肾脏
与 CYP 的相互作用	由 CYP3A4 代谢，且在较小程度上由 CYP1A2 代谢；抑制 CYP2D6（建议在开具潜在的相互作用药物时要谨慎）	无显著相互作用
每日给药剂量（起始剂量；最大剂量）	30 mg；180 mg	2.5 mg；15 mg（透析期）
疗效终点		
疗效评估期间平均血清甲状旁腺激素水平比基线下降 >30%	63.9	77.9
疗效评估期间平均血清甲状旁腺激素水平比基线下降 >50%	40	52（$P=0.001$）
不良反应		
恶心	22.6	18.3
腹泻	13.8	13.3
呕吐	10.3	6.2
头痛	7.0	6.5
高血压	6.7	6.2
低血压	2.9	6.8
肌肉痉挛	5.9	6.5
四肢疼痛	4.1	5.0
无症状性低钙血症	59.8	68.9
有症状性低钙血症	2.3	5.0

尽管临床经验有限，但实验数据显示，维拉卡肽不是肝细胞色素（hepatic cytochrome，CYP）酶的抑制剂、诱导剂或底物，也不是P-糖蛋白等常见人体转运蛋白的抑制剂或底物[62]。因此，维拉卡肽发生CYP或转运体介导药物相互作用的风险较低。

关于维拉卡肽的免疫原性风险也已有研究。虽然治疗前和治疗后血清中抗体都有检测到，但没有关于维拉卡肽临床暴露、疗效或安全性的结果报道[63]。

最近发表的测试维拉卡肽治疗SHPT的关键试验[64-65]是一项3期平行对照研究，共纳入1 023例中重度SHPT的血液透析患者。每次血液透析后静脉给予患者维拉卡肽（$n=503$）或安慰剂（$n=513$），持续26周。试验组较安慰剂组更容易达到主要疗效终点（基线甲状旁腺激素减少>30%），试验组为74.0%~75.3%，安慰剂组为8.3%~9.6%。此外，随机接受维拉卡肽治疗患者的PTH水平更容易达到300 pg/mL或更低（试验组为49.6%~53.3%，安慰剂组为4.6%~5.1%）。接受维拉卡肽治疗的患者FGF23降低更明显。维拉卡肽可降低骨特异性碱性磷酸酶和Ⅰ型胶原交联羧基末端肽。与安慰剂组相比，试验组患者更容易出现肌肉痉挛、恶心和呕吐。63.8%的患者出现低钙血症，但仅有7%的患者出现有症状性低钙血症。日本的一项安慰剂对照试验测试了维拉卡肽的疗效和安全性，也获得了类似的结果[66]。

一项随机、双盲、双模拟临床试验，通过纳入683例PTH高于500 pg/mL的血液透析患者，比较静脉注射维拉卡肽和口服安慰剂与口服西那卡塞和静脉注射安慰剂的疗效[65]。主要疗效终点是使用维拉卡肽治疗后平均PTH浓度比基线降低30%以上的非劣效性，次要终点包括生化终点（PTH降低>50%和>30%）和恶心或呕吐。维拉卡肽在降低PTH浓度方面不劣于西那卡塞，并且达到了优势性标准。维拉卡肽组PTH降低>30%的患者比例为68.2%，西那卡塞组为57.7%。PTH降低>50%的患者比例也存在显著差异。维拉卡肽组的低钙血症发生率更高（68.9% vs 59.8%），呕吐或恶心的平均天数没有显著差异。两组的总体安全性和耐受性相似。维拉卡肽组的心力衰竭发作次数较高，但总体心血管事件发生率很低，与EVOLVE试验中观察到的事件相似。

维拉卡肽较西那卡塞能够显著降低FGF23水平。如前所述，FGF23在CKD患者中升高，并与左心室肥厚和心力衰竭等不良结局相关。同样在EVOLVE试验[32]中，FGF23水平降低30%与主要复合终点、心力衰竭和死亡显著降低相关。这一发现提出了FGF23能显著改善心血管预后的可能性。

需要强调的，试验结果中有一些临床方面需要重点考虑。在降低ESRD患者的PTH和FGF23浓度方面，维拉卡肽优于西那卡塞，但也会导致更频繁的低钙血症发生。研究表明，当PTH最高时，这种低钙效应可能更为明显。事实上，在多个国家的安慰剂对照试验中，维拉卡肽的降钙作用在治疗早期就很明显，并在第10~12周血钙水平达到最低点。尽管越来越多的患者使用含钙偶联剂、活性维生素D类似物以及增加透析液钙离子来升高血钙，但仍能观察到该药物的降钙作用。这一观察结果可能引起人们对钙平衡的关注。在血液透析疗程结束时静脉给予维拉卡肽，可以提高患者的药物依从性，减轻口服药物负担。而与预期不同的是，尽管静脉给药，与维拉卡肽相关的胃肠道症状似乎并没有减少，恶心和呕吐反应似乎是一种全身效应而非局部胃肠道反应。

最后，维拉卡肽较长的半衰期可能使PTH、钙、磷酸盐等生化指标的控制更加稳定，从而有效改善骨转化和代谢，减少血管钙化，最终改善患者的心血管疾病相关预后。但这种重要的效应仍有待考证。

八、维拉卡肽需要解决的问题和来自临床试验之外的（部分）证据

目前公布的维拉卡肽真实世界数据还比较少。仍有一些问题有待解决，以及一些新数据有待强调。

（一）维拉卡肽与甲状旁腺体积消退

Yoshimura等[67]报道了1例SHPT患者在接受活性维生素D和钙治疗后甲状旁腺体积明显减少的病例。患者停用西那卡塞改用维拉卡肽治疗，9个月后甲状旁腺总体积从1 549 mm³减少到82.6 mm³。虽然这只是一份轶事报告，但它给人们带来了希望，即维拉卡肽可以缩小甲状旁腺的大小，即使是对西那卡塞没有反应的患者。然而，维拉卡肽是否可诱导增生性甲状旁腺细胞凋亡尚不清楚。

（二）维拉卡肽与胃肠道不良反应

令人失望的结果莫过于尽管维拉卡肽通过静脉给药，但是不良反应并未得到改善。在治疗的前8周，随机接受西那卡塞和维拉卡肽的患者调整后的呕吐或恶心的周平均天数无显著差异[65]。341例接受西那卡塞治疗的患者中，恶心77例（22.6%），呕吐47例（13.8%）。在338例接受维拉卡肽治疗的患者中，恶心62例（18.3%），呕吐45例（13.3%）。两者的总体安全性和耐受性相似。

根据个人的临床经验，维拉卡肽的恶心和呕吐反应似乎少于西那卡塞。未来，更多的临床证据将证实或反驳这一临床现象。同时，Mima等[68]报道了9例血液透析患者，平均甲状旁腺激素基线水平为（626±326）pg/mL，观察时间为（4.4±1.0）个月[68]。透析期维拉卡肽的平均剂量为（6.1±2.2）mg。治疗后血清PTH水平降为（258±207）pg/mL。在这个小型研究中，观察期间内没有报道不良事件，如恶心、呕吐、低血压、头痛、肌肉痉挛、贫血或异常12导联心电图。

（三）维拉卡肽在糖尿病血液透析患者中的应用及关注

有学者认为，在获得更多的临床经验之前，临床医生应谨慎地使用这种新的拟钙剂治疗糖尿病血液透析的SHPT患者[69]。由于理论上的可能性，维拉卡肽血浆结合蛋白可能与口服降糖药和胰岛素竞争，增加低血糖或低钙血症的风

险。此外，低钙血症可能使既往存在的心力衰竭出现失代偿，导致低血压相关的心脏事件的发生，如心肌缺血。胰岛素相关低血糖和血液透析可延长QT间期和低钙血症。因此，糖尿病患者应严格监测低钙血症及其相关影响。

九、拟钙剂治疗血液透析患者的低钙血症

2009年KDIGO指南建议CKD 3~5D期患者应将血清钙维持在正常范围[2]。修订后的2017年KDIGO指南指出，对于CKD G3a~G5D期成人患者，建议避免出现高钙血症。有新的证据表明，CKD患者的高钙水平与病死率增加有关，因此治疗高钙血症的建议是合理的[42]。但两个相关论点使得之前纠正低钙血症的建议存在疑问。首先，对一些成年人来说，正钙平衡存在潜在危害，尤其需要强调的是，血清钙水平并不能反映钙平衡[70-71]。其次，使用西那卡塞后，低钙血症的发生率大大增加[9,72]。最重要的是，在EVOLVE试验的西那卡塞组中，持续的低血清钙水平与阴性特征无关[56]。因此，拟钙剂治疗患者低钙血症的临床意义尚不明确，但其危害可能较小。

Floege等[73]旨在通过对EVOLVE的事后分析来研究低钙血症的预测因素、发病率和治疗结局。在首次服用西那卡塞后的16周内，58.3%的患者至少出现一次低钙血症，而安慰剂治疗的患者中只有14.9%出现低钙血症。与安慰剂组的4.4%相比，西那卡塞组严重低钙血症（定义为总血清钙<7.5 mg/dL）发生率为18.4%。在大多数患者中，低钙血症是无症状的，并在14天内自行消失，无需调整治疗。有趣的是，低钙血症发作后PTH没有增加。

总之，我们同意KDIGO的建议，纠正所有患者的低钙血症并无必要，但仍应解决严重或有症状的低钙血症。严重或有症状的低钙血症可导致不良后果，如骨病、甲状旁腺功能亢进症和QT间期延长。

十、依伏卡塞——一种新型可替代口服拟钙剂

依伏卡塞是一种新合成的口服拟钙剂[74]。在肾衰竭大鼠模型中，依伏卡塞和西那卡塞能够抑制PTH的分泌。但西那卡塞会显著延迟胃排空，而依伏卡塞没有。在普通绒猴身上，依伏卡塞较西那卡塞出现的呕吐反应更少。

最近，一项日本的3期随机双盲双模拟试验，通过研究血液透析的SHPT患者，对依伏卡塞与西那卡塞的疗效和安全性进行了头对头比较[14]。主要疗效终点是在平均甲状旁腺激素水平为60~240 pg/mL的患者中，依伏卡塞与西那卡塞的甲状旁腺激素水平无劣效性。在依伏卡塞组，72.7%的患者达到了PTH目标，而西那卡塞组76.7%的患者达到了PTH目标（组间差异：-4%，95%CI：-11.4%~3.5%，无劣效性）。胃肠道相关不良反应在依伏卡塞患者中为18.6%，西那卡塞患者中为32.8%（组间差异：-14.2%，95%CI：-20.9%~7.5%，优势显

著）。其他终点：血清钙，血清磷酸盐和FGF23均随着时间下降，两组效应相似。

在其他不同基线及PTH目标水平的人群中，有待进一步研究证明这种新药物的有效性和安全性。我们认为，依伏卡塞在血液透析、腹膜透析患者，以及其他临床情况下，如SHPT和甲状旁腺癌等，可能成为西那卡塞的一种有效替代治疗方案。

十一、结论

总之，SHPT与骨转化增加、骨折风险、血管钙化、心血管和全因死亡率相关。西那卡塞是第一种获准用于临床的拟钙剂，可有效降低慢性肾脏病患者的PTH，改善矿物质和骨代谢异常。但对主要结局指标的影响仍有待证明。

新的二代拟钙剂维拉卡肽在降低ESRD患者的PTH和FGF23浓度方面优于西那卡塞。但低钙血症的发生率更高，治疗初始阶段更为明显。静脉注射的方式可提高患者治疗依从性并减轻口服药物负担，但胃肠道症状未减少。

我们认为，维拉卡肽在治疗SHPT方面取得了重大进展，能更好地控制PTH和FGF23，提高了患者治疗依从性。但生化指标控制的改善是否会转化为临床结局的改善，如骨折率、心血管疾病发病率和病死率，仍有待前瞻性随机试验查明。

依伏卡塞是治疗SHPT的新型拟钙剂。从日本透析患者的应用情况来看，该药的耐受性优于西那卡塞。

声明

Luciano Pereira获得了来自Amgen.公司的演讲酬金和旅行津贴。João Frazão从Amgen公司获得咨询、演讲和旅行酬金。

参考文献

[1]　Jha V，Garcia-Garcia G，Iseki K，et al. Chronic kidney disease: global dimension and perspectives[J]. Lancet，2013，382(9888)：260-272.

[2]　Kidney Disease: Improving Global Outcomes (KDIGO) CKD-MBD Work Group. KDIGO clinical practice guideline for the diagnosis, evaluation, prevention, and treatment of Chronic Kidney Disease-Mineral and Bone Disorder (CKD-MBD)[J]. Kidney Int Suppl，2009，76(Suppl 113)：S1-S2.

[3]　Diniz H，Frazão J M. The role of fibroblast growth factor 23 in chronic kidney disease-mineral and bone disorder[J]. Nefrologia，2013，33(6)：835-844.

[4]　Kalantar-Zadeh K，Kuwae N，Regidor D L，et al. Survival predictability of time-varying indicators of bone disease in maintenance hemodialysis patients[J]. Kidney Int，2006，70(4)：

771-780.

[5] Tentori F, Wang M, Bieber B A, et al. Recent changes in therapeutic approaches and association with outcomes among patients with secondary hyperparathyroidism on chronic hemodialysis: the DOPPS study[J]. Clin J Am Soc Nephrol, 2015, 10(1): 98-109.

[6] Danese M D, Belozeroff V, Smirnakis K, et al. Consistent control of mineral and bone disorder in incident hemodialysis patients[J]. Clin J Am Soc Nephrol, 2008, 3(5): 1423-1429.

[7] Rodríguez M, Goodman W G, Liakopoulos V, et al. The Use of Calcimimetics for the Treatment of Secondary Hyperparathyroidism: A 10 Year Evidence Review[J]. Semin Dial, 2015, 28(5): 497-507.

[8] Harrington P E, Fotsch C. Calcium sensing receptor activators: calcimimetics[J]. Curr Med Chem, 2007, 14(28): 3027-3034.

[9] St Peter W L, Li Q, Liu J, et al. Cinacalcet use patterns and effect on laboratory values and other medications in a large dialysis organization, 2004 through 2006[J]. Clin J Am Soc Nephrol, 2009, 4(2): 354-360.

[10] Frazão J, Rodriguez M. Secondary hyperparathyroidism disease stabilization following calcimimetic therapy[J]. NDT Plus, 2008, 1(Suppl 1): i12-i17.

[11] Lindberg J S, Culleton B, Wong G, et al. Cinacalcet HCl, an oral calcimimetic agent for the treatment of secondary hyperparathyroidism in hemodialysis and peritoneal dialysis: a randomized, double-blind, multicenter study[J]. J Am Soc Nephrol, 2005, 16(3): 800-807.

[12] Block G A, Martin K J, De Francisco A L M, et al. Cinacalcet for secondary hyperparathyroidism in patients receiving hemodialysis[J]. N Engl J Med, 2004, 350(15): 1516-1525.

[13] Blair H A. Etelcalcetide: First Global Approval[J]. Drugs, 2016, 76(18): 1787-1792.

[14] Fukagawa M, Shimazaki R, Akizawa T, et al. Head-to-head comparison of the new calcimimetic agent evocalcet with cinacalcet in Japanese hemodialysis patients with secondary hyperparathyroidism[J]. Kidney Int, 2018, 94(4): 818-825.

[15] Goodman W G, Hladik G A, Turner S A, et al. The Calcimimetic agent AMG 073 lowers plasma parathyroid hormone levels in hemodialysis patients with secondary hyperparathyroidism[J]. J Am Soc Nephrol, 2002, 13(4): 1017-1024.

[16] Moe S M, Chertow G M, Coburn J W, et al. Achieving NKF-K/DOQI bone metabolism and disease treatment goals with cinacalcet HCl[J]. Kidney Int, 2005, 67(2): 760-771.

[17] Strippoli G F, Palmer S, Tong A, et al. Meta-analysis of biochemical and patient-level effects of calcimimetic therapy[J]. Am J Kidney Dis, 2006, 47(5): 715-726.

[18] Stubbs J R, Wetmore J B. Does it Matter How Parathyroid Hormone Levels are Suppressed in Secondary Hyperparathyroidism?[J]. Semin Dial, 2011, 24(3): 298-306.

[19] Komaba H, Nakanishi S, Fujimori A, et al. Cinacalcet effectively reduces parathyroid hormone secretion and gland volume regardless of pretreatment gland size in patients with secondary hyperparathyroidism[J]. Clin J Am Soc Nephrol, 2010, 5(12): 2305-2314.

[20] Meola M, Petrucci I, Barsotti G. Long-term treatment with cinacalcet and conventional therapy reduces parathyroid hyperplasia in severe secondary hyperparathyroidism[J]. Nephrol Dial Transplant, 2009, 24(3): 982-989.

[21] Olgaard K, Salusky I B, Sliver J. The spectrum of mineral and bone disorders in chronic kidney

disease[M].Oxford：Oxford University Press，2010.

[22]　Isakova T，Xie H，Yang W，et al. Fibroblast growth factor 23 and risks of mortality and end-stage renal disease in patients with chronic kidney disease[J].JAMA，2011，305(23)：2432-2439.

[23]　Fliser D，Kollerits B，Neyer U，et al. Fibroblast growth factor 23 (FGF23) predicts progression of chronic kidney disease: the Mild to Moderate Kidney Disease (MMKD) Study[J]. J Am Soc Nephrol，2007，18(9)：2600-2608.

[24]　Nasrallah M M，El-Shehaby A R，Salem M M，et al. Fibroblast growth factor-23 (FGF-23) is independently correlated to aortic calcification in haemodialysis patients[J]. Nephrol Dial Transplant，2010，25(8)：2679-2685.

[25]　Gutiérrez O M，Januzzi J L，Isakova T，et al. Fibroblast growth factor 23 and left ventricular hypertrophy in chronic kidney disease[J]. Circulation，2009，119(19)：2545-2552.

[26]　Seiler S，Reichart B，Roth D，et al. FGF-23 and future cardiovascular events in patients with chronic kidney disease before initiation of dialysis treatment[J]. Nephrol Dial Transplant，2010，25(12)：3983-3989.

[27]　Nakano C，Hamano T，Fujii N，et al. Intact fibroblast growth factor 23 levels predict incident cardiovascular event before but not after the start of dialysis[J]. Bone，2012，50(6)：1266-1274.

[28]　Kim H J，Kim H，Shin N，et al. Cinacalcet lowering of serum fibroblast growth factor-23 concentration may be independent from serum Ca, P, PTH and dose of active vitamin D in peritoneal dialysis patients: a randomized controlled study[J]. BMC Nephrol，2013，14：112.

[29]　Fishbane S，Shapiro W B，Corry D B，et al. Cinacalcet HCl and concurrent low-dose vitamin D improves treatment of secondary hyperparathyroidism in dialysis patients compared with vitamin D alone: the ACHIEVE study results[J]. Clin J Am Soc Nephrol，2008，3(6)：1718-1725.

[30]　Wetmore J B，Liu S，Krebill R，et al. Effects of cinacalcet and concurrent low-dose vitamin D on FGF23 levels in ESRD[J]. Clin J Am Soc Nephrol，2010，5(1)：110-116.

[31]　Kuczera P，Adamczak M，Wiecek A. Cinacalcet treatment decreases plasma fibroblast growth factor 23 concentration in haemodialysed patients with chronic kidney disease and secondary hyperparathyroidism[J]. Clin Endocrinol (Oxf)，2014，80(4)：607-612.

[32]　Moe S M，Chertow G M，Parfrey P S，et al. Cinacalcet, Fibroblast Growth Factor-23, and Cardiovascular Disease in Hemodialysis: The Evaluation of Cinacalcet HCl Therapy to Lower Cardiovascular Events (EVOLVE) Trial[J]. Circulation，2015，132(1)：27-39.

[33]　Nickolas T L，McMahon D J，Shane E. Relationship between moderate to severe kidney disease and hip fracture in the United States[J]. J Am Soc Nephrol，2006，17(11)：3223-3232.

[34]　Kaji H，Suzuki M，Yano S，et al. Risk factors for hip fracture in hemodialysis patients[J]. Am J Nephrol，2002，22(4)：325-331.

[35]　Tentori F，McCullough K，Kilpatrick R D，et al. High rates of death and hospitalization follow bone fracture among hemodialysis patients[J]. Kidney Int，2014，85(1)：166-173.

[36]　Malluche H H，Porter D S，Monier-Faugere M C，et al. Differences in bone quality in low- and high-turnover renal osteodystrophy[J]. J Am Soc Nephrol，2012，23(3)：525-532.

[37]　Iimori S，Mori Y，Akita W，et al. Diagnostic usefulness of bone mineral density and biochemical markers of bone turnover in predicting fracture in CKD stage 5D patients--a single-center cohort study[J]. Nephrol Dial Transplant，2012，27(1)：345-351.

［38］ Cunningham J，Danese M，Olson K，et al. Effects of the calcimimetic cinacalcet HCl on cardiovascular disease, fracture, and health-related quality of life in secondary hyperparathyroidism［J］. Kidney Int，2005，68(4)：1793-1800.

［39］ Moe S M，Abdalla S，Chertow G M，et al. Effects of Cinacalcet on Fracture Events in Patients Receiving Hemodialysis: The EVOLVE Trial［J］. J Am Soc Nephrol，2015，26(6)：1466-1475.

［40］ Malluche H H，Monier-Faugere M C，Wang G，et al. An assessment of cinacalcet HCl effects on bone histology in dialysis patients with secondary hyperparathyroidism［J］. Clin Nephrol，2008，69(4)：269-278.

［41］ Behets G J，Spasovski G，Sterling L R，et al. Bone histomorphometry before and after long-term treatment with cinacalcet in dialysis patients with secondary hyperparathyroidism［J］. Kidney Int，2015，87(4)：846-856.

［42］ Ketteler M，Block G A，Evenepoel P，et al. Executive summary of the 2017 KDIGO Chronic Kidney Disease-Mineral and Bone Disorder (CKD-MBD) Guideline Update: what's changed and why it matters［J］. Kidney Int，2017，92(1)：26-36.

［43］ Tsuruta Y，Okano K，Kikuchi K，et al. Effects of cinacalcet on bone mineral density and bone markers in hemodialysis patients with secondary hyperparathyroidism［J］. Clin Exp Nephrol，2013，17(1)：120-126.

［44］ Lien YH，Silva AL，Whittman D. Effects of cinacalcet on bone mineral density in patients with secondary hyperparathyroidism［J］. Nephrol Dial Transplant，2005，20(6)：1232-1237.

［45］ Mitsopoulos E，Ginikopoulou E，Economidou D，et al. Impact of long-term cinacalcet, ibandronate or teriparatide therapy on bone mineral density of hemodialysis patients: a pilot study［J］. Am J Nephrol，2012，36(3)：238-244.

［46］ Nakayama K，Nakao K，Takatori Y，et al. Long-term effect of cinacalcet hydrochloride on abdominal aortic calcification in patients on hemodialysis with secondary hyperparathyroidism［J］. Int J Nephrol Renovasc Dis，2013，7：25-33.

［47］ Tsuruta Y，Ohbayashi T，Fujii M，et al. Change in coronary artery calcification score due to cinacalcet hydrochloride administration［J］. Ther Apher Dial，2008，12 (Suppl 1)：S34-S37.

［48］ Raggi P，Chertow G M，Torres P U，et al. The ADVANCE study: a randomized study to evaluate the effects of cinacalcet plus low-dose vitamin D on vascular calcification in patients on hemodialysis［J］. Nephrol Dial Transplant，2011，26(4)：1327-1339.

［49］ Ureña-Torres P A，Floege J，Hawley C M，et al. Protocol adherence and the progression of cardiovascular calcification in the ADVANCE study［J］. Nephrol Dial Transplant，2013，28(1)：146-152.

［50］ Block G A，Klassen P S，Lazarus J M，et al. Mineral metabolism, mortality, and morbidity in maintenance hemodialysis［J］. J Am Soc Nephrol，2004，15(8)：2208-2218.

［51］ Floege J，Kim J，Ireland E，et al. Serum iPTH, calcium and phosphate, and the risk of mortality in a European haemodialysis population［J］. Nephrol Dial Transplant，2011，26(6)：1948-1955.

［52］ Gutiérrez O M，Mannstadt M，Isakova T，et al. Fibroblast growth factor 23 and mortality among patients undergoing hemodialysis［J］. N Engl J Med，2008，359(6)：584-592.

［53］ Block G A，Zaun D，Smits G，et al. Cinacalcet hydrochloride treatment significantly improves all-cause and cardiovascular survival in a large cohort of hemodialysis patients［J］. Kidney Int，

2010,78(6): 578-589.

[54]　Akizawa T, Kurita N, Mizobuchi M, et al. PTH-dependence of the effectiveness of cinacalcet in hemodialysis patients with secondary hyperparathyroidism[J]. Sci Rep, 2016, 6: 19612.

[55]　Gillespie I A, Floege J, Gioni I, et al. Propensity score matching and persistence correction to reduce bias in comparative effectiveness: the effect of cinacalcet use on all-cause mortality[J]. Pharmacoepidemiol Drug Saf, 2015, 24(7): 738-747.

[56]　EVOLVE Trial Investigators, Chertow G M, Block G A, et al. Effect of cinacalcet on cardiovascular disease in patients undergoing dialysis[J]. N Engl J Med, 2012, 367(26): 2482-2494.

[57]　Parfrey P S, Drüeke T B, Block G A, et al. The Effects of Cinacalcet in Older and Younger Patients on Hemodialysis: The Evaluation of Cinacalcet HCl Therapy to Lower Cardiovascular Events (EVOLVE) Trial[J]. Clin J Am Soc Nephrol, 2015, 10(5): 791-799.

[58]　Palmer S C, Nistor I, Craig J C, et al. Cinacalcet in patients with chronic kidney disease: a cumulative meta-analysis of randomized controlled trials[J]. PLoS Med, 2013, 10(4): e1001436.

[59]　Alexander S T, Hunter T, Walter S, et al. Critical Cysteine Residues in Both the Calcium-Sensing Receptor and the Allosteric Activator AMG 416 Underlie the Mechanism of Action[J]. Mol Pharmacol, 2015, 88(5): 853-865.

[60]　Walter S, Baruch A, Dong J, et al. Pharmacology of AMG 416 (Velcalcetide), a novel peptide agonist of the calcium-sensing receptor, for the treatment of secondary hyperparathyroidism in hemodialysis patients[J]. J Pharmacol Exp Ther, 2013, 346(2): 229-240.

[61]　Chen P, Melhem M, Xiao J, et al. Population pharmacokinetics analysis of AMG 416, an allosteric activator of the calcium-sensing receptor, in subjects with secondary hyperparathyroidism receiving hemodialysis[J]. J Clin Pharmacol, 2015, 55(6): 620-628.

[62]　Subramanian R, Zhu X, Kerr S J, et al. Nonclinical Pharmacokinetics, Disposition, and Drug-Drug Interaction Potential of a Novel d-Amino Acid Peptide Agonist of the Calcium-Sensing Receptor AMG 416 (Etelcalcetide)[J]. Drug Metab Dispos, 2016, 44(8): 1319-1331.

[63]　Kroenke M A, Weeraratne D K, Deng H, et al. Clinical immunogenicity of the d-amino acid peptide therapeutic etelcalcetide: Method development challenges and anti-drug antibody clinical impact assessments[J]. J Immunol Methods, 2017, 445: 37-44.

[64]　Block G A, Bushinsky D A, Cunningham J, et al. Effect of Etelcalcetide vs Placebo on Serum Parathyroid Hormone in Patients Receiving Hemodialysis With Secondary Hyperparathyroidism: Two Randomized Clinical Trials[J]. JAMA, 2017, 317(2): 146-155.

[65]　Block G A, Bushinsky D A, Cheng S, et al. Effect of Etelcalcetide vs Cinacalcet on Serum Parathyroid Hormone in Patients Receiving Hemodialysis With Secondary Hyperparathyroidism: A Randomized Clinical Trial[J]. JAMA, 2017, 317(2): 156-164.

[66]　Fukagawa M, Yokoyama K, Shigematsu T, et al. A phase 3, multicentre, randomized, double-blind, placebo-controlled, parallel-group study to evaluate the efficacy and safety of etelcalcetide (ONO-5163/AMG 416), a novel intravenous calcimimetic, for secondary hyperparathyroidism in Japanese haemodialysis patients[J]. Nephrol Dial Transplant, 2017, 32(10): 1723-1730.

[67]　Yoshimura K, Funakoshi Y, Terawaki H. Dramatic Regression of Parathyroid Gland Swelling

After Conversion of Calcimimetic Medication From Cinacalcet to Etelcalcetide[J]. Ther Apher Dial, 2018, 22(5): 553-554.

[68] Mima A, Tansho K, Nagahara D, et al. Treatment of secondary hyperparathyroidism in patients on hemodialysis using a novel synthetic peptide calcimimetic, etelcalcetide: a short-term clinical study[J]. J Int Med Res, 2018, 46(11): 4578-4585.

[69] Ye J, Deng G, Gao F. Theoretical overview of clinical and pharmacological aspects of the use of etelcalcetide in diabetic patients undergoing hemodialysis[J]. Drug Des Devel Ther, 2018, 12: 901-909.

[70] Raggi P, Bommer J, Chertow G M. Valvular calcification in hemodialysis patients randomized to calcium-based phosphorus binders or sevelamer[J]. J Heart Valve Dis, 2004, 13(1): 134-141.

[71] Spiegel D M, Brady K. Calcium balance in normal individuals and in patients with chronic kidney disease on low- and high-calcium diets[J]. Kidney Int, 2012, 81(11): 1116-1122.

[72] Chonchol M, Locatelli F, Abboud H E, et al. A randomized, double-blind, placebo-controlled study to assess the efficacy and safety of cinacalcet HCl in participants with CKD not receiving dialysis[J]. Am J Kidney Dis, 2009, 53(2): 197-207.

[73] Floege J, Tsirtsonis K, Iles J, et al. Incidence, predictors and therapeutic consequences of hypocalcemia in patients treated with cinacalcet in the EVOLVE trial[J]. Kidney Int, 2018, 93(6): 1475-1482.

[74] Kawata T, Tokunaga S, Murai M, et al. A novel calcimimetic agent, evocalcet (MT-4580/KHK7580), suppresses the parathyroid cell function with little effect on the gastrointestinal tract or CYP isozymes in vivo and in vitro[J]. PLoS One, 2018, 13(4): e0195316.

译者：倪烨钦，西湖大学医学院附属杭州市第一人民医院
审校：夏发达，中南大学湘雅医院

第十二章　甲状旁腺切除术在慢性肾脏病中的应用

Sandro Mazzaferro, Silverio Rotondi, Martia Pasquali, Angelo Mazzarella, Lida Tartaglione

一、CKD-MBD的定义和发病机制

伴有终末期慢性肾衰竭（chronic renal failure，CRF）的慢性肾脏病（CKD）与内环境矿物质代谢稳态的紊乱密切相关，其特征不仅包括血清中钙和磷酸盐水平的改变，还包括新旧激素水平的改变，现已被认为与较差的临床预后密切相关[1]。与内环境稳态和不良反应特别相关的激素包括：甲状旁腺激素（PTH）、1,25（OH）$_2$D$_3$，以及最近被发现的成纤维细胞生长因子23（FGF23）和其重要的共受体，如Klotho。PTH和维生素D是两种传统的矿物质代谢激素。长期以来，它们被认为在CKD继发性甲状旁腺功能亢进症（SHPT）发病机制中扮演着重要的角色[2]。在肾病患者中，血清磷酸盐的增加降低了循环中钙的水平，从而促进PTH的合成和分泌，导致甲状旁腺细胞肥大，长期作用以致甲状旁腺增生的发生。这种PTH分泌的二次增加是为了通过增加肾脏对磷酸盐的排泄和钙的重吸收来恢复生理上钙-磷酸盐稳态。然而，随后的观察表明，在CKD的早期阶段，血清钙离子仍处在正常水平，但血清磷酸盐水平可能会降低，这对该假设提出了挑战。由于早期低磷酸盐血症阶段与活性维生素D代谢物水平降低有关（可能因为受损的肾小管细胞1α-羟化酶活性受损导致），低钙血症可被视为继发于维生素D的缺乏。此外，钙和维生素D受体（CaSR和VDR）的发现及其在尿毒症患者组织中表达水平降低的证据为揭示新的SHPT发病机制提供了可能：尿毒症组织对PTH的抵抗以及钙-PTH反应曲线中钙调定点的左移[3]。然而，即使是这些发现仍然不能解释SHPT多变

的生化特征和临床表现的复杂性。最近，FGF23和Klotho的发现证实了新的致病假说。FGF23是SHPT发病机制的新参与者[4]，它是由成骨细胞产生的磷酸蛋白，通过增加磷尿、抑制肾1α-羟化酶和维生素D激活来调节磷酸盐和维生素D的平衡。Klotho是FGF23的共受体，主要在肾脏中产生，对FGF23的肾脏选择性作用至关重要。因此，早期受损的肾脏通过刺激骨合成FGF23来减少Klotho的合成以克服这种"肾抵抗"的机制是有可能的（图12-1A）。FGF23的增加可以解释高磷酸盐尿和低活性维生素D的合成。有趣的是，FGF23和Klotho也被认为具有肾外和骨外的效应，这可能与SHPT的全身临床表现相关[5]。事实上，FGF23能够直接影响心肌，导致心肌肥厚，并具有促进炎症和免疫抑制作用，能够促进全身炎症反应[6]。对于Klotho，其循环可溶性部分（sKlotho）被认为是减缓衰老自然现象以及骨质疏松症和血管钙化有关的直接原因（独立于FGF23）[7]。事实上，无Klotho的动物被认为是一种加速衰老的实验模型。可以想象，在早期肾衰竭患者以及非肾衰竭患者中，饮食磷酸盐过量，无论血清磷酸盐水平是否增加，都可能刺激FGF23骨合成（可能通过骨细胞中的磷酸盐受体），并最终改变磷酸盐和维生素D的血清水平。随后，PTH将会可预见地增加。值得注意的是，PTH和FGF23对维生素D合成有着相反的作用，因为PTH能够刺激维生素D在肾脏羟基化，而FGF23能够抑制维生素D在肾脏羟基化。维生素D治疗通常用于肾病患者，以抑制甲状旁腺激素的分泌过多，进一步刺激FGF23合成，从而导致典型的伴高水平FGF23的显著肾功能不全。事实上，成骨细胞和骨细胞产生的FGF23随着肾功能的降低而逐渐增加，这可能是由于残留的单个肾单位所面临的磷酸盐负荷超过阈值（它应该有一个磷酸盐负荷阈值），从而导致肾小管损伤而产生的。血清高水平的FGF23、磷酸盐和PTH，以及血清低水平的Klotho、维生素D和钙，通常发生在肾功能不全中，这些都与发病率和病死率的增加有关。总的来说，近年来CKD中二价离子稳态的复杂性明显增加。现在，SHPT不仅包括二价离子和相关激素的生化改变，还包括肾性骨病的不同临床表现（高转化、低转化或骨软化），以及相关的血管和异位钙化加速。这种综合效应带来的系统性负面影响，被认为至少在一定程度上增加了这些患者的病因和心血管风险。可以想象的是，SHPT代表了一种真正存在的临床综合征，称为CKD-MBD[8]。此外，CKD-MBD可以被视为一种加速衰老的模型，有助于发现新的病理机制和治疗普通人群[9]。从概念上讲，在正常受试者或肾病患者中，当调节二价离子并维持血清钙和磷酸盐水平在狭窄范围内的激素机制长期和/或过度激活时，其就会出现适应性不良，并导致继发性器官损伤[1]。

二、甲状旁腺在CRF中的改变

正如在CRF中观察到的，当存在长期PTH合成和分泌的慢性刺激时，我们发现甲状旁腺的组织学改变以最初的单纯增生为特征，随着腺体中细胞体积和数量的增加，逐渐转变为多克隆增生（图12-1B）。这种形态学改变显然涉及所有甲状旁腺腺体（原位和异位）。我们可以考虑4种不同类型的甲状旁腺增生[10]：弥漫性增生腺体、弥漫性增生腺体早期结节、结节性增生腺体和单个结节性腺体。这些病理方面的特征是嗜酸性细胞的数量逐渐增加，这些细胞数量在甲状旁腺细胞中逐渐占主导地位。这样，随着单个甲状旁腺细胞克隆的出现，甲状腺形成弥漫性结节，这些细胞合成和分泌PTH的数量不受血清钙水平的影响。更重要的是，随着增生的发展，CaSR和VDR的表达会减少，这解释了甲状旁腺细胞为何对血清钙和维生素D的循环水平变得反应迟钝或完全没有反应。目前，弥漫性增生的组织学类型被认为对治疗敏感（钙补充剂和维生素D提高血清钙水平，和/或维生素D和拟钙剂以刺激VDR和CaSR），而在结节性病变中则不是，其典型特征是在三发性甲状旁腺功能亢进的临床环境中出现明显的高钙血症，并伴随PTH水平的持续升高[11]。总之，SHPT逐步进展，并且逐渐变得对可用的医疗方法反应迟钝或无反应。令人遗憾的是，持续升高的PTH水平（比正常值上限高10~100倍）会严重损害骨骼，导致高转化性纤维性骨炎病变，引起疼痛、骨折和畸形，严重影响患者的生活质量和预期寿命。此外，甲状旁腺功能亢进症，尤其是伴随着高水平的血清钙和磷酸盐时，会促进血管和异位钙化发生，这与肾病患者的心血管负担增加有关。总的来说，严重的SHPT是一种危险的、具有致残等不良反应的临床状态（图12-1C），需要及时治疗。如果药物治疗无效，则需要进行甲状旁腺手术治疗。

三、甲状旁腺切除术（PTx）的适应证、比例及类型

KDIGO指南推荐在患者出现严重和/或持续进展的SHPT并且对内科治疗无反应时，应进行甲状旁腺手术治疗[12]。尽管目前相关药物层出不穷，但仍然存在一部分患者对药物反应不佳，对于这类患者，PTx似乎是不可避免的。在透析患者中，随着肾脏替代治疗的时间增加，需要PTx的概率也随之增加。据报道，大约有15%的患者在血液透析10年后需要手术治疗，大约有28%的患者在血液透析20年后需要手术治疗[13]。值得注意的是，PTx的手术指征在不同的时期显示出了不同的趋势。如在2005年Foley等[14]记录了甲状旁腺手术率出现了明显的下降（1992年为11.6‰，1998年为6.8‰），这可能与骨化三醇静脉试剂开始在临床实践中推广或者全段甲状旁腺激素的广泛应用（检验结果更少地被非活性甲状旁腺激素片段所影响）存在一致。有趣的是，在同一个研究中观察到，1998—2002年甲状旁腺手术率出现了增长，这可能与积极以及更长时间的药物治疗所导致的对血清PTH水平、血钙、血磷以及低转化骨病的风险和异位钙化关注度增加有关。此外，随着KDOQI指南的发布，其中关于钙、磷、PTH的特定参考范围[15]可能会引导相对温和的药物治疗，这些都导

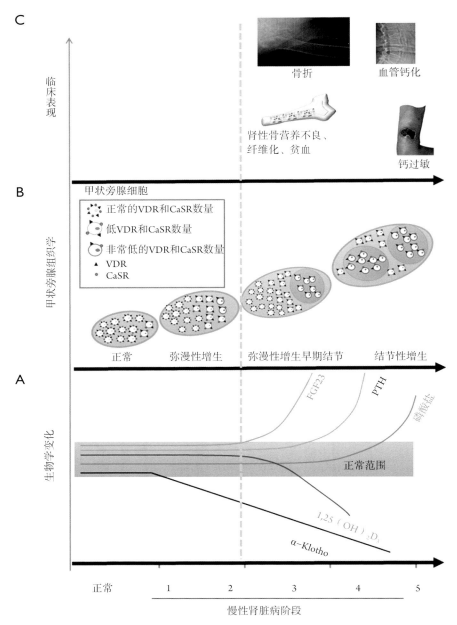

VDR，维生素D受体；CaSR，钙敏感受体；FGF23，成纤维细胞生长因子23；PTH，甲状旁腺激素；1,25（OH）$_2$D$_3$，1,25-二羟基维生素D$_3$；CRF，慢性肾衰竭；CKD，慢性肾脏病。

图12-1　继发性甲状旁腺功能亢进的演变从矿物质代谢的生物学变化（A），到甲状旁腺细胞的组织学改变（B），再到临床表现（C）

致了PTx的增加。继KDOQI后，KDIGO指南也进行了更新，将血清PTH水平从150~300 pg/mL的参考范围更改为正常值上限的2~9倍[16]。Tentori等[17]的研究对这一变化的影响，以及SHPT管理中存在的显著地域性差异进行了描述。该研究检索了DOPPS（透析结局和实践模式研究）这一庞大数据库，该数据库定期收集世界各国透析患者的生化和临床结局数据。这份关于SHPT患者的报道包括了1996—2011年4个不同阶段（DOPPS 1~4阶段）35 655例SHPT患者中位随访1.6年的第一个观察周期，以及2012—2015年DOPPS 5阶段的8 164例患者组成的第二个观察周期，并对所涉及的主要国家和地区（欧洲、澳大利亚、新西兰、日本和北美）的结果分别进行了审查，并描述了其平均PTH值随时间变化的趋势。有趣的是，1996—2008年（DOPPS 1~5阶段），在澳大利亚、新西兰、北美和欧洲都观察到了中位PTH的显著增高，而在不断增加的日本患者中，中位PTH没有增加。由于这些结果比KDIGO的引进更早，因此这和PTH参考范围（从150~300 pg/mL到正常值上限的2~9倍）的改变无关，而是证实了不同的专业组织制订的不同治疗策略。实际上，在日本，其推荐更低的目标PTH值（2008年60~180 pg/mL，2012年60~240 pg/mL）。重要的是，在欧洲、澳大利亚、新西兰、北美，PTH水平的增高与血清钙水平（在患者血清钙水平高于或低于9.2 mg/dL的情况下趋势相同）或血磷（在患者血磷水平高于或低于5.2 mg/dL的情况下趋势相同）以及透析的时间或年龄无关。巧合的是，该研究描述了随着PTH水平改变，PTx的采用率显著降低。事实上，在一个包含大约300 000例透析患者的数据库中，可以看到PTx的采用率为1.5%，同时仅在美国发现了PTx的采用率存在显著地域差异[18]。最后，最近一项美国完成的包含超过30 000例PTx手术的研究，报道了PTx采用率从2004—2005年开始出现下降，这可能与拟钙剂西那卡塞的引进有关[19]。总之，虽然现阶段暂未对PTx的适应证标准化，但采用PTx依旧是少数重点患者的治疗选择。此外，虽然目前不大可能从这些观察性研究中得到相关的因果结论，但是，很明显的是，临床医生都会随着新的指南、治疗方法、生物标志物的出现而更新手术指征。

当有手术指征的时候，甲状旁腺全切术或甲状旁腺次全切术、甲状旁腺全切术+自体移植术都是可以选择的。一般来说，因为所有旁腺都有可能是增生的，所以外科医生需要探查所有的旁腺。考虑到颈部再次手术的严重风险（如喉返神经麻痹），手术应该尽可能明确。甲状旁腺全切术切除所有定位到的旁腺组织，被一些外科医生所偏爱。但对于肾内科医生来说，却不是很喜欢，因为他们担心手术有可能造成比如甲状旁腺功能减退以及相关的低PTH水平、动力性骨病、低钙血症等后果。因此，肾内科医生更喜欢甲状旁腺次全切术，这种手术方式保留了1/3最小的甲状旁腺组织并切除其他旁腺。甲状旁腺全切术+自体移植术是切除所有明确的甲状旁腺组织，并在保存最好的甲状旁腺中，切下少许甲状旁腺组织重新植入前臂或其他部位。这项技术的风险是植入旁腺的自主增殖、扩散或植入物失败带来的甲状旁腺功能减退。观察性研究显示甲状旁腺次全切术和甲状旁腺全切术+自体移植术在并发症、再入院和30天病死率方面有着类似的临床结局[20]，甲状旁腺全切术+自体移植与甲状旁腺全切术相比，后者的复发风险更低[21]，而在复发率、甲状旁腺持续状态、再次手术上，甲状旁腺全切术+自体移植术与甲状旁腺次全切术类似[22]。也就是说，没有任何确凿的证据表明一项手术技术优于其他的手术技术。因此，对于肾病医生来说为患者选择一项合适的手术技术也是具有挑战性的[23]。最近意大利的一项多中心观察性研究报道甲状旁腺次全切术是最常用的手术方式（55.0%），其次是甲状旁腺全切术（38.7%）和甲状旁腺全切术+自体移植术（6.3%）[24]。

四、PTx术后的临床预后：控制"二价离子"

Tentori等[17]的研究指出PTH值高于300 pg/mL的患者，其全因死亡率和心血管疾病病死率以及住院率增加；同时，PTH值低于50 pg/mL的患者全因死亡率增加。这些发现与众多关于PTH值过高或过低与发病率及病死率之间的关系研究相一致，在关于血清钙和血清磷的研究中也有类似的发现。所以，临床医生推荐患者进行PTx的主要目标应该是改善SHPT的生化指标。我们观察到在手术后、术后1个月及1年、3年、5年的临床随访中，患者的血清钙、血清磷、PTH情况可能并不令人满意[25]。经过1年、3年、5年的随访，达到目标PTH值的病例不到10%，绝大部分的病例PTH值都较低（<150 pg/mL）。在这些患者中，血清磷的改善最明显，达标率为65%~76%，血清钙达标率为15%~37%，其随着随访次数的增多有恶化趋势。另外一项回顾性的队列研究比较了1 402例透析患者术前1年和术后1年的相同生化指标[26]。PTH水平在甲状旁腺手术的前1年有上升的趋势（由1 039 pg/mL升至1 661 pg/mL），在甲状旁腺切除后显著下降到较低的中位数水平98 pg/mL（28~366 pg/mL），但仍然有PTH值很高的病例（10%的病例的PTH值≥897 pg/mL），这提示PTx可能不能有效地控制PTH值。最近在意大利进行的多中心研究中，进行甲状旁腺手术的患者约占透析人群的4%，其中62%的患者均有低甲状旁腺值的特点（<150 pg/mL），50%的患者的血清钙或者磷超过范围。

因此，我们可以得出结论，尽管PTx改善了极高（危险）水平的甲状旁腺激素值，但是，并不能保证获得最佳的生化指标控制效果。

五、PTx术后的临床结局：发病率和病死率

在血液透析患者中严重的SHPT可导致血管壁钙化、心血管疾病发生和全因死亡。此外，骨骼的损害会增加骨折的风险和发生概率，从而导致患者死亡。因此，我们可以认为上述的生化指标是非核心的预后参数，如病死率以及

骨折等核心临床预后参数应该被认为更关键。来自Foley等[14]的研究还分析了在所研究的两个时期（1994—1995年和1998—1999年）内进行PTx的死亡风险以及发现在随访的术后2个月内死亡风险增加。然而，在接下来的6~12个月，其病死率显著降低，并持续5年。与之相似的，一项针对4 558例血液透析患者的研究也报道了类似的结果，在术后不久（3个月）患者的病死率增加。尽管术后增加的病死率可能和高并发症患者的高手术风险相关，但从长远来看，其病死率的显著降低是令人惊讶的[27]。USRDS（美国肾脏数据系统）的数据对PTx术前和术后1年的事件发生率进行了探讨，也描述了术后全因住院率的增加，其主要是出院后30天内低钙血症的发作，这也是术后早期患病率增加的潜在因素[28]。另外一项经验，来自瑞典肾脏登记处的数据，包含接受PTx的423例透析患者，以及156例肾移植患者的试验组和与之通过年龄、性别、和肾脏疾病相匹配的未接受PTx的对照组[29]。在这项研究中，仅在透析病例中病死率的降低被证实，这提示具有完全不同生化以及临床条件的两个人群（透析患者和移植患者）在同样的手术治疗中获益不同。涉及接受PTx患者全因死亡率以及心血管疾病病死率的最大病例对照研究来自日本，该研究包含了4 428例接受PTx的患者以及与之通过倾向评分匹配的4 428例未接受PTx的患者[30]。在1年的随访期内，PTx的病例全因死亡率（4.3% vs 6.5%）及心血管疾病病死率（1.8% vs 3.1%）均较低。心力衰竭、感染疾病、心脏骤停等不同的死因表明PTH在心血管和免疫反应中所扮演的角色。此外，在未接受PTx的患者中，未经校正的、病例混合的或经过多变量调整的分析研究证实，过低或过高的PTH水平与死亡风险增加有关。尽管这项研究可能代表了PTx临床优势的最有力证据，但这仍然是一项回顾性的、观察性研究，具有潜在的选择偏倚。然而，正如本研究中的一篇评论所述，一项旨在证明手术优于药物治疗的前瞻性、随机对照临床试验，由于实际情况、经济和伦理的影响，很可能永远不会实现[31]。同时，观察性研究仍在持续发表，例如最近的一项关于改进的手术技术以及PTx术后护理在延长生存上的有利作用的报道[32]。

　　PTx患者的另外一项核心结论是骨折的风险。Rudser等[33]对比了6 000例PTx患者和16 000例对照组患者的髋部、椎骨和桡骨远端骨折的发生率，发现PTx组的累计发生率更低（髋部骨折的风险降低32%，其他分析的骨折风险降低31%）。最近的报道肯定了这项发现，1篇包含透析及移植患者（579例患者和1 970匹配的对照组）的报道显示在PTx组中髋部骨折的风险更低，HR为0.40（95%CI：0.18~0.88）。然而，在对性别和肾脏替代治疗进行调整后，男性和肾移植患者的差异并未得到证实[34]。事实上，PTx在肾移植患者预后中的作用尚未明确，在考虑患者预后时，还应该考虑移植物的预后。最近的数据显示在肾移植后1年，PTH控制不佳的情况下，最好咨询外科医生[35]。

遗憾的是，描述PTx对骨骼的影响并且有助于理解结果差异的骨活检研究开展得很少。Hernandes等在PTx 1年前和1年后对19例血液透析患者的骨活检进行了评估，并描述了在大多数病例中出现的从纤维性骨炎到无动力骨病的实质性改变。这项研究还评估了冠状动脉钙化积分，并提示1年钙化积分的增加和低骨转化的发生显著相关[36]。总之，尽管方法学的可靠性有限，但所有可用的数据都显示PTx和长期生存率有关，尽管术后的病死率可能增加。这种生存率的改善没有确切的临床解释，但可能与控制严重SHPT所致的全身作用有关，并与PTH的全身有害作用有关（例如对心脏、骨髓等的影响）。

六、结论

总之，PTx在有限但是数量可观的肾衰竭患者中仍然是必需的。由于缺乏明确的指南，PTx的应用存在明显的区域差异。不同的外科技术有着相似的有效性，但甲状旁腺次全切术或甲状旁腺全切术+自体移植术是两种最常用的手术方式。PTx不应被认为是控制SHPT生化指标所必需的，而应该被认为有助于避免SHPT的严重并发症，并且能够带来长期的临床改善。在PTx术后早期增加的发病率和病死率是可预见的，但从长远来看，生存率的提高是更可预知的。总体而言，肾脏科医生似乎仍然没有特定的生化标志物或仍不能确定哪类患者可从甲状旁腺手术治疗中获益最大。

参考文献

[1] Wolf M. Mineral (Mal)Adaptation to Kidney Disease—Young Investigator Award Address: American Society of Nephrology Kidney Week 2014[J]. Clin J Am Soc Nephrol, 2015, 10(10): 1875-1885.

[2] Martin K J, González E A. Metabolic bone disease in chronic kidney disease[J]. J Am Soc Nephrol, 2007, 18(3): 875-885.

[3] McCann L M, Beto J. Roles of calcium-sensing receptor and vitamin d receptor in the pathophysiology of secondary hyperparathyroidism[J]. J Ren Nutr, 2010, 20(3): 141-150.

[4] Cozzolino M, Mazzaferro S. The fibroblast growth factor 23: a new player in the field of cardiovascular, bone and renal disease[J]. Curr Vasc Pharmacol, 2010, 8(3): 404-411.

[5] Koizumi M, Komaba H, Fukagawa M. Parathyroid function in chronic kidney disease: role of FGF23-Klotho axis[J]. Contrib Nephrol, 2013, 180: 110-123.

[6] Vervloet M. Renal and extrarenal effects of fibroblast growth factor 23[J]. Nat Rev Nephrol, 2019, 15(2): 109-120.

[7] Kuro-o M. The Klotho proteins in health and disease[J]. Nat Rev Nephrol, 2019, 15(1): 27-44.

[8] Cozzolino M, Ureña-Torres P, Vervloet M G, et al. Is chronic kidney disease-mineral bone disorder (CKD-MBD) really a syndrome?[J]. Nephrol Dial Transplant, 2014, 29(10): 1815-1820.

[9]　Covic A, Vervloet M, Massy Z A, et al. Bone and mineral disorders in chronic kidney disease: implications for cardiovascular health and ageing in the general population[J]. Lancet Diabetes Endocrinol, 2018, 6(4): 319-331.

[10]　Goto S, Komaba H, Fukagawa M. Pathophysiology of parathyroid hyperplasia in chronic kidney disease: preclinical and clinical basis for parathyroid intervention[J]. NDT Plus, 2008, 1(Suppl 3): iii2-iii8.

[11]　Cunningham J, Locatelli F, Rodriguez M. Secondary hyperparathyroidism: pathogenesis, disease progression, and therapeutic options[J]. Clin J Am Soc Nephrol, 2011, 6(4): 913-921.

[12]　Kidney Disease: Improving Global Outcomes (KDIGO) CKD-MBD Update Work Group. KDIGO 2017 Clinical Practice Guideline Update for the Diagnosis, Evaluation, Prevention, and Treatment of Chronic Kidney Disease-Mineral and Bone Disorder (CKD-MBD)[J]. Kidney Int Suppl, 2017, 7(1): 1-59.

[13]　Shih M L, Duh Q Y, Hsieh C B, et al. Total parathyroidectomy without autotransplantation for secondary hyperparathyroidism[J]. World J Surg, 2009, 33(2): 248-254.

[14]　Foley R N, Li S, Liu J, et al. The fall and rise of parathyroidectomy in U.S. hemodialysis patients, 1992 to 2002[J]. J Am Soc Nephrol, 2005, 16(1): 210-218.

[15]　National Kidney Foundation. K/DOQI clinical practice guidelines for bone metabolism and disease in chronic kidney disease[J]. Am J Kidney Dis, 2003, 42(4 Suppl 3): S1-201.

[16]　Kidney Disease: Improving Global Outcomes (KDIGO) CKD-MBD Work Group. KDIGO clinical practice guideline for the diagnosis, evaluation, prevention, and treatment of Chronic Kidney Disease-Mineral and Bone Disorder (CKD-MBD)[J]. Kidney Int Suppl, 2009, 76(Suppl 113): S1-S2.

[17]　Tentori F, Wang M, Bieber B A, et al. Recent changes in therapeutic approaches and association with outcomes among patients with secondary hyperparathyroidism on chronic hemodialysis: the DOPPS study[J]. Clin J Am Soc Nephrol, 2015, 10(1): 98-109.

[18]　Wetmore J B, Liu J, Dluzniewski P J, et al. Geographic variation of parathyroidectomy in patients receiving hemodialysis: a retrospective cohort analysis[J]. BMC Surg, 2016, 16(1): 77.

[19]　Kim S M, Long J, Montez-Rath M E, et al. Rates and Outcomes of Parathyroidectomy for Secondary Hyperparathyroidism in the United States[J]. Clin J Am Soc Nephrol, 2016, 11(7): 1260-1267.

[20]　Anderson K Jr, Ruel E, Adam M A, et al. Subtotal vs. total parathyroidectomy with autotransplantation for patients with renal hyperparathyroidism have similar outcomes[J]. Am J Surg, 2017, 214(5): 914-919.

[21]　Liu M E, Qiu N C, Zha S L, et al. To assess the effects of parathyroidectomy (TPTX versus TPTX+AT) for Secondary Hyperparathyroidism in chronic renal failure: A Systematic Review and Meta-Analysis[J]. Int J Surg, 2017, 44: 353-362.

[22]　Chen J, Jia X, Kong X, et al. Total parathyroidectomy with autotransplantation versus subtotal parathyroidectomy for renal hyperparathyroidism: A systematic review and meta-analysis[J]. Nephrology (Carlton), 2017, 22(5): 388-396.

[23]　El-Husseini A, Wang K, Edon A A, et al. Parathyroidectomy-A last resort for hyperparathyroidism in dialysis patients[J]. Semin Dial, 2017, 30(5): 385-389.

[24]　Mazzaferro S, Tartaglione L, Cascone C, et al. Multicenter study on parathyroidectomy (PTX)

in Italy: preliminary results[J]. J Nephrol, 2018, 31(5): 767-773.

[25] Mazzaferro S, Pasquali M, Farcomeni A, et al. Parathyroidectomy as a therapeutic tool for targeting the recommended NKF-K/DOQI ranges for serum calcium, phosphate and parathyroid hormone in dialysis patients[J]. Nephrol Dial Transplant, 2008, 23(7): 2319-2323.

[26] Wetmore J B, Liu J, Do T P, et al. Changes in secondary hyperparathyroidism-related biochemical parameters and medication use following parathyroidectomy[J]. Nephrol Dial Transplant, 2016, 31(1): 103-111.

[27] Kestenbaum B, Andress D L, Schwartz S M, et al. Survival following parathyroidectomy among United States dialysis patients[J]. Kidney Int, 2004, 66(5): 2010-2016.

[28] Ishani A, Liu J, Wetmore J B, et al. Clinical outcomes after parathyroidectomy in a nationwide cohort of patients on hemodialysis[J]. Clin J Am Soc Nephrol, 2015, 10(1): 90-97.

[29] Ivarsson K M, Akaberi S, Isaksson E, et al. The effect of parathyroidectomy on patient survival in secondary hyperparathyroidism[J]. Nephrol Dial Transplant, 2015, 30(12): 2027-2033.

[30] Komaba H, Taniguchi M, Wada A, et al. Parathyroidectomy and survival among Japanese hemodialysis patients with secondary hyperparathyroidism[J]. Kidney Int, 2015, 88(2): 350-359.

[31] Scialla J J, Wolf M. When there will never be a randomized controlled trial[J]. Kidney Int, 2015, 88(2): 220-222.

[32] Lim C T S, Kalaiselvam T, Kitan N, et al. Clinical course after parathyroidectomy in adults with end-stage renal disease on maintenance dialysis[J]. Clin Kidney J, 2018, 11(2): 265-269.

[33] Rudser K D, de Boer I H, Dooley A, et al. Fracture risk after parathyroidectomy among chronic hemodialysis patients[J]. J Am Soc Nephrol, 2007, 18(8): 2401-2407.

[34] Isaksson E, Ivarsson K, Akaberi S, et al. The Effect of Parathyroidectomy on Risk of Hip Fracture in Secondary Hyperparathyroidism[J]. World J Surg, 2017, 41(9): 2304-2311.

[35] Lou I, Schneider D F, Leverson G, et al. Parathyroidectomy is underused in patients with tertiary hyperparathyroidism after renal transplantation[J]. Surgery, 2016, 159(1): 172-179.

[36] Hernandes F R, Canziani M E, Barreto F C, et al. The shift from high to low turnover bone disease after parathyroidectomy is associated with the progression of vascular calcification in hemodialysis patients: A 12-month follow-up study[J]. PLoS One, 2017, 12(4): e0174811.

译者：陈勇，中南大学湘雅医院
　　　佘键涛，邵阳市中心医院
审校：戴斌，邵阳市中心医院

第十三章　甲状旁腺激素与慢性肾脏病死亡风险的关系

Mugurel Apetrii, Adrian Covic

一、引言

慢性肾脏病（CKD）具有很高的发病率和病死率[1]。高血压和糖尿病等是全世界引起CKD最常见的因素，同时也是心血管疾病死亡事件的危险因素。CKD患者的病死率也可归因于非常见的风险因素，如炎症、氧化应激、贫血以及与CKD相关的矿物质和骨代谢异常（CKD-MBD）。继发性甲状旁腺功能亢进症（SHPT）是CKD的常见并发症，也是CKD-MBD的重要临床表现，其特点是继发于钙、磷和维生素D平衡失调的血清甲状旁腺激素（PTH）水平升高。

终末期肾病（ESRD）患者往往需要高于正常浓度几倍的全段甲状旁腺激素（iPTH）来维持正常的骨质代谢，这被称为骨骼对PTH的抵抗[2]。引起这一现象的部分原因是尿毒症环境中成骨细胞的PTH受体表达减少[3]。此外，ESRD患者体内累积的PTH（7-84）片段会干扰1型PTH受体（PTHR1）和二代全段PTH检测，导致PTH值差异性升高[4]。因此，临床医生必须将PTH值变化趋势（而不是单一数值）和其他循环骨生物标志物，如磷酸盐、总碱性磷酸酶和骨特异性碱性磷酸酶等进行综合评估，以了解CKD-MBD的全貌。

低PTH水平也是CKD中骨和矿物质代谢失调的一个特征。从形态病理学的角度来看，骨质疏松症和动态骨病都与骨转换低所导致的矿化不良有关。动态骨病发病率的增加可部分归因于钙超载、维生素D制剂、拟钙剂和磷酸盐黏合剂所致的PTH的过度抑制[5]。

二、普通人群中甲状旁腺激素和病死率的关系

原发性甲状旁腺功能亢进症患者的高血压患病率为30%~70%，而甲状旁腺切除术（PTx）可使血压下降[6-7]。此外，在肾功能正常的患者中，较高的血清iPTH浓度与冠状动脉疾病、左心室质量增加[8]和心力衰竭[9]有关。PTH可能通过对肾素-血管紧张素-醛固酮系统的刺激作用，导致血管紧张素Ⅱ和醛固酮水平升高，进而引起左心室心肌重塑和动脉高压，诱发心血管疾病[10]。尽管PTH在心血管疾病中的关键性的作用仍未得到证实，但已有人提出了以下几种可能解释这种关联的潜在机制：①PTH可对心肌产生直接的不利影响，导致心脏缺血或增加非缺血性心力衰竭的风险；②PTH过量与动脉硬化和高血压有关，PTH升高可能诱发血管内皮功能紊乱和动脉粥样硬化；③一项有关PTx对左心室肥大（left ventricular hypertrophy，LVH）影响的荟萃分析结果表明，大多数原发性HPT患者在手术后LVH会有所缓解，从而证实PTH与LVH之间存在因果关系[11]。

只有少数随访数据表明，肾功能正常的患者中高水平PTH与心血管疾病的死亡有关[9,12]，但其他研究并未能证明这两者之间的关系[13]。因此，考虑到这些研究的观察性质和结果的不一致，我们不能认为PTH过高在心血管疾病的发生过程中起关键性的作用，因为这种血清学标志物可能只是健康状况的一个指标。

三、CKD患者中甲状旁腺激素和病死率的关系

心血管疾病是CKD患者PTH过低或过高的主要并发症之一，这是因为PTH对心血管系统有很大的"脱靶"作用。SHPT导致的钙和磷酸盐的失调可能会加速血管钙化，包括冠状动脉钙化，从而增加死亡的风险。中层钙化是长期严重SHPT的并发症之一，通常与血清中的高钙和磷酸盐水平有关。当它波及皮肤和软组织的动脉时，可能导致相应区域坏死或溃疡，这种情况被称为钙化性尿毒症动脉硬化或钙化性休克，可使患者病死率增加8倍[14]。

众多队列研究报道了血清PTH水平与CKD患者的不良结局（包括病死率）存在明显的独立关联。重要的是，这种关联通常呈J型，这些特定的结果表明，透析患者维持PTH的最佳范围可能是150~300 pg/mL[15]。Kalantar-Zadeh等[16]在血液透析患者的大型队列研究中发现，高水平的PTH与死亡风险的增加有关。因此，利用时间依赖模型，研究者表明，与参考组的150~300 pg/mL相比，PTH水平在300~600 pg/mL与较高的死亡风险呈递增关系。

在SPRINT试验的二次分析中，与低血清PTH患者相比，高血清PTH的CKD患者发生心血管事件的相关风险更大，并且在降压治疗中获得的心血管保护更少[17]。此外，没有证据表明成纤维细胞生长因子23（FGF23）的浓度改变

了降压治疗与较高水平PTH之间的关系。

在对ESRD患者的观察性研究中，血清PTH水平呈现出或与病死率呈正相关[18-19]，或呈U型相关[20]，或与病死率无相关的现象[21]。导致这些研究结果差异性的可能原因是存在不可测量或残余肾功能等混杂因素。一项大型血液透析患者队列研究提示，较高水平iPTH与残余肾功能低下的血液透析患者的低病死率有关，而对于残余肾功能高的患者，较高水平的iPTH提示死亡风险增高[22]。在ESRD患者中，虽然残余肾功能有助于对磷的清除，但是该类患者伴有高磷酸盐水平时死亡风险也更高。因此，高iPTH和磷酸盐与高死亡风险相关表明可能存在饮食、血液透析处方和/或药物（包括磷酸盐结合剂和西那卡塞）遵嘱性较差的问题[22]。此外，血清PTH水平与病死率之间的关系因残余肾功能的不同而异[22]。在透析患者中，透析第一年的iPTH δ指数对病死率的影响也呈现出J型相关。轻度增加（<300 pg/mL）的iPTH似乎与较低的病死率有关，然而这种关联在iPTH δ值较高的患者中并不明显。相反，由高钙透析液引起的低iPTH似乎是这些患者心血管疾病死亡的独立危险因素。

四、降低PTH的疗法对死亡率的影响

Kovesdy等[23]提出，假设PTH是一种尿毒症毒素并与CKD的不良生存有关，使用维生素D、磷酸盐结合剂、拟钙剂甚至PTx使血清PTH水平正常化可能是对临床医生有吸引力的选择。然而，在CKD患者中使用纠正血清PTH紊乱的药物是否与心血管疾病和全因死亡率相关的研究显示了更多不一致的结果。尽管这些药物在标准临床实践中的效果普遍是根据这些生物标志物水平的变化来衡量的，但最近Palmer等[24]对随机试验的荟萃分析却没有看到这种相关性。总的来说，这些药物对降低PTH有很大作用，但对病死率的影响相对小很多，而且一般没有统计学意义。另一项大型随机试验（EVOLVE研究）和一项荟萃分析也证实了这些结果，这两项研究均显示西那卡塞作为拟钙剂降低血清PTH水平对病死率没有影响[25-26]。然而，在二次分析中发现，在对各种人口统计学和临床因素进行调整后，复合终点下降了12%。尽管EVOLVE试验的预设二次分析和事后分析表明，西那卡塞在总体上和亚组中都有益处，但有人提出，西那卡塞应被用于改善CKD-MBD的生化控制，而不是为了减少心血管疾病的发生和/或改善生存[27]。

这些生化结果和病死率终点之间的不一致在肾脏病学领域并不少见，如红细胞生成素治疗、血红蛋白水平和病死率，他汀类药物、胆固醇水平和透析患者的病死率等[27-29]。因此，须谨慎对待药物研究有关的生化结果。

除了一些方法上的问题（如患者样本量少、一些研究的随访时间短）可以解释降PTH药物与终点事件之间缺乏关联外，一些其他问题也需考虑。首先，即使这些药物是通过降低PTH和标准化其他CKD-MBD指标来影响血管钙化和

损伤的因果途径，但导致这些患者死亡的病理机制还不清楚。这可能是其他生物途径与CKD患者的健康结果更相关，而用于骨病的药物可能只部分地改变了通过生化标志物和血管钙化介导的导致心血管疾病的病理生理学途径。然而，即使现有的证据表明这些药物对病死率没有影响，但这些药物产生的其他获益可能对患者至关重要，如改善瘙痒、骨折发生率、骨痛、肌肉无力、心理状态和生活质量等。因此，这些获益在今后临床试验中也应适当予以评估，以确定它们是否与临床实践有关。

此外，最近一项包括近25 000例患者的荟萃分析表明，PTx对患有SHPT的CKD患者的全因死亡率和心血管疾病病死率具有重要临床意义[30]。这一结果可能与高血压改善[31]和随着术后FGF23水平的下降，心肌肥厚好转有关[32]。此外，冠状动脉钙化也在术后通过一种已知的骨外钙化抑制剂胎球蛋白A（Fetuin-A）水平的提高而得到缓解或稳定[33-34]。然而，这种分析只限于观察性研究，因此可能有较大的异质性和偏倚。然而，与药物治疗相比，手术不仅显著改善了生化终点，更重要的是它使全因死亡率降低了近30%。为了验证这些结果，我们仍需合适的随机对照试验来比较PTx与非手术治疗对CKD相关的SHPT的影响。

参考文献

[1]   Hill N R，Fatoba S T，Oke J L，et al. Global Prevalence of Chronic Kidney Disease - A Systematic Review and Meta-Analysis[J]. PLoS One，2016，11(7)：e0158765.

[2]   Iwasaki Y，Yamato H，Nii-Kono T，et al. Insufficiency of PTH action on bone in uremia[J]. Kidney Int Suppl，2006，70(102)：S34-S36.

[3]   Nii-Kono T，Iwasaki Y，Uchida M，et al. Indoxyl sulfate induces skeletal resistance to parathyroid hormone in cultured osteoblastic cells[J]. Kidney international，2007，71(8)：738-743.

[4]   Slatopolsky E，Finch J，Clay P，et al. A novel mechanism for skeletal resistance in uremia[J]. Kidney Int，2000，58(2)：753-761.

[5]   Andress D L. Adynamic bone in patients with chronic kidney disease[J]. Kidney Int，2008，73(12)：1345-1354.

[6]   Kalla A，Krishnamoorthy P，Gopalakrishnan A，et al. Primary hyperparathyroidism predicts hypertension: Results from the National Inpatient Sample[J]. Int J Cardiol，2017，227：335-337.

[7]   Sofronie A C，Kooij I，Bursot C，et al. Full normalization of severe hypertension after parathryoidectomy - a case report and systematic review[J]. BMC Nephrol，2018，19(1)：112.

[8]   Saleh F N，Schirmer H，Sundsfjord J，et al. Parathyroid hormone and left ventricular hypertrophy[J]. Eur Heart J，2003，24(22)：2054-2060.

[9]   Kestenbaum B，Katz R，de Boer I，et al. Vitamin D, parathyroid hormone, and cardiovascular events among older adults[J]. J Am Coll Cardiol，2011，58(14)：1433-1441.

[10]   Vaidya A，Brown J M，Williams J S. The renin-angiotensin-aldosterone system and calcium-

regulatory hormones[J]. J Hum Hypertens, 2015, 29(9): 515-521.

[11] McMahon D J, Carrelli A, Palmeri N, et al. Effect of Parathyroidectomy Upon Left Ventricular Mass in Primary Hyperparathyroidism: A Meta-Analysis[J]. J Clin Endocrinol Metab, 2015, 100(12): 4399-4407.

[12] Hagström E, Hellman P, Larsson T E, et al. Plasma parathyroid hormone and the risk of cardiovascular mortality in the community[J]. Circulation, 2009, 119(21): 2765-2771.

[13] Reid L J, Muthukrishnan B, Patel D, et al. Predictors of Nephrolithiasis, Osteoporosis, and Mortality in Primary Hyperparathyroidism[J]. J Clin Endocrinol Metab, 2019, 104(9): 3692-3700.

[14] Mazhar A R, Johnson R J, Gillen D, et al. Risk factors and mortality associated with calciphylaxis in end-stage renal disease[J]. Kidney international, 2001, 60(1): 324-332.

[15] Lau W L, Kalantar-Zadeh K, Kovesdy C P, et al. Alkaline phosphatase: Better than PTH as a marker of cardiovascular and bone disease?[J]. Hemodial Int, 2014, 18(4): 720-724.

[16] Kalantar-Zadeh K, Kuwae N, Regidor D L, et al. Survival predictability of time-varying indicators of bone disease in maintenance hemodialysis patients[J]. Kidney Int, 2006, 70(4): 771-780.

[17] Ginsberg C, Craven T E, Chonchol M B, et al. PTH, FGF23, and Intensive Blood Pressure Lowering in Chronic Kidney Disease Participants in SPRINT[J]. Clin J Am Soc Nephrol, 2018, 13(12): 1816-1824.

[18] Slinin Y, Foley R N, Collins A J. Calcium, phosphorus, parathyroid hormone, and cardiovascular disease in hemodialysis patients: the USRDS waves 1, 3, and 4 study[J]. J Am Soc Nephrol, 2005, 16(6): 1788-1793.

[19] Young E W, Albert J M, Satayathum S, et al. Predictors and consequences of altered mineral metabolism: the Dialysis Outcomes and Practice Patterns Study[J]. Kidney Int, 2005, 67(3): 1179-1187.

[20] Floege J, Kim J, Ireland E, et al. Serum iPTH, calcium and phosphate, and the risk of mortality in a European haemodialysis population[J]. Nephrol Dial Transplant, 2011, 26(6): 1948-1955.

[21] Liu C T, Lin Y C, Lin Y C, et al. Roles of Serum Calcium, Phosphorus, PTH and ALP on Mortality in Peritoneal Dialysis Patients: A Nationwide, Population-based Longitudinal Study Using TWRDS 2005-2012[J]. Sci Rep, 2017, 7(1): 33.

[22] Wang M, Obi Y, Streja E, et al. Association of Parameters of Mineral Bone Disorder with Mortality in Patients on Hemodialysis according to Level of Residual Kidney Function[J]. Clin J Am Soc Nephrol, 2017, 12(7): 1118-1127.

[23] Kovesdy C P, Ahmadzadeh S, Anderson J E, et al. Secondary hyperparathyroidism is associated with higher mortality in men with moderate to severe chronic kidney disease[J]. Kidney Int, 2008, 73(11): 1296-1302.

[24] Palmer S C, Teixeira-Pinto A, Saglimbene V, et al. Association of Drug Effects on Serum Parathyroid Hormone, Phosphorus, and Calcium Levels With Mortality in CKD: A Meta-analysis[J]. Am J Kidney Dis, 2015, 66(6): 962-971.

[25] EVOLVE Trial Investigators. Effect of cinacalcet on cardiovascular disease in patients undergoing dialysis[J]. N Engl J Med, 2012, 367(26): 2482-2494.

［26］ Palmer S C，Nistor I，Craig J C，et al. Cinacalcet in patients with chronic kidney disease: a cumulative meta-analysis of randomized controlled trials［J］. PLoS Med，2013，10(4)：e1001436.

［27］ Goldsmith D，Covic A，Vervloet M，et al. Should patients with CKD stage 5D and biochemical evidence of secondary hyperparathyroidism be prescribed calcimimetic therapy? An ERA-EDTA position statement［J］. Nephrol Dial Transplant，2015，30(5)：698-700.

［28］ Phrommintikul A，Haas S J，Elsik M，et al. Mortality and target haemoglobin concentrations in anaemic patients with chronic kidney disease treated with erythropoietin: a meta-analysis［J］. Lancet，2007，369(9559)：381-388.

［29］ Fellström B C，Jardine A G，Schmieder R E，et al. Rosuvastatin and cardiovascular events in patients undergoing hemodialysis［J］. N Engl J Med，2009，360(14)：1395-1407.

［30］ Apetrii M，Goldsmith D，Nistor I，et al. Impact of surgical parathyroidectomy on chronic kidney disease-mineral and bone disorder (CKD-MBD) - A systematic review and meta-analysis［J］. PLoS One，2017，12(11)：e0187025.

［31］ Goldsmith D J，Covic A A，Venning M C，et al. Blood pressure reduction after parathyroidectomy for secondary hyperparathyroidism: further evidence implicating calcium homeostasis in blood pressure regulation［J］. Am J Kidney Dis，1996，27(6)：819-825.

［32］ Takahashi H，Komaba H，Takahashi Y，et al. Impact of parathyroidectomy on serum FGF23 and soluble Klotho in hemodialysis patients with severe secondary hyperparathyroidism［J］. J Clin Endocrinol Metab，2014，99(4)：E652-E658.

［33］ Bleyer A J，Burkart J，Piazza M，et al. Changes in cardiovascular calcification after parathyroidectomy in patients with ESRD［J］. Am J Kidney Dis，2005，46(3)：464-469.

［34］ Wang C C，Hsu Y J，Wu C C，et al. Serum fetuin-A levels increased following parathyroidectomy in uremic hyperparathyroidism［J］. Clin Nephrol，2012，77(2)：89-96.

译者：欧阳锡武，中南大学湘雅医院
审校：吴唯，中南大学湘雅三医院